復刻版発行に際して

 2006年11月に，日本で36年ぶりとなる輸入狂犬病症例が2例続けて発生な事件がありました。交通手段が発達した現代では，毎年多数の狂犬病犠牲に数時間で行くことができるのですから，36年間ヒトの輸入狂犬病がなかっ思議と言うべきでしょう。また，狂犬病流行地から狂犬病ウイルスに感染し非合法的に持ち込まれる可能性も十分に考えられます。こうした現状に危機や医師を中心として狂犬病臨床研究会が2006年12月に設立され，その活動京狂犬病流行誌』を復刻し，公刊することとしました。

 『東京狂犬病流行誌』は第2次世界大戦後の社会的混乱期に，東京を中心にし病の流行とその終息までの経過を，当時，狂犬病動物の検査に当たっていた所の上木英人氏が，自身の研究成績を交えて詳細に記録したものです。本書については巻末の解説に記しました。

 本書には，現在の日本では観察することがむずかしい狂犬病犬の症状・経過数収載されています。また，現在では調べようもない，当時の登録犬数が保健数や人口とともに年別に表示されています。そもそも本書は，狂犬病流行の一記録して後世に役立てようとの意図で記されたものですから，現在においてもえるうえで有用な記述を多く発見できる，一級の参考資料と言えます。残念な費出版されたものであるため，現在では入手がきわめて困難になっています。企画したのは，この貴重な資料を狂犬病対策に係わる方々に活用していただきらです。

 復刻版の出版については，上木英人氏のご子息である上木隆人氏からご快諾らに保存状態のよい『東京狂犬病流行誌』を原本用に寄贈していただきました。謝いたします。

 なお，タイプ印刷された原本はB5判より一回り小さい判でしたが，復刻版でにするとともに，活字も多少拡大しました。復刻版『東京狂犬病流行誌』が狂る方々の参考になるものと確信しております。

2007年1月吉日

狂犬病臨床研究会

東　京
狂犬病流行誌

東京都立衛生研究所
（所長 医学博士 辺野喜 正夫）
上　木　英　人

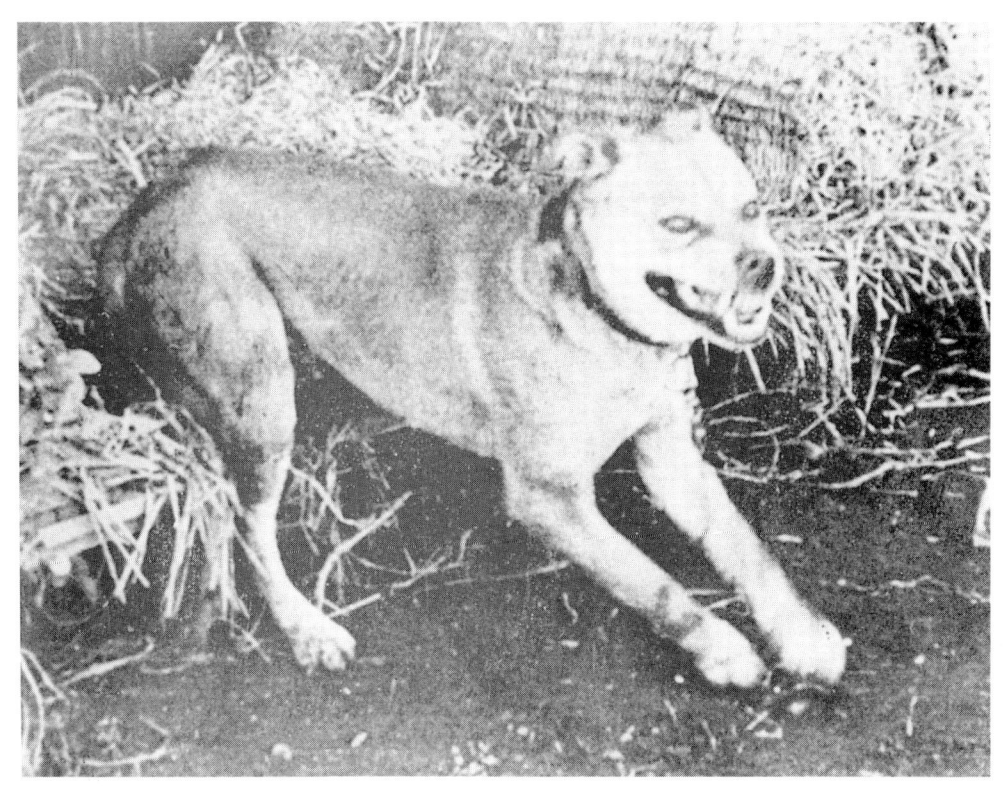

No. 1. 野外で発病した真性狂犬病犬です。写真が古いので、はつきりしませんが、後に引いた耳、するどい眼、緊張して開いた口、後肢を開いた後軀など異状が見られ、極度の緊張感（興奮症状）が感じられます。

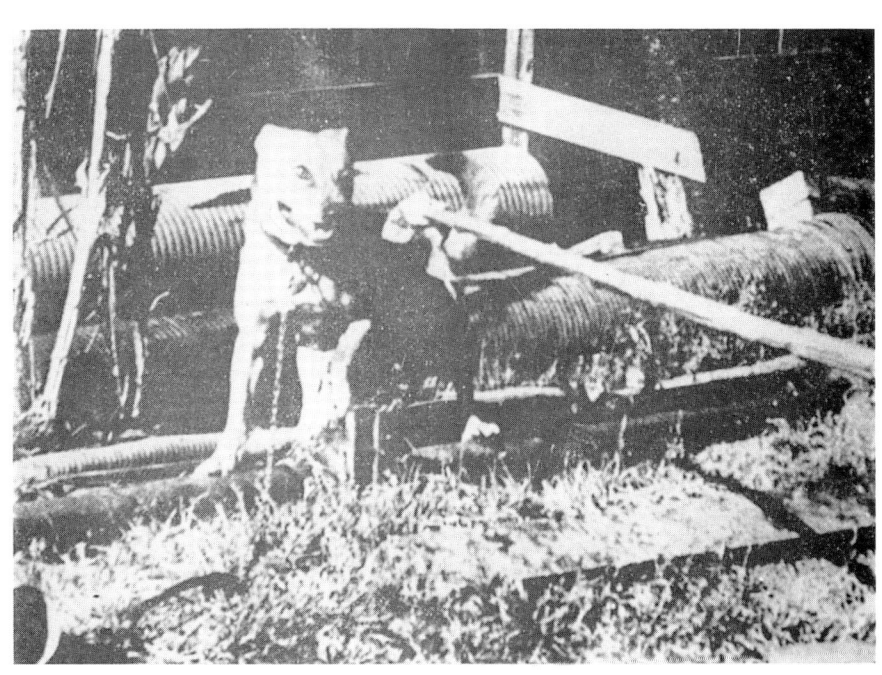

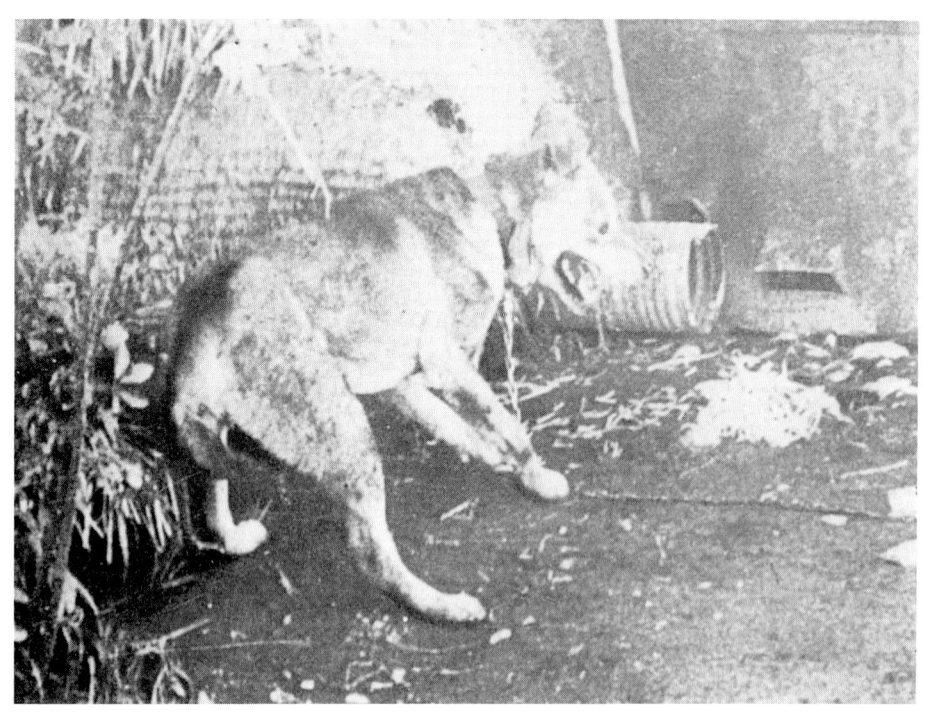

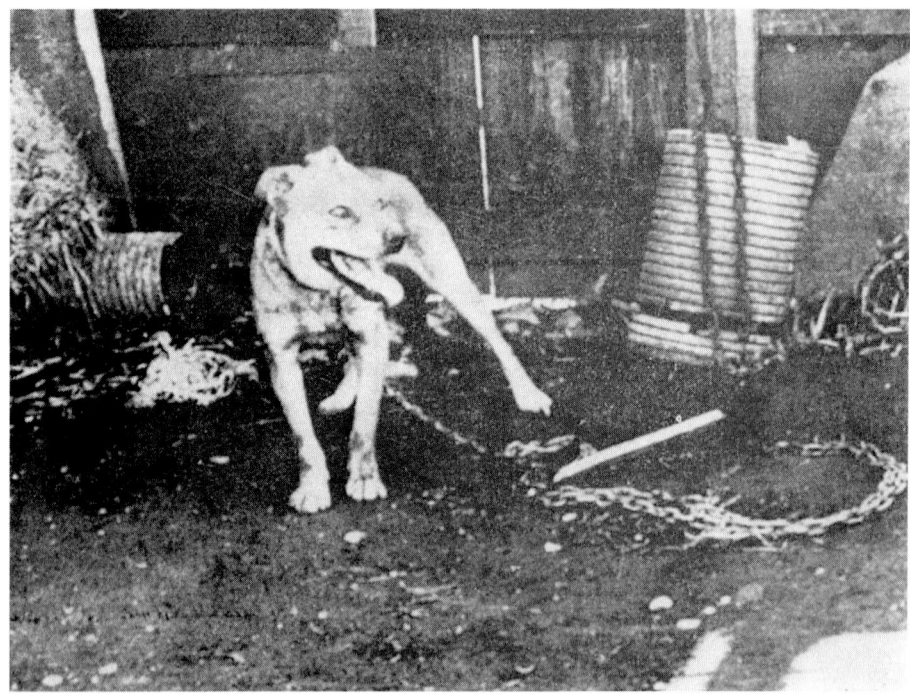

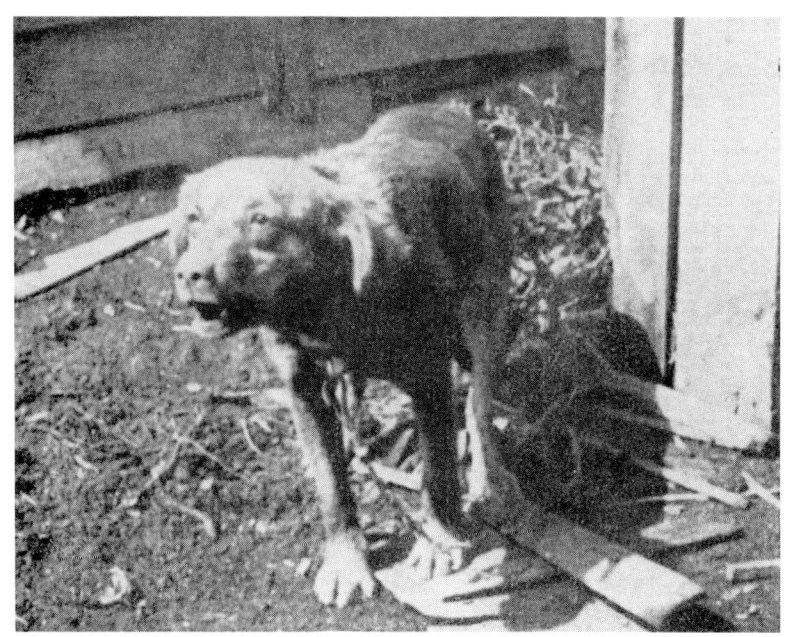

No. 2. これも真性狂犬病ですが、全体的に麻痺を主体とした症状が見られます。

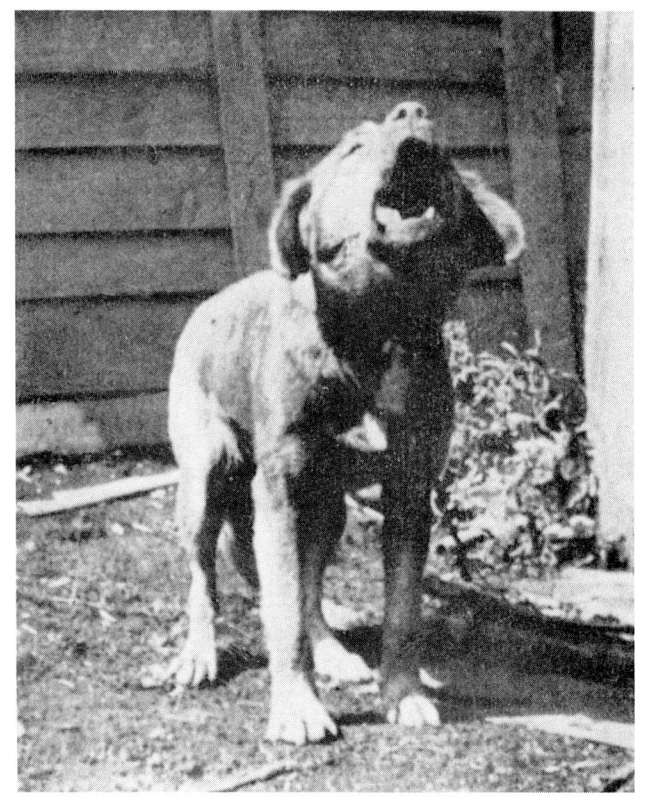

No. 4. この写真は麻痺症状的な様子が見られますが、耳を後に引いているところなど、矢張り何か緊張感を現わすような症状が感じられます。

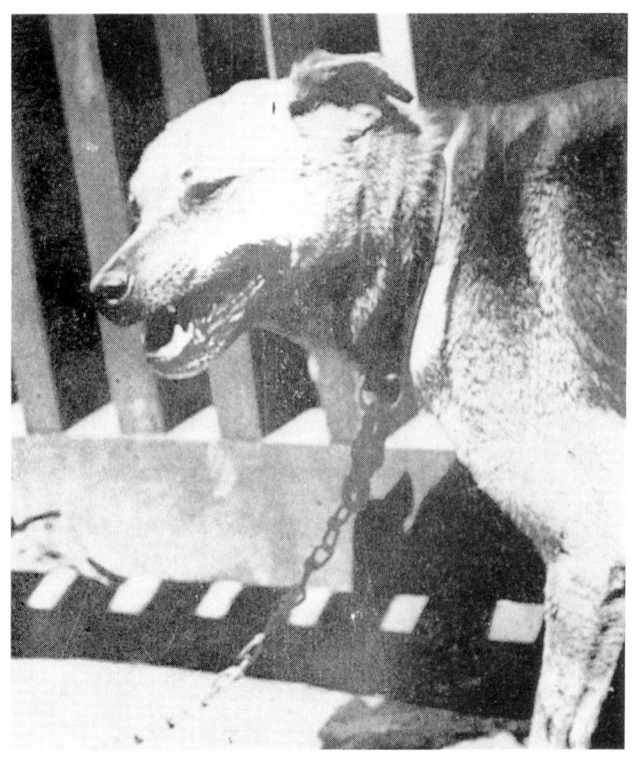

下は、狂犬病末期症状で、横臥し、頸をそらし、眼を大きく開き、四肢を緊張し、苦もん状態を現わしています。

以上の狂犬病犬の写真からは、中には、これが狂犬病犬かと思うものもありましょう。実際にも、狂犬病の判定には、なかなか困難なものもあります。

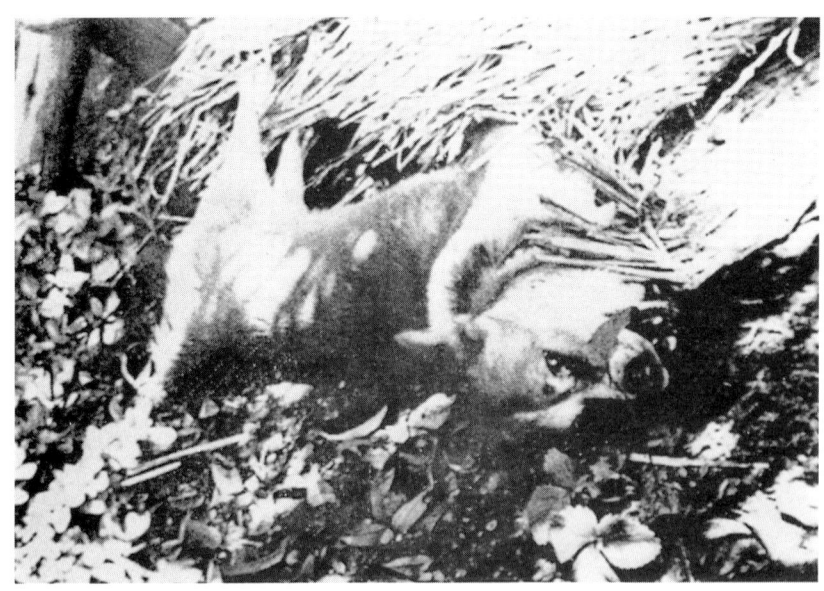

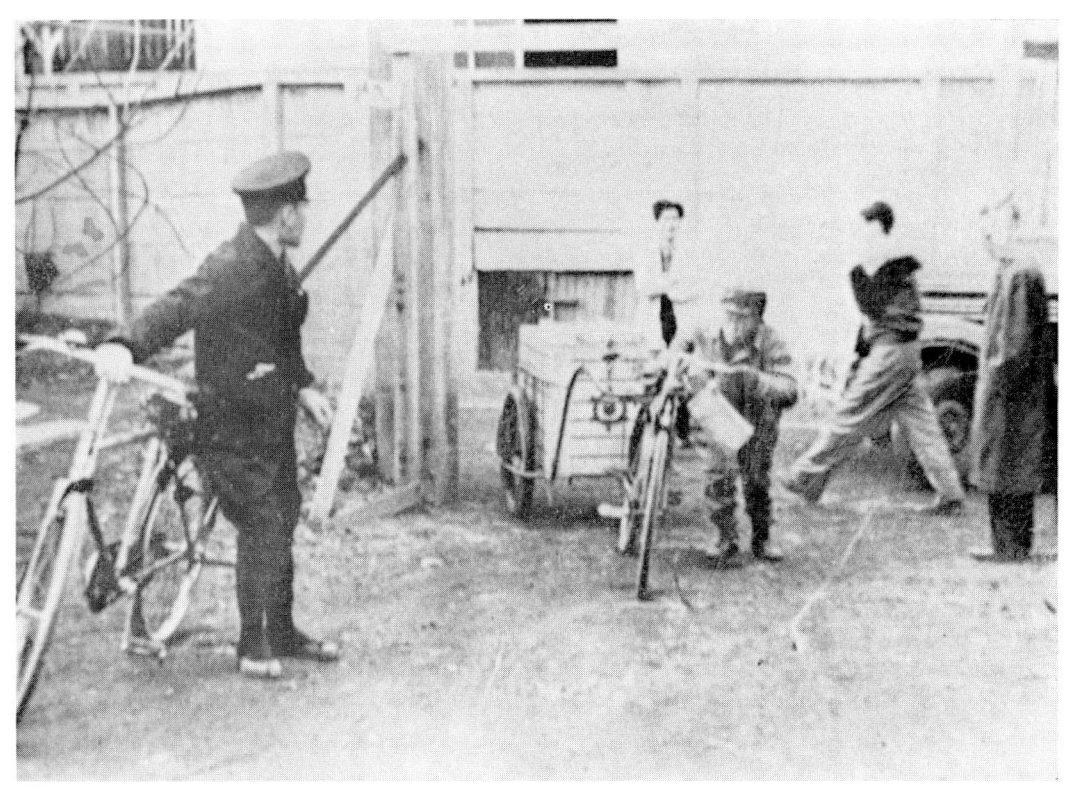

No. 5. 往時の荒川犬抑留所（現在、中央犬管理所）の捕獲犬の輸送風景と、飼い主が犬を引き取りに来ているスナツプです。現在の管理所は立派になつています。

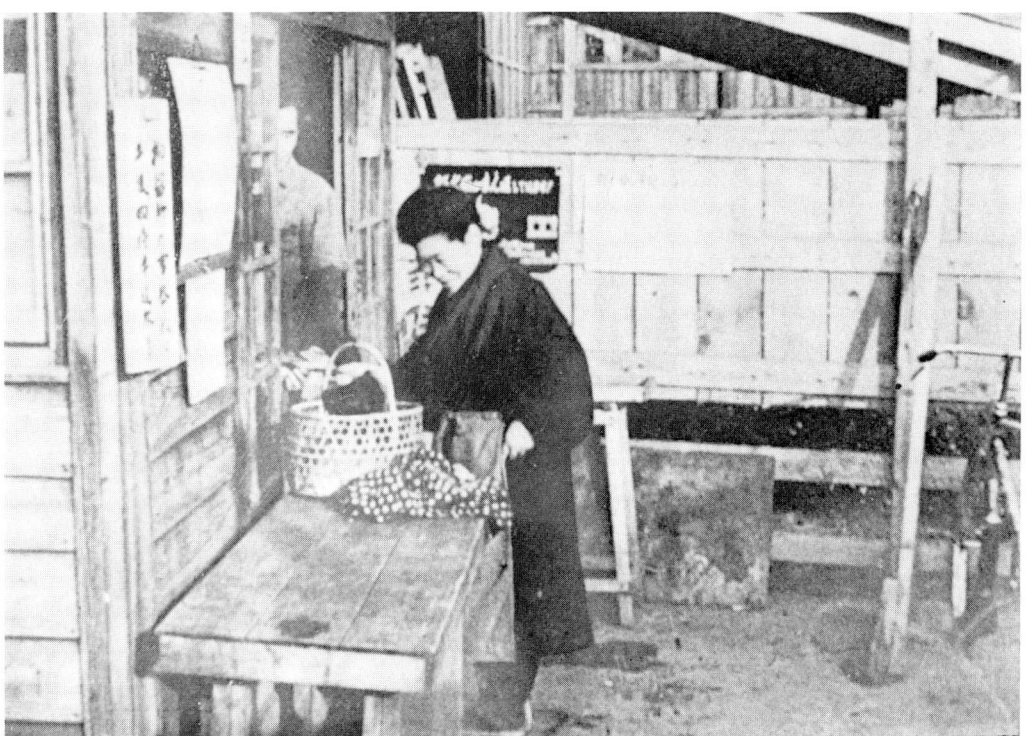

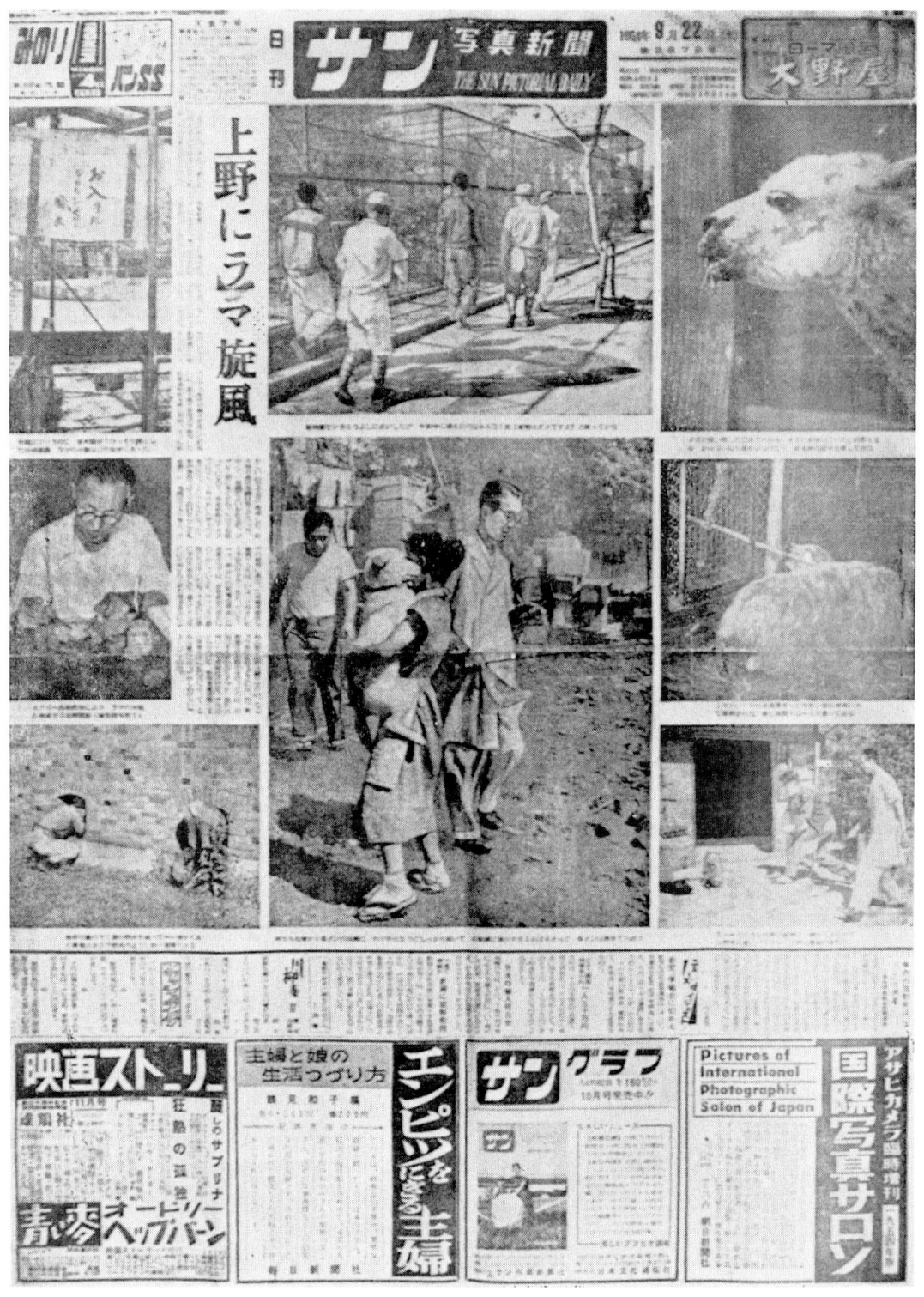

No.6.　上野動物園のラマに狂犬病が発生した時のニュース写真です。

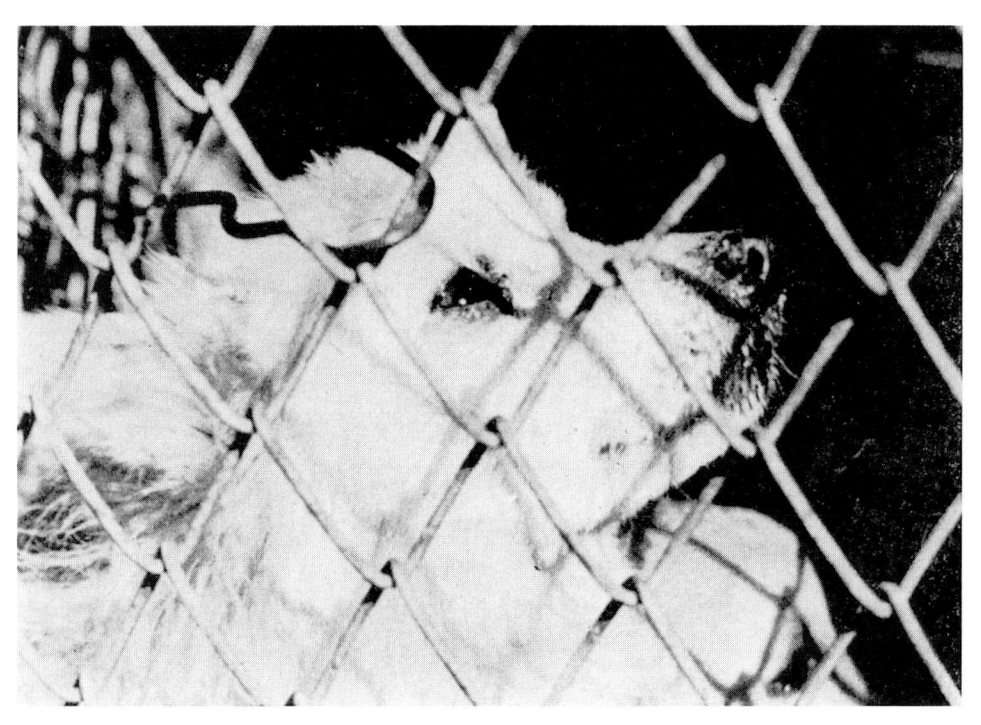

"罪なきもの"
捨てられた　見はなされた犬たち
それが無責任な飼い主のために
　　　　　た゛　それだけで……
なんの罪もない　可哀想な犬が
　　　　　どうして　こんなことに。
犬たちは　それでも　主人を信じ
ひたすら　待っているのです
　　　　　可哀想な犬たち

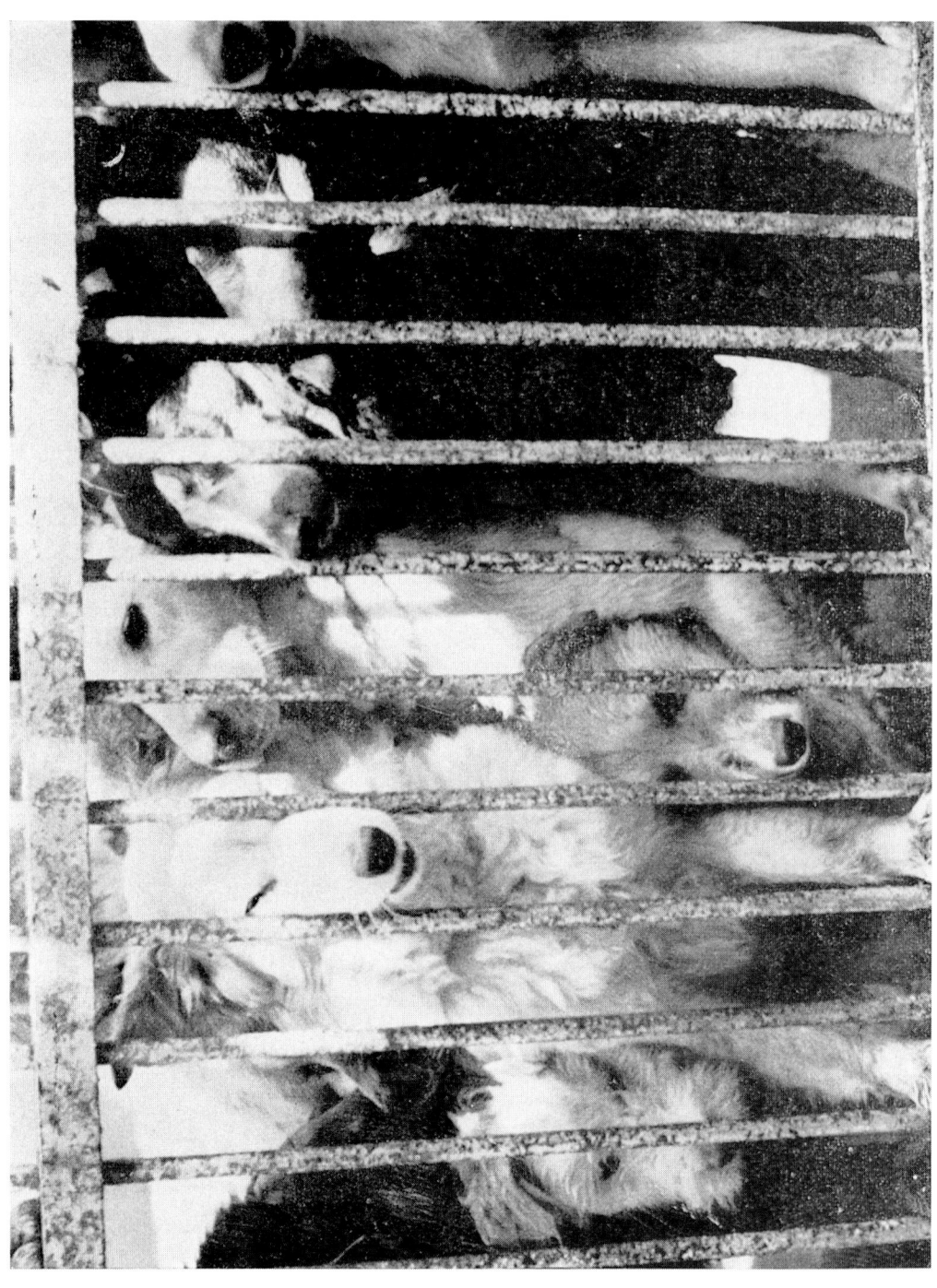

No. 11. ただ、ひたすらに主人を信じて
待っている犬たち

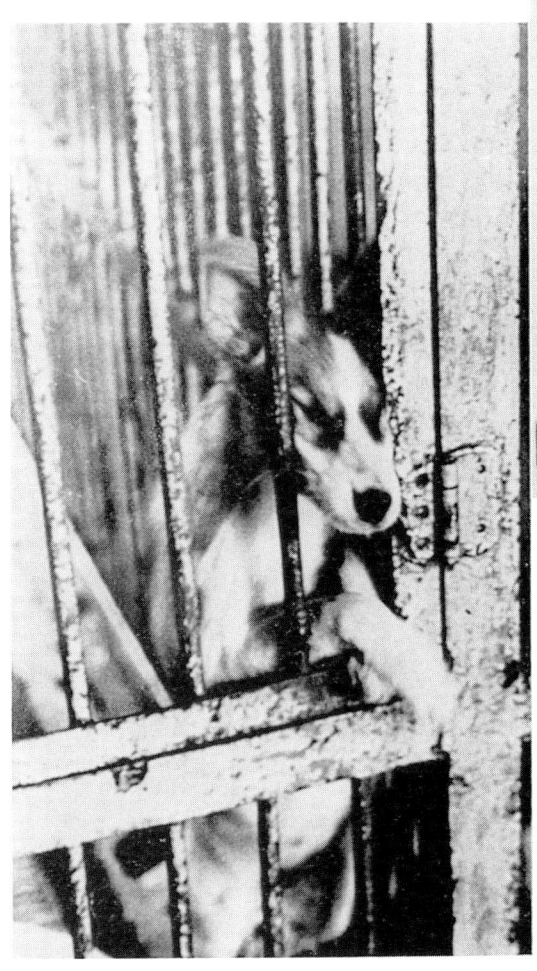
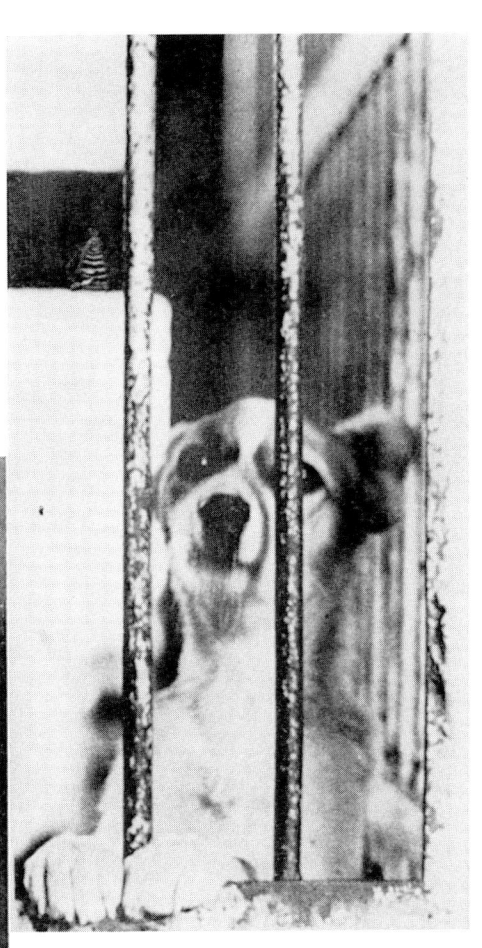

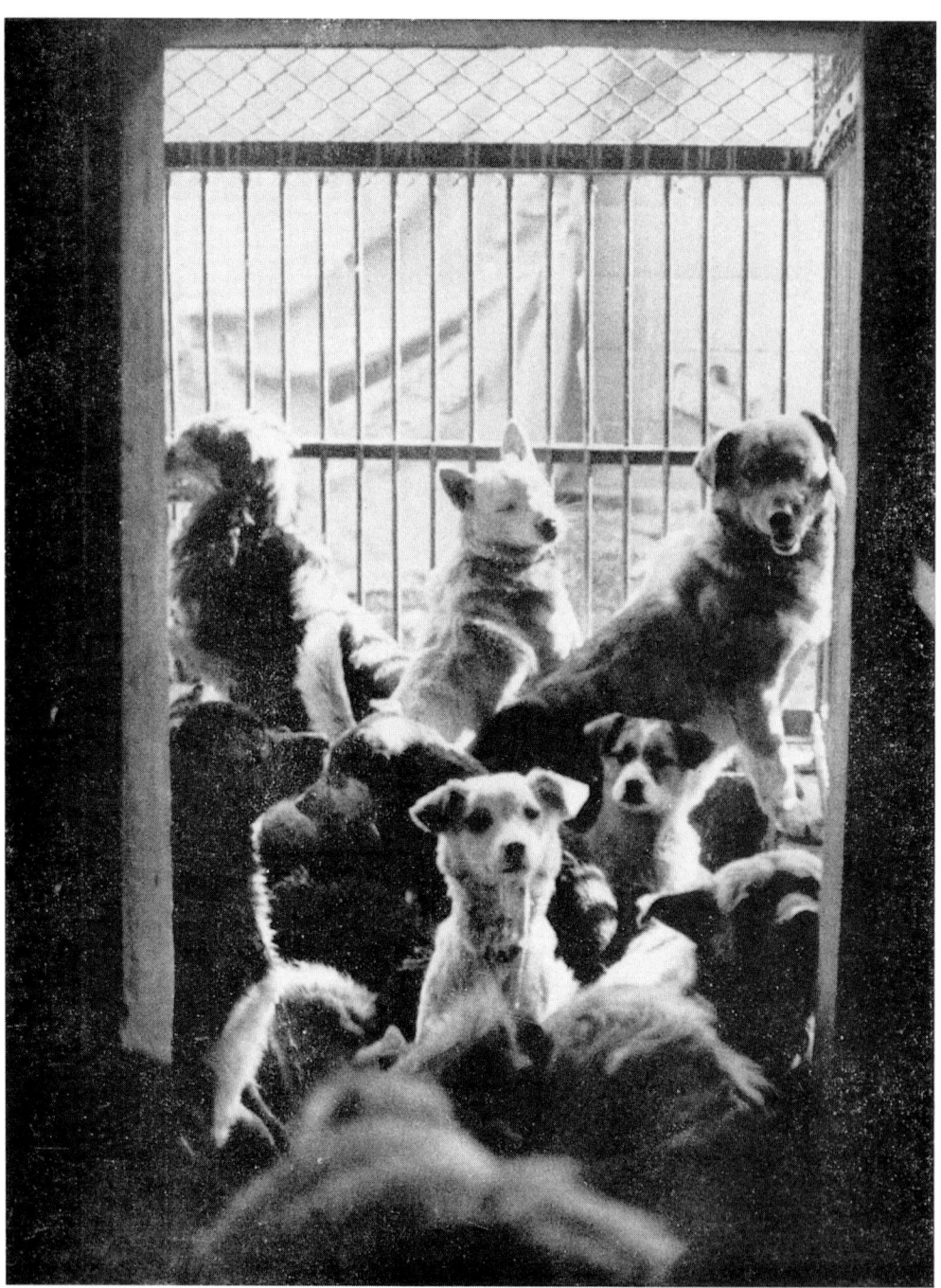

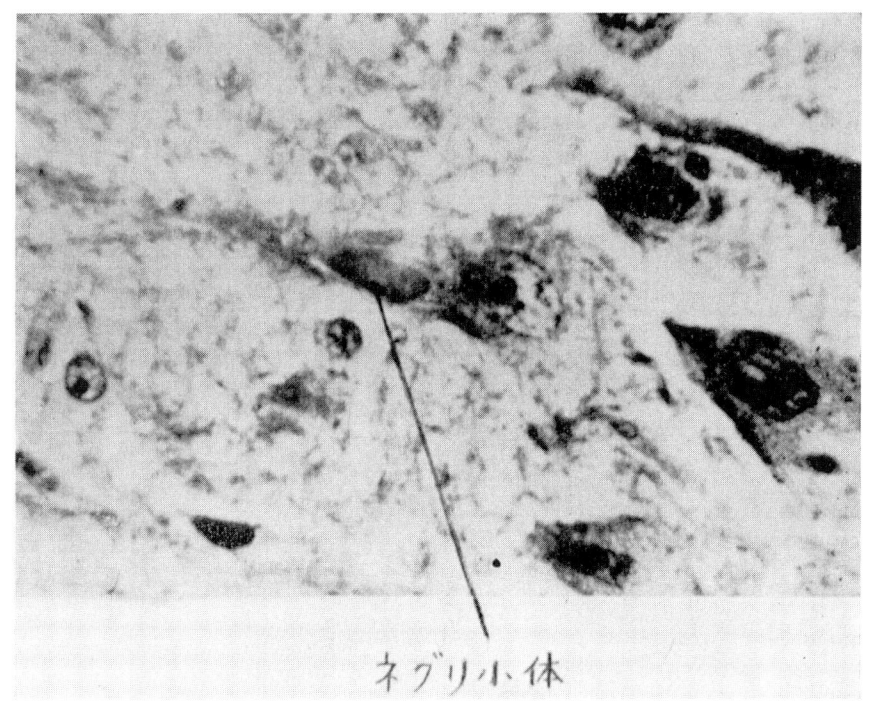

ネグリ小体

No. 13. 最後の写真は、ネグリー小体と非化膿性脳炎像です。このネグリー小体は特に大きな方です。細長い神経細胞の中に長楕円型できれいに見られます。非化膿性脳炎像は、血管周囲にグリヤ細胞が集つているのが見られます。

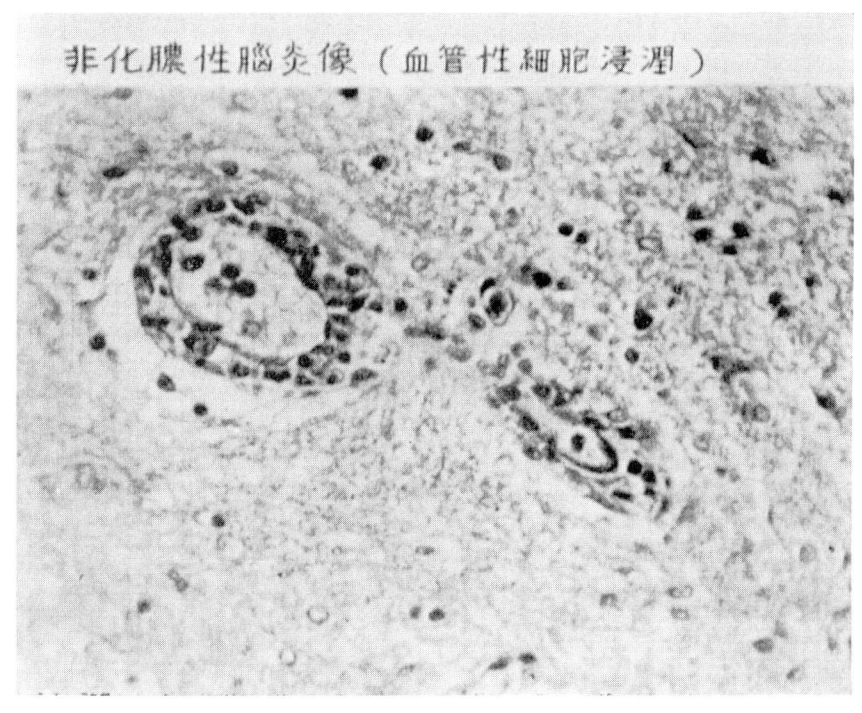

非化膿性脳炎像（血管性細胞浸潤）

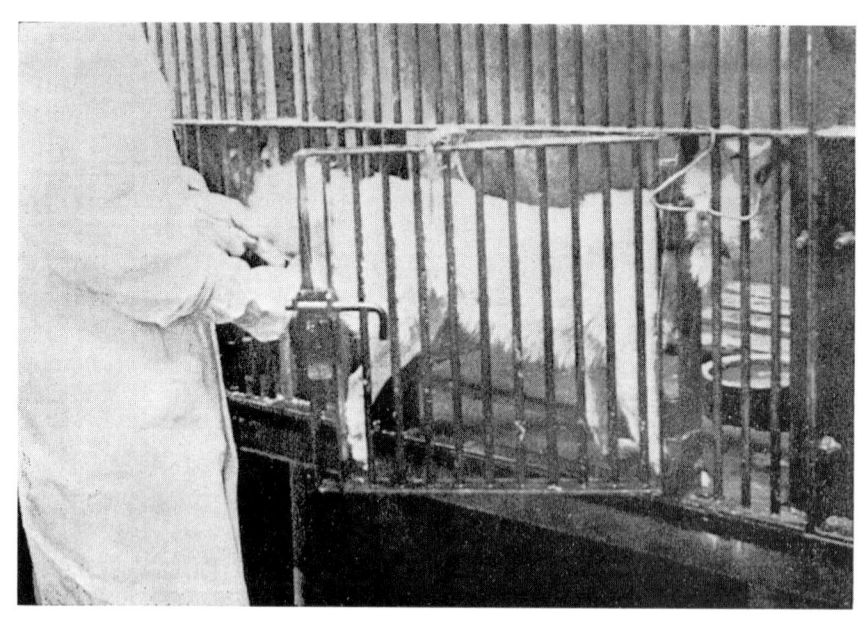

No. 14. 狂犬病野外毒接種試験の時の私の考えた犬の保定方法です。まず犬の首輪を針金の先の曲つたもので引つかけ、引き寄せ、上図の様に鉄柵に保定し、後軀は紐で後肢が床面につかない位に高く引き上げ鉄扉に保定します。後肢（又は前肢）から採血したり、体温を計つたりしました。
安全で1人で出来るのが特長です。

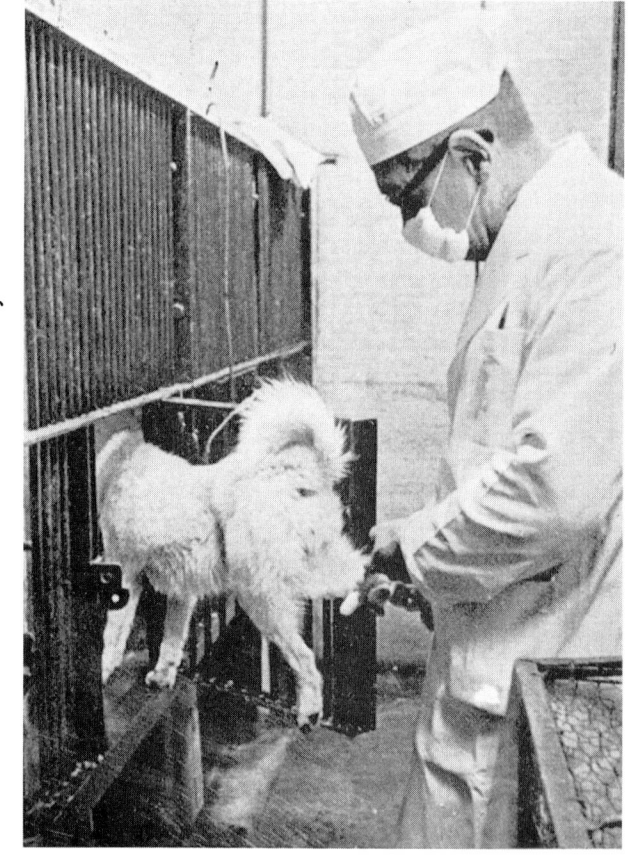

目　　次

まえがき

1. これまでの狂犬病発生状況 …………………………………… 3
　　　　　表 1 ……………………………………………………… 4
2. どんな犬が狂犬病に ……………………………………………… 7
　イ．疑似狂犬病検体受付状況 …………………………………… 7
　　　　　表 2 ……………………………………………………… 8
　ロ．狂犬病犬の年令 ……………………………………………… 9
　　　　　表 3 ……………………………………………………… 9
　ハ．狂犬病犬の畜籍 …………………………………………… 10
　　　　　表 4 ……………………………………………………… 11
　ニ．狂犬病犬の性別 …………………………………………… 13
　　　　　表 5 ……………………………………………………… 13
3. 狂犬病は、いつ、どんな所に、どの位 ……………………… 15
　イ．月別、年度別発生状況 …………………………………… 15
　　　　　表 6 ……………………………………………………… 16
　ロ．年度別、地域別発生状況 ………………………………… 17
　　　　　表 7 ……………………………………………………… 18
　ハ．地域別、月別、年度別発生状況 ………………………… 31
　　　　　表 8、図 1 ……………………………………………… 20
4. 都内にどの位の犬がいるでしよう …………………………… 33
　イ．登録犬と捕獲犬などの頭数 ……………………………… 33
　　　　　表 9 ……………………………………………………… 34
　ロ．登録犬と地区面積、世帯数、人口数など年度別比較 …… 35
　　　　　表10（A～H）………………………………………… 36
　ハ．犬一頭当りの地区面積 …………………………………… 55
　　　　　表11 …………………………………………………… 56
　ニ．犬一頭当りの世帯数 ……………………………………… 59
　　　　　表12 …………………………………………………… 60

ホ．犬一頭当りの人口数…………………………………………………62
　　　　　表13…………………………………………………64
5. 国外の狂犬病発生状況 ……………………………………………67
　　　　　表14（A、B）……………………………………68
6. ねこなどの狂犬病発生状況－参考文献……………………………75
　　　　　表15…………………………………………………76
7. 狂犬病の症状は、どんなでせう ………………………………………81
　　イ．原書に見られる症状 ………………………………………………81
　　　　　表16〜17………………………………………………81
　　ロ．狂犬病野外発病例を年度別、畜種別、年令別にみた潜伏期
　　　　　　　　　　　　　　　　　　　　　　　　　　　…………89
　　　　　表18〜20………………………………………………90
　　ハ．犬を用いた野外毒接種試験－潜伏期………………………………95
　　　　　表21〜24………………………………………………96
　　ニ．発病経過－へい死例、殺処分例と試験例との比較………………102
　　　　　表25〜29………………………………………………103
8. 実際にはどんな症状が見られたでせう………………………………112
　　イ．症状の分類………………………………………………………112
　　　　　表30…………………………………………………113
　　ロ．殺処分、へい死例に見られる症状………………………………116
　　　　　表31〜33………………………………………………117
　　ハ．単一症状例の検討………………………………………………122
　　　　　表34…………………………………………………123
　　ニ．発病後1日目（〜9日目）にへい死または殺処分された例の
　　　　症状………………………………………………………………126
　　　　　表35〜43 ………………………………………………127
9. 咬傷と狂犬病毒………………………………………………………157
　　イ．咬傷動機、咬傷犬と被害者 ………………………………………157
　　　　　表47（A、B）……………………………………161

ロ．試験犬の発病初期に見られる症状 …………………………162
　　　　　　表48（A，B）………………………163
　　ハ．狂犬病毒はどこに、試験犬からの病毒分離成績………175
　　　　　　表49〜50 ………………………177
　　ニ．咬傷を受けた時の処置ー予防注射 ……………………179
　　　　　　表51 ………………………………181

10. 狂犬病予防注射 ……………………………………………183
　　　　予防注射の効果と予防注射済犬の発病例とその原因
　　　　　　表52〜54 ………………………184

11. 狂犬病ワクチン（狂犬病予防液）………………………194
　　イ．狂犬病ワクチンとは……………………………………194
　　ロ．狂犬病ワクチンの歴史 ………………………………194
　　ハ．日本のワクチンの種類、製造法と取扱上の注意ー検定制度……196

12. 狂犬病検査………………………………………………………201
　　イ．往時の狂犬病検査………………………………………201
　　ロ．検査内容 …………………………………………………205
　　ハ．解剖所見 …………………………………………………205
　　ニ．ネグリー小体の検索と非化膿性脳炎像 ……………207
　　　　　　表55 ………………………………208
　　ホ．動物試験 …………………………………………………209
　　ヘ．補体結合反応試験 ……………………………………209
　　ト．狂犬病毒、ネグリー小体、補体結合反応抗体など出現の関連性……211
　　　　　　図2 …………………………………211
　　チ．狂犬病検査成績の検討…………………………………213
　　　　　　表56（A，B）57 ………………214

13. 狂犬病はなくなつたが……………………………………220
　　　　　　表58、59 ………………………220

14. 最後に一言 ……………………………………………………225
　　参考文献 …………………………………………………………227

まえがき

　東京に狂犬病が無ければ、日本中に狂犬病は無い、といわれた程、東京都の狂犬病はその発生した犬の数にも、また猛威を振つたその無慙さは、全く悪夢に悩まされたようでした。この恐しい狂犬病も昭和30年7月6日渋谷区西原の野犬の発病を最後に、その後10年経つた今日まで狂犬病の発生は見られません。本当によろこばしい事です。これも狂犬病予防注射、野犬の捕獲など、防疫陣の努力によることは勿論でありますが、各保健所の狂犬病予防員が、野放し状態の狂犬病犬と決死的に取くんだ努力は偉大なものであり、またこの間、多くの職員が狂犬病検査などに夜を徹して従事した事などを思い浮かべますと感激もあらたに、感謝の念で一杯です。これらの人々の中には、不幸、狂犬病の毒牙にかかり、その尊い命を失つたり、狂犬病犬に咬まれて不慮の災いを受けられた方があります、これらの尊い犠牲者には衷心より哀悼の意を表し、ご冥福を祈る次第です。以上のような数多い人々のご努力で全滅することのできた狂犬病の記録、標本などが当所に大事に保管されてありますが、これらはまことに貴重な資料で、恐らく他所のどこにも見出す事のできないものと考えられます。そこでこれらの資料を基に、私共の行なつた狂犬病毒の研究などを併せて、今一度狂犬病流行の疫学的観察の総まとめを行ない、関係者のご参考になればと思いたち多角的に、またいろいろと思い出しながら綴つてみたい考えです。こうした事も他界された方々の、また数多くの関係者の努力にたいする餞かとも考えられます。

　狂犬病の無くなつた東京、いや日本ではまことによろこばしい事でありますが、それは島国である事が非常に防疫に役立つたようです。日本の外ではまだまだ狂犬病の流行は数多く見られます。こうした状況下、最近のように空に、海に、交通機関の驚異的な進歩がみられる時、狂犬病は何時、何処から侵入して来るか、なかなか油断の許せない状態です。私共としては、常時この対策は考えておかねばならない事と思われます。こうした狂犬病のような致命的な病気は本当に文明国の恥と思われます。

　といつた訳で、狂犬病流行の初期からの資料を集めて、いろいろと検討してみますが、ただ、数多くの保健所の予防員の方々の記録で、かなりの主観的相異も見出されますので、その点は筆者の判断により述べさせて頂くことにします。時折余談が入りますが、今迄の論文とは異なりできるだけ多くのエピソードなども加えて巾を広くして述べたいと思いますので、その点ご了承下さい。

1. これまでの狂犬病発生状況

　まず、表1を見てみましょう。これは明治30年頃からの狂犬病発生頭数を示したものです。便宜上、西歴を併記してみました。

　全国区と東京区を比較してみますと、東京区は全国区に比べて可成り多い数が示されています。明治、大正の頃には全国的に狂犬病が発生していた事になりますが、昭和8年頃からは全国区は無くなり東京区のみの発生が18年頃まで続きます。全国区の発生は大正13年の大阪の大流行などあり、やはり都会地を主とした流行のようです。また、東京区では終戦前の19年頃は軍需物資の極度の不足から、また食糧不足から犬肉の食用化とか、こうした時期に犬を飼つているのは贅沢などの批判から犬の供出の問題などが起り多くの犬が処分される程でした。しかし食用化までは実際には行かなかつたようです。そして軍需工場に皮、毛皮などが供出されました。従つてこの頃から犬の数が極度に減少の傾向を示しております。また狂犬病検査の方もこうした時ですから、電気、ガスなどの時間配給、また薬品など不足で円滑に検査もできず、咬傷犬（疑似狂犬病）なども臨床観察のみで判定を下す事が多くなり、そうした事か狂犬病犬の増加となり、可成りの数が示されています。終戦の20年は幾分減少していますが、前記のような始末から犬の数は極度に減少し、狂犬病数も22年頃まで減少しています。そして23年から25年を最高として増加していますが、この頃は進駐軍などからの食糧補給で食糧事情も幾分緩和し、犬も段々に増加して放し飼いの犬が多くなり、その為狂犬病も増加して来ております。更に25年には増加の傾向が一段と現われて来ておりますが、これらの対策として狂犬病予防法が実施され、予防注射、繋留命令、野犬捕獲などが強力に行なわれたため、その後は減少の傾向が顕著に現われて来ました。そして30年の3頭を最後に東京からは絶滅され今日に至つている訳です。

　ふり返つてみますと、戦争、天災などの混乱時には人心の不安、社会秩序の混乱などから可成り狂犬病の発生が増加しています。こうした傾向は、表を見てもわかりますが、世界大戦、関東大震災などの前後に見られます。また、狂犬病の予防注射は可成り以前から実施されていますが、特に昭和25年からは今迄の家畜伝染病予防法から狂犬病を強力に取扱つた狂犬病予防法が実施されました。GHQ（General Head Quaters）の命令的な傾向もあつたのでしょうが、狂犬病予防注射も年に2回行なわれるようになり、畜犬登録、繋留命令、野犬掃蕩などが徹底的に実施されるようになりました。また、狂犬病検査の方も設備の充実もみられ、今迄の臨床観察を主としたものから、実際に病毒分離を行なうことにより陽性陰性を決定

表1. 年度別狂犬病発生頭数

年	1897	1898	1899	1900	1901	1902	1903	1904	1905	1906	1907	1908	1909	1910	1911
年号	明治30	31	32	33	34	35	36	37	38	39	40	41	42	43	44
全国区	71	62	120	483	189	108	71	59	63	14	210	249	314	185	570
東京区	24	26	29	37	35	40	29	29	25	7	9	52	84	54	441
備考															

年	1928	1929	1930	1931	1932	1933	1934	1935	1936	1937	1938	1939	1940	1941	1942
年号	3	4	5	6	7	8	9	10	11	12	13	14	15	16	17
全国区	446	176	63	44	63	22	11	11	3	5	6	4	3	15	4
東京区	33	15	19	22	26	21	10	7	3	5	4	4	1	15	4
備考															

西暦	年号	A	B	事項
一九一二	四五	七一九	四七三	
一九一三	大正二	八五七	三五六	
一九一四	三	一四九〇	二三三	
一九一五	四	一四二二	三八八	
一九一六	五	七三三	四二八	
一九一七	六	六九八	四二五	
一九一八	七	一〇七一	五一一	第一次世界大戦終了
一九一九	八	八八八	四六三	
一九二〇	九	五二四	二六五	
一九二一	一〇	九三四	三八四	
一九二二	一一	一一四七	二一三	家畜伝染病予防法
一九二三	一二	二七〇二	一二六	関東大震災
一九二四	一三	四二八三	七二六	大阪大流行
一九二五	一四	三一七〇	六〇一	
一九二六	一五	一八三三	三八六	
一九二七	昭和二	九九九八	九六	野犬大掃蕩
一九四三	一八	一	一	
一九四四	一九	一七五三	五二〇	
一九四五	二〇	一五	八三	第二次世界大戦終了
一九四六	二一	三〇	一四	
一九四七	二二	三八	二八	
一九四八	二三	一四五	九一	
一九四九	二四	六五三	一九〇	
一九五〇	二五	八六七	二五六	狂犬病予防法
一九五一	二六	三一九	一一五	
一九五二	二七	二三二	七二	
一九五三	二八	一八一	一二八	
一九五四	二九	九八	四七	
一九五五	三〇	二五	三	
一九五六	三一	七	〇	
一九五七	三二	〇	〇	
一九五八	三三	〇	〇	

するようになつてからは発生頭数も幾分減少して来ております。こうした事は、昭和２２年以前の臨床観察を主としていた頃の発生頭数が幾分上廻つた数字を示している事はジステンパーの脳症などがさしずめ最初には陽性に加えられた事が暗示されます。換言すれば少くともこの頃の狂犬病の発生数は今日の検査法からみますと少しく確実性を欠くようにみられます。これも行政処置その他、事情のあつた場合もある事でしようから、この時代はこれで済んだ事かもしれませんが、今日ではこうした行政処置のみでは絶対に通用しなくなつております。絶対に病毒分離がなければ陽性の印は捺せないのです。３０年以降は東京区では発生していないのですが、全国区では７頭発生をみています。この数の中にも地方では今迄の慣例から行政的陽性例があるような感がしないでもない報告を見聞しています。

　いずれにせよ、長年、人心を悩ました狂犬病が昭和３０年を期して日本から、東京から姿を消した事は本当によろこばしい事です。また、"東京に無ければ日本に無い"などといわれた汚名も返上する事ができた訳です。尚、今後の狂犬病の発生の可能性についてはまた稿を追つて検討した後で述べる事とします。

2. どんな犬が狂犬病に

イ、疑似狂犬病検体受付状況

　表2は疑似狂犬病として各保健所などから送付されて来た検体の内訳です。前述のような次第で昭和22年以前は正確な記録がまとまりませんので、昭和23年以降の例について検討してみる事にします。まず犬については25年以前は殆んど50％以上の高い陽性率を示しています。この頃は来る検体がつぎつぎと陽性に現われるので全く恐しい位でした。しかし25年以降は、30〜40％位を示していますが、29年からは急激に減少して30年の16％を最後に消滅しています。また検体数も段々に減少の傾向が現われていますが狂犬病の無くなつた30年以降は年を追つて特に減少の傾向がみられ、恐しかつた狂犬病の記憶もうすらいでか、犬に咬まれてもそんなに心配しなくなつたのでしよう。それも予防注射が広く行なわれていますので予防注射済証を見せれば安心して傷の手当だけで済ませる場合が多くなりました。そのために当所に送付されてくる検体（咬傷犬）の数は少なくなつて来ました。昭和39年は年間49頭の最低を示す次第です。しかし最近でも保健所で取扱つている咬傷犬の数は、犬が増加した事もあるのでしようが決して減少していません。ただ当所に送付する程の判定に困るものがなくなつた事と、被害者の方もそんなに神経質な人が少なくなつた事からでしよう。狂犬病の流行時とか、昭和38年頃までは保健所だけでは処理できず当所に被害者が直接来る例が可成り多かつたものです。こうした人々は一般に神経質な人が多く一応の説明では納得できず、ずい分と頭を悩まされた例がありました。それでも狂犬病の場合は致命的な病気であるために此方も本当に真剣でした。

　また、猫の狂犬病例も表で見られるように13例あり約10％を示しています。猫の場合は咬みつくより爪で掻くために、口から爪に病毒が付着していて両方が危険な武器になる訳で始末の悪いものです。これも犬に追われたりして咬みつかれ発病するのですが、猫の場合は猫から犬に感染するより、かえつて人に感染させる例が多いように思われますが、あまりこうした報告はみられないようです。その他では、うま、山羊などにみられますが、いずれも三多摩地区で狂犬病の野犬に咬まれた例です。また29年に、らまが2頭発病していますがこれは上野動物園で狂犬病の野犬に咬まれ、当所で出張し、いろいろと観察、検査した例で、この報告は当所の研究報告（昭和30年4月）に詳細に記載されています。その他、さる、りす、ねずみなどの検体がありましたが、いずれの検体も陰性でした。外国とはちがい野獣の少ない日本では、狂犬病の恐れのあるのは、まず犬とか猫に限られているようですし、

表2. 疑似狂犬病検体受理数　　　　　　　　　　　　( )内狂犬病陽性

年度＼種別	犬	猫	その他	計	陽性率
昭和23	105 (92)	4 (2)		109 (94)	86.2
24	213 (184)	5 (1)	うま1 (1)	219 (186)	84.5
25	352 (259)	19 (4)	山羊1 (0)	372 (263)	71.0
26	258 (112)	9 (0)	うま1 (1)	268 (113)	42.2
27	206 (70)	16 (1)		222 (71)	32.0
28	359 (122)	18 (4)		377 (126)	33.9
29	251 (43)	20 (1)	らま2、さる7 (2)　(0)	280 (46)	16.4
30	181 (3)	4 (0)	ねずみ1 (0)	186 (3)	1.6
31	131 (0)	5 (0)		136 (0)	0
32	101 (0)	6 (0)		107 (0)	0
33	80 (0)	2 (0)		82 (0)	0
34	69 (0)	1 (0)		70 (0)	0
35	101 (1)	2 (0)		103 (1)	0.1
36	67 (0)	1 (0)	さる1 (0)	69 (0)	0
37	67 (0)	1 (0)	りす1 (0)	69 (0)	0
38	56 (0)	0		56 (0)	0
39	45 (0)	1 (0)	ねずみ1 (0)	47 (0)	0
計	2,642 (886)	114 (13)	16 (4)	2,772 (903)	32.6

また島国である事からこうした野獣の侵入もまずありませんし、その点は大いにめぐまれているわけです。

ロ、狂犬病犬の年令

表3の狂犬病犬の年令について検討してみますと、大体1才位の犬が半分位を占め、次に2才と6カ月前後の幼犬が多く、3才位になると減少し、更に年令の増加と共に減少しています。荒川、世田谷などの犬管理所の犬を見ますと1才位のものが一番多い事から、このような年令のものが一番狂犬病にかかりやすかった訳です。熱心な飼主では幼ない時から大切に、放し飼いをする事もなく、犬を繋留するとか、庭から出られないような健全な環境で飼っているために犬も随分長命なものがあります。しかしこのような環境に恵まれたものばかりとはいえません。例えば、子供が可愛いい仔犬を貰って来た場合、犬の嫌いな親たち、または無責任な親たちのためにその仔犬は十分な待遇も受けず、結局は放浪

表3. 狂犬病犬の年令

	6カ月位以下	1才位	2才	3	4	5	6	7以上	計	備考
23年	0	27	28	23	14	0	0	2	94	ねこ2
24	27	99	39	17	1	0	0	1	184	うま1 ねこ1
25	47	147	49	13	1	1	0	1	259	ねこ4 不明犬6
26	23	61	20	7	1	0	0	0	112	うま1
27	13	39	14	3	0	1	0	0	70	ねこ1
28	21	65	27	6	2	1	0	0	122	ねこ4
29	5	22	9	4	3	0	0	0	43	らま2 ねこ1
30	0	0	2	0	0	1	0	0	3	
計	136 15.2%	460 51.9	188 21.2	73 8.2	22 2.5	4 0.5	0 0	4 0.5	887 100%	23

の道へ追いやられる場合が多いのです。また、たとえ飼われていても仔犬が生まれると仔犬までは世話しきれずに放つておかれるわけです。仔犬は餌を与えられなくても食料豊富な近所の台所をうろつき、いつか、次から次へと仔犬を産んでいます。大東京の街中で、めす犬を追う大勢の姿を見受けます。動物の生活力は実に素晴しいものです。しかし、こうした犬たちを犬管理所の車が一掃して行きます。だから犬管理所に来る犬が1才位のものが多い訳です。毎月犬管理所では約3千頭の犬が実験用を含め処分されているようですが、これでも犬が減少しないという事は本当に恐しい位です。東京には約20万頭の登録犬とこれと同じ位の無届犬、放浪犬がいるそうです。犬も田舎よりは都会の方が生活が楽のようです。

このような傾向は、狂犬病犬の数こそ減少していますが昔と少しも変つていません。もしここで、狂犬病が発生したとすれば、こうした年令の無届犬や放浪犬が、その蔓延に大いに協力してくれる事でしよう。

この対策には繁殖防止の積極的な手段をとれば、もつと減少の傾向がみられる事です。戦前は警視庁の所管で、去勢班が狂犬病の予防注射と同じように巡廻して各区町村を廻り雄犬の去勢を行なつていましたが、昨今では動物愛護の立場から反対され、行なつていません。それならもつと、このような無届犬などに対する処置を積極的に行なえばよいのではないかと考えられるのですが、実施面で非常に不明瞭な点が多く、民主政治の弱点といいますか、なかなか行政面に明瞭な方針が現われない現状です。

結局、狂犬病は年令には関係なく、このような年令の、またこのような環境の犬が多いためにより多く発病したという事になります。

八、狂犬病犬の畜籍

表4は狂犬病犬を畜種別に見たものです。畜犬、無届犬、野犬に分けてみると一番多いのは、無届犬、次に野犬、畜犬の順になつています。年度別にみてもこの三者の順位に変りはみられません。大体無届犬が50％前後、野犬が30％前後、畜犬は20％弱を示しています。ただ畜犬の場合、年度別にみると減少の傾向を示し、特に27年以降は半分に減つていますが、無届犬、野犬ではそれがみられないようです。予防注射を受け、登録もすませていると考えられる畜犬の狂犬病については、後で説明する事にしますが、ここで一寸、無届犬と野犬の説明をしておきます。

無届犬、即ち登録をしていない犬のことですが、これは咬傷を与えたとか、捕獲された時にやつとその居所がわかる位で、普通ではなかなかわからず、保健所では無届犬の摘発運動

表4. 狂犬病犬の畜籍

年度＼区分	畜犬	無届犬	野犬	計
24	43 23.4％	83 45.1％	58 31.5％	184 100％
25	56 21.6	128 49.4	75 29.0	259 〃
26	21 18.7	53 47.3	38 34.0	112 〃
27	6 8.6	37 52.9	27 38.5	170 〃
28	10 8.2	63 51.6	49 40.2	122 〃
29	4 9.3	23 53.5	16 37.2	43 〃
30	0 0	1 33.3	2 66.7	3 〃
計	140 17.6	388 49.0	265 33.4	793 〃

を起して、ガス会社の集金人、新聞配達、郵便屋さんなどに犬のいる家を知らせて貰い、登録させた事もある位です。このような無届犬の飼主達は、前にも話したように、雑種の犬でも可愛さ一杯で、貧しくても家族同様にして飼つている場合や、血統証明付きの高価な犬を贅沢に飼つている場合のように両極端の様相を示しています。両者共に登録という事は全然考えていないようです。次に野犬ですが、これは放浪犬といつた方が適当な位で、いわゆる野生的な山犬といつたものではなく、都会地で人にも慣れ、台所の残り物をあさつて、あちらこちらを放浪して生きている犬で、既に年令別の所でも話したように、仔犬の処分に困つて捨てられたというような犬が多いようです。

　こうしてみると、無届犬、野犬が一掃された暁には殆ど狂犬病の発生は認められなくなるでしょう。表をみても、狂犬病の発病が畜犬だけとなると、29年頃では9.3％、又全体でも約18％と僅かなものですから、実際には予防注射を完全に受けている場合は、犬の体質により差はありますが、発病の心配はありません。

　畜犬登録は保健所に申告し、年2回の予防注射代460円（注射済票を含む）と登録料300円、年間760円で安心して犬を飼つていられるわけですが、申告した畜主側では諸

諸の税金と同様にできるなら逃げたい気持なのでしよう。狂犬病の無くなつた今日では捨金のように解釈されても仕方が無いかもしれませんが、狂犬病流行中は恐しい狂犬病から守られ、たとえ狂犬病犬から被害を受けても安心なわけです。又、放浪犬がだんだんに捕獲され、その数も減り被害も少なくなれば、社会的な不安ものぞかれるわけです。

　狂犬病流行時は咬傷事件などあると、飼主がよく訪ねてきていろいろと事情を話しますが、その時のいい分は決つています。「子供が何処からか貰つて来たんですよ。私は犬は大嫌いなんです。仕方なく飼つていたんですが、困つた事をしてくれたもんです……」と中には涙を流しながら話す人もいますが、もう手遅れです。被害者には、その被害者が予防注射を受けに特定の病院に長い間行かくてはならないその交通費や、注射代、時には日当まで出さなければなりません。その他に見舞金、慰謝料を適当にとられてしまいます。命にかかる問題ですから、被害者のいい分は何でも聞かなくてはならないわけです。当時大体被害者１人１万円は下らなかつたようです。その被害者が２人、３人ともなれば、それだけ増える訳です。絶対絶命です。涙を流しながら「何とかして下さい」と言われても、ここでは何もできませんので人事相談の方に廻つて貰つた事も何度かありました。又中には裁判問題にまで発展した例もありました。これも飼主の無責任以外には何もありません。たかが犬位の事と簡単に考えていたからでしよう。関係方面では耳にたこのできる程毎日、登録の意義とか、狂犬病の恐しさについて宣伝していたのですから、決して知らなかつたとはいえません。こんな訳で咬傷事件の起きた時はほとんど飼主側に責任があるわけです。又咬傷事件が起きると、平生は飼つていた犬でも、急に自分の家の犬ではないとしらをきつて責任を逃れようとする悪質の飼主も数多くありました。

　しかし、世の中はせちがらいもので、逆に「咬まれ屋」というのが現われました。この人達は放浪者のような人が多かつたのですが、犬がいて生活状態の良い家、家人に女の多い家などを前もつて調べておき、何か自分の手足に傷を作つたり、又はできていた傷を利用して、このような家の勝手口からはいり、「今、はいつて来たら突然お宅の犬に飛びつかれ、こんなに咬まれズボンも破れてしまつた、何とかしてくれ」と古いボロボロの破れたズボンを見せ因縁をつけるわけです。「こんな傷をしたら働けない。当分休まなくてはならない。家には大勢子供がいて、私が休んだら明日から食べて行けない……」などと泣言をいつて、日当を、衣服代を、医者の薬代などをねだるわけです。これも本当に咬んだ傷なら誰が見ても直ぐわかるわけで、家人に少しでもそれが偽ものと感付かれると、飼主が女性の場合など特にそれが脅迫にかわつて、「今に犬を殺してやる……」とか恐しい台詞も飛び出して来ます。

家人の方でも後々嫌がらせされても困るので、いくらかの金を渡して帰す事になるのです。このような「咬まれ屋」も最近では余り耳にしないようですが、昔から時折話題の種になったものです。こんな話を聞く時、全くその恐しい執念には参つてしまいます。

話が「咬まれ屋」にまでそれてしまいました。このような、無届犬、野犬族の処置には本当に困つたものです。この問題は犬ではなく人間のようです。

二、狂犬病犬の性別

表5は狂犬病犬の性別について表わしたものです。全体からみると、♂（おす）が58.2％、♀（めす）が41.8％を示し、幾分おすの方が多い傾向がみられ、又年度別にみてもおすの方が多い数を示しています。24年から27年頃までは、その差は大体似ていますが、28年、29年はかなりの差がみられるようです。いずれにしてもおすの方が多い事はたしかです。これまでに年令、畜種別などでみてきた、狂犬病犬の多くが1才前後の無届犬、野犬であるという事と共に、性別からは、狂犬病はめすよりおすの方に多く発生する事が示さ

表5. 狂犬病犬の性別

年度＼性別	♂	♀	計
24	107 58.5％	77 41.5％	184 100％
25	142 55.9	117 44.1	259 〃
26	64 57.1	48 42.9	112 〃
27	41 58.6	29 41.4	70 〃
28	76 62.9	46 37.1	122 〃
29	28 65.1	15 34.9	43 〃
30	3 100.0	0 0	3 〃
計	461 58.2	332 41.8	793 〃

れたわけです。

　発情期には、めす犬を沢山のおす犬が追い廻すのですから、おす同士の勢力争いから咬傷の動機も多くなり、従つて狂犬病の感染も多くなるわけです。ですからおす犬か、めす犬の何れかがいなければ、例えば簡単なおす犬の去勢を行なつたとすれば、めすを追うおす犬もなく、生れる仔犬も少なくなり、狂犬病の感染も咬傷以外には無いのですから、発病も減少することでしようし、迷惑な犬たちのラブシーンも街から影を消す事になります。

　ただ犬が可愛いいから、可哀相だからといつて、僅かな税金を惜しみ登録もせず、予防注射も受けずに飼つている無責任な人々が、ただそれだけで、こんなに恐しい狂犬病発生の原因となるような放浪犬の生産者となり、多くの人々に迷惑をかけたわけです。極端にいえば、このような人々が狂犬病流行の偉大なる協力者であり、又真犯人でもあつたわけです。先にも述べましたが、犬には罪はありません。無責任に犬を飼つている人にのみ、大いに自覚して貰い、社会生活の意義を考えて貰わねばならぬ事です。例えば仔犬の処分に困つた時には、又迷い犬が来た時には、近くの保健所に連絡すればすぐ始末してくれます。保健所には犬に関する専門の係員が常在しています。

3. 狂犬病犬は、いつ、どんな所に、どの位…

イ、月別、年度別発生状況

　表6を見ましょう。これは昭和21年から31年までの11年間の月別の狂犬病犬発生数ですが、この11年間は東京の狂犬病流行の1つの山場とみてよいでしょう。

　まず、犬の季節的な影響を考えてみると、暑い時期をあまり好まないようです　それは汗腺が無いために体温の調節が口だけで行なわれているためです。又寒い時期は、そんなに嫌いな時でもなく、南極にまでお供をする位ですから、寒さに十分耐えられる体質は持つています。しかし、都会の犬は、われわれの考えている程に寒い時期に外で楽しそうに遊び廻るといつた事をしなくなつてきたのは、生活環境の影響で野生味を失つてしまつたからでしよう。

　狂犬病の感染は、犬の歩き廻ることと大いに関係があります。そこで犬のよく歩き廻る時期などを検討してみることにします。

　まず問題になるのは、犬の発情期です。犬は大体年に2回、春秋にみられますが、春は3月～5月頃、秋は9月～11月頃を中心にみられます。これも一定していませんが、大体この時期が盛んです。そしてめす犬の発情は約10日～15日間続きます。この時期はめすもおすもじつとしておれず、めす、おすを探して歩き廻るのです。この時期には犬の集団が多くなり、お互いの勢力争いから咬傷による感染が生ずる事になります。従つて時期別に狂犬病の検討をする時は、犬の習性を知ることが大切でしよう。

　そんなわけで表を見ると、流行の最盛期は25年を中心としてその前後が多い事がわかります、又月別に見ると、全体で多いのは5月～10月までが大体90頭以上を示し、少ないのは1月を最低に4月、12月、2月、11月といつたところです。年度別に見ると、狂犬病流行の趨勢によりいろいろと異いますが、21年、22年頃は流行の初期的な様相から徐々に増加の傾向がみなれますが、やはり気候のよい時期に発生し、寒い時期にはわずかながら少なくなつています。23年では前年より遙かに多くなり、更に9月以降は増加の傾向が強く現われていますが、これも流行が上り坂にあるため年頭より年末が多くなつているのです。それでも、寒い時期は幾分少なく暑い時期は多くなつているようです。これは狂犬病の発病経過が興奮症状を主とするために、暑い時期の方がより強く症状が現われるためと考えられます。24年も更に増加し、年間でも5月、7月、10月が一番多いのですが、全般的に多く、ただ4月が最低の数を示しているだけで、この頃も季節的な影響は、流行の上り坂

表6 狂犬病犬の月別，年度別発生数　　　　　（　）内は犬，人，以外の動物

月	21年	22	23	24	25	26	27	28	29	30	31	計
1月			5	10	12	2	4	1(1)	4(1)			38(2)
2		1	4	9	17	12	2	5	5	2		57
3	1	4	3	13	20	13	4	8	5			71
4		2	5	7	18	11	3(1)	9	1			56(1)
5	2	2	8	22	38(1)	14	11	10	9			116(1)
6		3	6	18	27	15(1)	8	17	4	1		99(1)
7		4	5	22	28	13	9	19(2)	5			105(2)
8	2	6	7	19	21	12	5	15	3			90
9	4	3	9	16	26(1)	8	8	11	3(2)			88(3)
10		2	20	21	21	3	6	12	1			84
11	3	2	12	12	18	5	6	9(1)	2			69(1)
12	2	4	10	15	13	4	4	6	1			59
計	14	31	94	184	259(2)	112(1)	70(1)	122(4)	43(3)	3	0	932(11)

にあるためか前年同様明らかにはみられない位です。更に２５年は最高の流行を示した年ですが、ここでは大体季節的影響が現われているようで、寒い時期は幾分少ない数字がみられます。２６年からは猛威を極めた流行も下り坂となり、発生数も半減していますが、やはり前年同様に寒い時期は減つています。今度は下り坂のため年頭より年末が少なくなつてきています。２７年も相次いで半減していますが、２８年に流行が盛り返したためか、年末は減少することなく、前年に比べ幾分増えている位ですが、やはり寒い時期には少ないという傾向はみられます。しかし年末の数字の状態からは、また、流行がまだ続くかのようにみられたのですが、２９年は全般的に急激に減少しています。それに年頭より年末は遙かに減少し、明らかに流行の末期的様相を示しています。そして３０年には２８年の余韻をわずか２月と６月に残して消え去つたわけです。

　こうしてみると、犬の体質からは暑い時期より寒い時期が活動的と思われたのですが、犬の習性からは春、秋を中心とした時期が活動的となつています。しかし、狂犬病の症状からみると、前述のように脳性疾患であるため暑い時期の方が強く症状が現われ、自然犬の被害も多くなり夏でも、春秋に劣らず多いということになるようです。

ロ、年度別、地域別発生数

　表７は地区別に狂犬病犬の発生状況について、２１年からの統計を集計したものです。地区の名称変更などで最近は大分変つていますが、一応２１年現在の状態で検討する事にします。

　まず総計をみると、２１年頃から増加の傾向が現われ、２５年を最高に以後徐々に減少している状態は月別に検討した場合と同様です。

　次に表を区別にみると、新宿、板橋、葛飾、北多摩が６０頭以上で一番多く、次に墨田、大田、世田谷が５０頭以上、杉並、北、練馬が４０頭以上、江東、中野、豊島、荒川が３０頭以上、港、目黒、渋谷、足立、江戸川、南多摩が２０頭以上、千代田、文京、台東、品川、西多摩が１０頭以上、それから中央が１０頭以下、の順に減つていますが、大体都の周辺部が多く、都心に少ない傾向がみえます。又三多摩地方は都心に近い北多摩が多く、一番遠い西多摩が少なくなつています。北多摩では２１年からあまり発生頭数に変動がなく、常在地的な観がありますが、これは地域の広い事と、府中、武蔵野、調布など、犬の多い地区が、狂犬病の多い世田谷、杉並などに接しているため、これらの地区の影響をかなり受けて狂犬病の発生も多いわけです。又江東、墨田地区などは、隅田川、荒川放水路などに狭まれて、

表7　狂犬病犬の年度別、地域別発生数

	21年	22	23	24	25	26	27	28	29	30	31	計
千代田			2	1	4		4	1				12
中　央			1	1	1	1	1					5
港	1			5	10	2	3		1			22
新　宿		1	8	15	16	15	5	1	2			63
文　京				4	6	1	2	3	1			17
台　東			3	2	3	3	1					12
墨　田		2	6	4	18	7	5	8				50
江　東		1	3	2	1	9	6	10	1			33
品　川			2	1	6	5						14
目　黒			1	3	9			2	4	1		20
大　田	4	2	3	11	19	6	9	2	3			59
世田谷	1	1	4	13	19	4	6	1	2	1		52
渋　谷		2	3	4	7	4	2		3	1		26
中　野	1			10	12	5		3				31
杉　並	1	1	4	6	18		3	3	6			42
豊　島		1	4	7	14	1	2	6				35
北		1	1	9	20	6	2	7				46
荒　川			6	9	6	7	3	3				34
板　橋		4	6	10	20	12	2	14	3			71
練　馬	1	1	8	13	12	3	1	3	3			45
足　立	1			7	9	3	1	6	2			29
葛　飾	1	1	7	13	5	9	3	28	1			68
江戸川			5	5	4	4	3	8				29
西多摩		1	1	6	4			3				15
南多摩	3	2	2	9	6		1	2	2			27
北多摩		10	14	14	10	5	5	8	9			75
計	14	31	94	184	259	112	70	122	43	3	0	932

恐水病の別名をもつ狂犬病発生に何等かの影響がみられます。例えば墨田、江東地区は、江戸川、葛飾方面の影響は考えられず、又足立は葛飾以外とは荒川放水路で区切られているので、発生数は葛飾に準じています。これと同様のことが、江戸川についても考えられます。

又各地区の犬の頭数にも大いに関係のある事で、犬の多い地区は狂犬病も多くなることは勿論です。例として、都心の中央、千代田などは犬が少ないところとしてあげられます。たしかに狂犬病犬の数もぐんと少ないようです。

犬の地域別頭数、地域の広さと狂犬病との関係についてはこの次に検討することにします。

全般的に狂犬病流行の典型的な様相を示している地区は、新宿、墨田、大田、世田谷、練馬などで、殆ど常在的観があり、犬も多いかもしれませんが、如何に放浪的な犬が多かったかが伺い知れます。その他の地区は、これらの地区の影響で発生しているように推察されます。

なお、２１年の発生地区は狂犬病流行の源であるようにもみられます。大田～港系、世田谷系、杉並～練馬系、足立～葛飾系などに一応分けられます。２１年以前の資料が無いため、本当の源は不明ですが、このような２～３系が源となり次々と発生し、縦横無尽に都内をかく乱したわけです。犬の１日の活動範囲を考えると、犬は地区の境など考えなしに走り廻るのですから、一寸困難です。実際に新宿から荏原まで１日で走り廻つた例もあります。

三多摩の場合は地区が広いため、犬も平均すると全般的には少ないところですので、狂犬病が発病しても大きな被害はみられません。

しかし北多摩の場合だけは別で、次々に狂犬病犬が都内から迷いこんで来るので、他よりは多くなつていますが、南多摩、西多摩の順で、このような都心からの影響は少なくなつています。たしかに地域の広さと、犬の数が狂犬病流行の大きな要素となつている事は事実です。２１年の南多摩の３頭もそれ以前の事が不明なため判断に苦しみますが、やはり北多摩方面から来たもののように推察されます。又北多摩では、２２年には１０頭も発生しています。この事実から南・西多摩で２２年以降かなりの発生がみられるのも、北多摩からの影響が大きかったともいえるようです。従つて、東京隣接の神奈川、千葉、埼玉県の発生も、これらの隣接地帯からの侵入が多いようです。中には逆の場合があつたかもしれませんが、大体は東京から迷いこんだ犬の方が多いことでしょう。そんなわけで、隣接の県の友人などから冗談半分にいやみをいわれた事もありました。

それ故に発病経路は、こんなに沢山の発病頭数を相手では、判断もなかなか困難です。

八、地域別、月別、年度別発生状況

表8　狂犬病犬の地区別、月別発生状況（22年～30年）

	港	品川	大田	目黒	世田谷	渋谷	新宿	豊島	中野	杉並	練馬	板橋	北多摩郡
二十二年 1月													
2								1					
3										1		1	2
4											1		
5												1	1
6						1							2
7												1	2
8				1	1								3
9					1								
10													
11			1										
12			1									1	
計			2	1	2	1		1		1	1	4	10
二十三年 1月							2			1	1	1	
2					1								2
3											1		1
4		1	1		1	1				1			
5		1			1	1					2		
6					1	1							3
7								1				1	1
8								1			1	1	1
9						1	1	1			1	1	2
10							3	1			1	1	2
11			1	1								1	
12			1				1					1	2
計		2	3	1	4	3	8	4		4	8	6	14

- 20 -

南多摩郡	西多摩郡	北	荒川	文京	千代田	中央	台東	江東	墨田	江戸川	葛飾	足立	計
													0
													1
													4
	1												2
													2
													3
		1											4
											1		6
									2				3
													0
1													2
1								1					4
2	1	1						1	2		1		31
													5
									1				4
				1									3
													5
													8
1	1									1			6
				1						1			5
		1					1	1	1				7
			1							1			9
			3					1	2	2	3		20
			2				2	1		1			12
1						1			1		2		10
2	1	1	6		2	1	3	3	6	5	7		94

		港	品川	大田	目黒	世田谷	渋谷	新宿	豊島	中野	杉並	練馬	板橋	北多摩郡
二十四年	1月							1	2				1	2
	2					1		2					1	1
	3					1		1					1	2
	4					2	1	1				1		
	5	1		1		1			1			2	2	1
	6	2						3	2	1	1	3	2	2
	7	2	1	2		1		2	1				2	1
	8			4	2			3		3	2	2		1
	9			1		2				2		2		2
	10			2		2		1		1	1	1	2	
	11					4	1			1				1
	12			1	1	2		1		2	2			1
	計	5	1	11	3	13	4	15	7	10	6	13	10	14
二十五年	1月				1	2		1		1	1		1	
	2				3			1		2	2	2	2	
	3				2		3	2		1	2	3		
	4		1			1		1		1	1	2	3	
	5	1		8	1	5	1	2		3	4		1	
	6		1	1				2	2	2			1	1
	7	2			2	1	1	3	3	2			1	
	8	4	1	4	1	1	1		1	1	1		1	1
	9		2	1	1	3	1		4		2	2	3	
	10	1	2	3					1		3	2	2	1
	11	1		1		2	1	1	1		2	1	1	3
	12			1		2		2				1	1	1
	計	10	6	19	9	19	7	16	14	12	18	12	20	10

南多摩郡	西多摩郡	北	荒川	文京	千代田	中央	台東	江東	墨田	江戸川	葛飾	足立	計
	1								2		1		10
1										2	1		9
1	2		1					1	1		2		13
										1	1		7
4		3	2				1		1		1	1	22
				1							1		18
1		2	2		1						1	2	22
	1		1										19
	1			1						2	2	1	16
2	1			1		1	1				3	2	21
		1	1	2				1					12
		3	1									1	15
9	6	9	9	4	1	1	2	2	4	5	13	7	184
		1		1					2		1		12
		1	3						1				17
2	3	2											20
1			2	1					4				18
2		2	1						1	1	1	3	38
		4	2	2	1	1			3				29
1		2		1			1	1	3	1	2		28
		3								1			21
		1		2		1		1				2	26
				1		1		2				2	21
		1								1	1	1	18
		2		1					1			1	13
6	4	20	6	6	4	1	3	1	18	4	5	9	259

		港	品川	大田	目黒	世田谷	渋谷	新宿	豊島	中野	杉並	練馬	板橋	北多摩郡
二十六年	1月							1						
	2		1	1		2	1	1		1				1
	3		1	1		1		1		1			2	
	4							3		1			2	1
	5			1		1	1	4				1		1
	6	1						1	2			1		
	7			1				2		1		1	1	
	8	1											2	
	9							1					3	1
	10			1						1				
	11		2	1					1					
	12			1									1	1
	計	2	5	6		4	4	15	1	5		3	12	5
二十七年	1月													
	2													
	3												1	
	4			1										1
	5			5			1	1						
	6	1		1			1	2				1		
	7	2						1					1	2
	8										1			
	9			1		1					2			2
	10							1	1					
	11			1		3								
	12					2			1					
	計	3		9		6	2	5	2		3	1	2	5

南多摩郡	西多摩郡	北	荒川	文京	千代田	中央	台東	江東	墨田	江戸川	葛飾	足立	計
							1						2
			2					1	1				12
		1						3				1	13
								1	1		1	1	11
		1	1							1	2		14
		1	1		1				2	1	4		15
			3					1	1	1		1	13
		1		1			1	3	1		2		12
			2						1				8
													3
										1			5
										1			4
		6	7	1		1	3	9	7	4	9	3	112
									3		1		4
		1						1					2
								2		1			4
						1							3
			1					1	2				11
			1	1									8
				2				1					9
			1	2				1					5
						1		1					8
			1						1		2		6
		1										1	6
1													4
1		2	3	2	4	1	1	6	5	3	3	1	70

		港	品川	大田	目黒	世田谷	渋谷	新宿	豊島	中野	杉並	練馬	板橋	北多摩郡
二十八年	1月												1	
	2			1									1	
	3								1				5	1
	4								3		1		2	1
	5								1	1	2			
	6								1				1	1
	7									1			1	1
	8				1									
	9				2								2	2
	10			1									1	1
	11							1		1			2	1
	12												1	
	計			2	2	1		1	6	5	3	3	14	8
二十九年	1月	1			1							1		1
	2				1							1	1	1
	3											1		
	4											1		
	5			1	1		2	1				1	1	2
	6			1	1							1		
	7						1	1				1		2
	8											1	1	1
	9			1										
	10													1
	11												1	
	12													
	計	1		3	4	2	3	2				6	3	3	9
三十年	1													
	2				1	1								
	3													
	4													
	5													
	6						1							
	7													
	計				1	1	1							

南多摩郡	西多摩郡	北	荒川	文京	千代田	中央	台東	江東	墨田	江戸川	葛飾	足立	計
													1
1		1	1										5
1													8
			1						1				9
	2		1				1		1	1			10
				1			4	1		7	1		17
		3		1			1	1	4	6			19
	1			1			2	2		5	3		15
				1			1			2	1		11
		3							2	4			12
									2		2		9
							1	1	1	1	1		6
2	3	7	3	3	1		10	8	8	28	6		122
													4
							1						5
											2		5
													1
													9
											1		4
													5
													3
				1									3
													1
1													2
1													1
2				1			1				1	2	43
													2
													1
													3

ハ 地域別、月別、年度別発生状況

更にもう少し細かく狂犬病犬の発生状況について検討してみましょう。

表8は、狂犬病犬の月別、地区別発生状況を22年から30年までの9年間、年度別に表示したものです。この表を年を追つてみると、今度の狂犬病流行の初期から末期までの趨勢がわかると思います。地区の順序も、狂犬病の発生状況をみながら大体隣接した地区を集め列べてみました。この表と、東京都の地図を参考にして、狂犬病犬の発病経路を検討してみましょう。

まず、22年から検討してみます。狂犬病の発生は22年から始まつたとは云えませんが、いずれにしても22年は今度の狂犬病大流行の初期の様相を示していた時期である事は事実です。22年の2月に豊島に発生し、3月に杉並、板橋、北多摩に発生しています。

豊島に発生した狂犬がこれらの地区の発病源であるとは断定出来ませんが、可能性としては考えられる事です。尚、4月の練馬、6月の新宿にも関係があるかもしれません。しかし、6月の新宿は、2月の新宿とは地区的には同一区内でもあり最も関係が深いのですが、時間的に約3ケ月の潜伏期が必要とされます。又、3月の杉並、板橋、4月の練馬の発生は、5月以降の北多摩など郡部の発生に関係があるように推察されます。この場合は約2ケ月の潜伏期が推定されるわけです。又、12月の板橋の発生は、8月の北多摩の逆輸入か、7月の板橋からか、9月の渋谷からか、いずれにしても約3ケ月の潜伏期が推定される訳です。又、6月の新宿の発生は、8月の世田谷、渋谷に関係があるように思われます。更に、11月の大田の発生は、8月頃の渋谷、世田谷の影響のようにも考えられますが、それにしても、1〜2ケ月の潜伏期が必要とされます。この11月、12月の大田の発生は、23年の1月の新宿や2月の世田谷、更に、4月の大田、品川の発生に影響があるのではないかと思われます。或は、この発生は、22年9月頃の渋谷の発生が原因しているのではないかとも考えられます。こゝでは、潜伏期は1〜3ケ月位が必要の様です。23年1月の新宿の発生は、4月の新宿、渋谷、世田谷などの発生源となつている様です。又、4月の大田、品川の発生は、2月の世田谷、22年12月の大田の発生が源となつているのかもしれません。いずれにしても、かなりの期間と走行距離がみられます。

一方、22年8月の葛飾、9月の墨田の発生は、何処から来たものでしよう。北、板橋方面から来たとすれば、この地区は隅田川、荒川放水路に遮えぎられている地区ですから、侵入の可能性は一寸少ないようです。しかし、12月の江東の発生は、9月の墨田の影響であると仮定してみると、こゝでも約2ケ月の潜伏期がみられます。これらの地区は隅田川、荒川放水路に囲まれた地域ですから、この仮定は一応認められるようです。又、この9月の墨田は、23年2月の墨田、6月以降のこの地域の源とも考えられます。前にも、川は犬の行動に、かなり

の障害を与えるものと述べましたが、江戸川、葛飾の発生は、いずれかと云えば江東、墨田が源のようです。

その他では県外からの侵入が推察される訳です。

２３年以降は、狂犬病の発生も益々猛威を極め、その発病系統も判断出来ない程、全地区に広く発生するようになりました。それでも、大体これまでに検討してきた地区の発生が源となり、次第に拡がっているように推察されます。

流行末期の状態も、今迄に検討してきた流行初期の状態と同様に考えられます。

例えば、３０年２月の目黒、世田谷の発生は、２９年９月の大田、７月の渋谷、新宿、８月の練馬、１１月の板橋のいずれかの狂犬病犬によるものでしょう。又、この二頭のいずれかが、６月の渋谷の発生源となったものゝようです。この例から推察すると、かなりの走行距離が、又、約３ケ月の潜伏期が考えられます。これは、江東、墨田地区でも見られます。即ち、２８年１２月の発生が、２９年２月の江東の発生に原因しており、又、葛飾、足立地区でも、２８年１２月の発生が、２９年３月の足立に、続いて５月の葛飾に影響しているようです。又、三多摩地区でも、北多摩から、南多摩、西多摩へと波及する傾向がみられ、消滅も又同様です。

狂犬病の初期と末期の様相から、狂犬病の潜伏期や狂犬病犬の走行距離を推察する場合は、末期の様相を見た方が幾分確実性があるようです。しかし、いずれにしても狂犬病犬の潜伏期、走行距離をこの表から推し測る事は困難です。狂犬病毒は潜伏期も系統によりまちまちですが、この表からは、潜伏期も、走行距離もかなり長いものがあると云う事が推察されます。尚、潜伏期などについては、これらの事実を基として別に検討する事にします。

要するに、この表からは狂犬病犬の発生状態をみて、全般的に地域的に何らかの関連性があることは否めません。又、この表に現われない狂犬もあります。それは、狂犬病犬が麻痺期に入り、民家の床下や人気のない所で、又は郡部では山間などでへい死した場合などです。こうした狂犬が表をみているわれわれの憶測を大いに混乱させている事もあるようです。

4. 都内にどの位犬がいるでしよう

イ、登録犬（畜犬）と捕獲犬の数

　今度はこのような狂犬病犬の対照となる無届犬、野犬などが都内にどの位いるものか調べてみましよう。前にも述べましたが、都内には登録犬数の約2倍の犬がいるものと推定されていますが、この根拠となる資料は無く、当局の推定でしかないようです。

　このような都内の犬の頭数を調べ上げる事は不可能に近い事でしようが、それでも本庁の乳肉衛生課当局では、ある地区の犬の数を調査し、それから東京都内の犬の頭数を推定するなど実際に検討した事もありますから、この当局の推定数も実数にかなり近いものでしよう。

　ここで、手許にある資料からこの推定数を検討してみると、表9は、昭和25年から41年までの当局の推定数、登録犬、捕獲犬数などと、その関連性を示したものです。

　まず登録犬についてみると、昭和26年から急増し、28年次降逐次増加の傾向を示しています。この数字から推定数の比率をみると、登録犬の約1.5倍が、偶然に類似しています。これは意識的に26年頃から当局者が登録犬の1.5倍を算出したものでないことは解つていますし、又一区画の犬を数えて行なつた調査成績も含まれている事ですから、偶然とはいいながらこの一致は不思議な位です。

　また捕獲犬についてみると、27年から31年頃迄は捕獲数も多いのですが、31年次降は大体4万代を維持しています。それでも、38年39年には一寸増加がみられます。
この数字から推定頭数との比率をみると、捕獲犬の約3倍乃至4倍が近い数字を示していますが全般的な類似はみられません。例えば3倍数をとつて比較してみると、30年頃までは類似した数字がみられますが、その後は推定数よりはるかに下回るような数字がみられます。これは捕獲犬の減少を示しています。従つて捕獲犬数が減少しないで順調に増加していたら、捕獲犬の3倍数が推定数に近い数を示したことでしよう。

　また登録犬と捕獲犬の比率をみると、25年は最高の108.5％を、26年からは半減し30年頃まで続きますが、その後更に減少し20％代を示しています。ここでも捕獲犬の減少が現われています。

　最後に、登録犬と捕獲犬数の和でみると、これも大体32年頃までは類似していますが、その後は推定頭数より下回つています。いずれにしても、捕獲犬の減少は否めない現象の様です。この事実は、登録義務が一般に普及し、登録犬が増加、無届犬などの減少からきたものか、或

表 9. 登録犬、捕獲犬数から見た推定犬頭数

年度	推定頭数	登録犬数	登録犬数×1.5	捕獲犬数	捕獲犬数×3	捕獲犬/登録犬×比率	登録犬＋捕獲犬
25	10万	39,419	59,128	42,382	127,146	108.5%	81,801
26	14	110,255	165,383	45,896	137,688	41.6	156,151
27	20	127,653	191,480	61,892	185,676	48.5	189,545
28	25	146,669	220,004	82,951	248,853	56.6	229,620
29	25	152,361	228,542	79,608	238,824	52.2	231,969
30	20	150,725	226,085	64,737	204,211	43.0	215,460
31	20	145,984	218,976	56,644	169,932	38.8	202,628
32	20	161,028	241,542	47,245	141,735	29.3	208,273
33	25	161,358	242,037	43,708	131,124	27.7	205,066
34	25	161,550	242,325	44,133	142,399	27.1	205,683
35	25	166,792	250,188	46,021	148,063	27.6	212,813
36	25	174,267	251,401	45,166	135,498	26.0	219,433
37	27	177,426	266,139	43,404	130,212	24.5	220,830
38	27	184,814	277,221	48,109	144,327	26.0	232,923
39	29	187,932	281,898	50,132	150,396	26.6	238,064
40	29	184,503	276,755	44,916	144,748	24.3	239,419
41	29	191,174	286,741	43,543	130,629	22.2	234,717

いは捕獲日だけは犬を繋いでおくというような、飼主などの捕獲に対する要領がよくなつた為かも知れません。

しかし、38年、39年は捕獲員が犬管理所から各保健所に移管され、常時捕獲に出られる様になつたため、捕獲数も増加したように係では云つています。

要するに犬の自然増加と共に無届犬などはまだまだ減少の段階までは認められず、捕獲すればかなりいる様に考えられます。その数も最近では推定数を少しく上廻るのではないかと思われる位です。今後も大いに努力し、色々と方法を変えて捕獲し、この様な犬が無くなる様にしたいものです。

ロ 登録犬と地区面積、世帯数、人口数などの年度別比較

都内の犬は41年度で約29万頭（畜犬数19.1万、その他推定数10万）が推定される訳ですが、これらの犬がどこにどの位いるものか、畜犬数を基として年度別に検討してみましょう。

表10、A-H保健所別の畜犬数を区単位に集計し、区地区面積と、世帯数、人口数に対し犬1頭当りの数値を算出したものです。

まず26年度の23区内の平均は犬1頭当り地区面積6.3 $1000m^2$、世帯数15.5戸、人口数62.7を示し、地区面積の内容をみると、台東、墨田、文京、品川、豊島、荒川などが3.0代以下を示し、数字は小で、これは犬が多いことを意味し、板橋、練馬、足立、葛飾、江戸川などは10.0代以上を示し、数字は大分大きく、これは犬が少ないことを示しています。また世帯数の内容は大体似た数を示していますが、板橋が案外に大で、25.6を示しています。なお、人口数の内容は大体世帯数と同じ傾向がみられます。

三多摩地区についてみると、平均では地区面積86.7、世帯数8.7、人口数43.6を示し、地区面積の内容は北、南、西多摩の順に大で、世帯数の内容は大体差はみられませんが、北が幾分大の様です。また人口数の内容は殆ど差がみられませんが、南が少しく小の様です。

23区と三多摩地区を比較してみますと、地区面積では三多摩が地区が広いだけに可成の差がみられますが、世帯数、人口数では23区内より犬を飼つている人が多い事が示されます。また一世帯員数も大体5～4人位が推定されます。

全般的にみると、地区面積16.0、世帯数14.7、人口数60.5がみられます。

この中、地区面積で犬の多いところは、台東、文京、墨田、品川、豊島、荒川、犬を飼つている世帯の多いところは、千代田、台東、墨田、世田谷、杉並、練馬と三多摩地区などです。又人口数では、千代田、新宿、文京、台東、江東、世田谷、中野、杉並、豊島と三多摩地区です。この世帯数と人口数の差は、地区的な世帯員構成の差によるものと思われます。

表 10. A. 26年度の畜犬と世帯、人口数

	地区名	保健所名	畜犬数	地区面積 km²	一頭当り面積 1000m²	世帯数	一頭当り世帯数	地区人口	一頭当り人口
1	千代田	神田 町田	653 1,436 2,089	11.52	5.5	27,414	13.1	112,997	54.1
2	中央	中央 日本橋	1,107 1,071 2,178	9.65	4.4	41,102	18.9	163,492	75.1
3	港	芝 麻布 赤坂	1,988 951 1,079 4,018	19.01	4.7	58,046	14.4	222,237	55.3
4	新宿	牛込 四谷 淀橋	1,358 1,031 2,106 4,495	18.04	4.0	65,955	14.7	255,081	56.7
5	文京	小石川 本郷	1,515 1,990 3,505	11.44	3.3	52,303	14.9	196,496	56.1
6	台東	下谷 浅草	2,205 2,587 4,792	10.00	2.1	64,833	13.5	269,159	56.2
7	墨田	本所 向島	2,228 2,005 4,233	13.90	3.3	56,419	13.3	244,774	57.8
8	江東	深川 城東	1,787 1,625 3,412	25.69	7.5	48,074	14.1	190,754	55.9
9	品川	品川 荏原	3,192 1,633 4,825	15.82	3.3	75,690	15.7	297,835	61.7
10	目黒	目黒	3,585	14.41	4.0	54,340	15.2	209,438	58.4
11	大田	碑文谷 大森 調布 蒲田	2,065 2,175 2,079 6,319	41.70	6.6	104,118	16.5	414,263	65.6
12	世田谷	世田谷 梅ヶ丘 砧	4,496 2,110 1,148 7,754	58.81	7.6	105,514	13.6	418,220	53.9

—36—

No.	区	地区	(人)	(km²)	(％)	(人)	(％)	(人)	(％)
13	渋谷	渋谷	3,289	15.11	4.6	49,036	14.9	186,134	56.6
14	中野	中野	3,717	15.73	4.2	58,671	15.8	221,652	59.6
15	杉並	杉並	6,248	33.54	5.4	86,442	13.8	335,196	53.6
16	〃	西	3,976	13.01	3.3	57,412	14.4	224,284	56.4
17	豊島	東袋 2,074 / 長崎 1,643	3,717	20.55	5.5	65,811	17.7	275,612	74.1
18	北	王子 1,323 / 滝野川 873	3,177	10.34	3.3	49,117	15.5	209,114	65.8
19	〃	赤羽	2,182	31.90	14.6	55,853	25.6	230,631	105.7
20	荒川	荒川	2,196	47.01	21.4	29,835	13.6	128,245	58.4
21	板橋	板橋	4,061	53.25	13.1	63,197	15.6	274,819	67.7
22	練馬	練馬 2,033 / 石神井 2,028	3,364	33.90	10.1	57,608	17.1	249,620	74.2
23	足立	千住 2,236 / 西新井 1,128	3,411	45.18	13.2	48,492	14.2	213,152	62.5
	葛飾	北 1,339 / 〃 385							
	江戸川	江戸川 1,687							
	平均		90,543	569.51	6.3	1,377,245	15.5	5,549,670	62.7
24	北多摩	府中 3,435	10,547	263.09	24.9	97,984	9.3	488,516	46.3
25	南多摩	立川 3,045	5,944	324.79	54.9	46,043	7.7	228,738	38.5
26	西多摩	武蔵 / 八王子 4,067	3,157	572.56	181.3	27,521	8.7	145,213	46.0
		町田 / 青梅 / 五日市							
	平均		19,648	1,160.44	86.7	171,548	8.7	862,467	43.6
	平均		110,191	1,729.95	16.0	1,548,793	14.7	6,412,137	60.5

— 37 —

表 10. B. 27年度

No.	地区名	保健所名	畜犬	犬数	土地面積 (k㎡)	一頭当り面積 (1000㎡)	世帯数	一頭当り世帯数	地区人口	一頭当り人口
1	千代田	神田	1,577	2,330	11.52	4.9	27,347	11.7	117,481	50.4
		麹町	753							
2	中央	中央	1,224	2,313	9.65	4.2	40,174	17.4	165,939	71.7
		日本橋	1,089							
3	港	芝	2,349	4,912	19.01	3.9	60,332	12.3	234,019	47.6
		麻布	1,329							
		赤坂	1,234							
4	新宿	牛込	923	5,039	18.04	3.6	72,139	14.3	281,503	55.9
		四谷	1,701							
		淀橋	2,415							
5	文京	小石川	1,877	3,891	11.44	2.9	54,396	14.0	208,924	53.7
		本郷	2,014							
6	台東	下谷	2,651	5,770	10.00	1.7	66,946	11.6	282,815	49.0
		浅草	3,119							
7	墨田	本所	2,635	5,049	13.90	2.8	59,394	11.8	264,155	52.3
		向島	2,414							
8	江東	深川	2,228	4,201	25.69	6.1	52,890	12.6	214,773	51.1
		城東	1,973							
9	品川	品川	3,818	6,232	15.82	2.5	81,162	13.0	321,224	51.5
		荏原	2,414							
10	目黒	目黒	3,898	3,898	14.41	3.7	57,587	14.8	223,215	57.3
11	大田	大森	2,486	7,570	41.70	5.5	112,616	14.9	452,303	59.7
		調布	2,447							
		蒲田	2,637							
12	世田谷	世田谷	4,640	8,315	58.81	7.0	110,488	13.3	442,487	53.2
		梅ヶ丘	1,393							
		砧	2,282							

No.	区	地区	(小計)	面積	戸数	人口	密度	課税	税率
13	渋谷	渋谷		3,923	15.11	3.9	52,246	13.3	201,243	51.3
14	中野	中野		4,443	15.73	3.5	63,392	14.7	240,923	54.2
15	杉並	杉並		8,014	33.54	4.2	91,166	11.4	354,683	44.3
16	豊島	西巣鴨		4,359	13.01	3.0	62,555	14.4	245,299	56.3
17	北	池袋	2,386							
		長崎	1,930							
		子		4,316	20.55	4.8	71,406	16.5	298,500	69.2
18	荒川	王子・滝野川・赤羽		4,052	10.34	2.6	51,571	12.7	224,056	55.3
19	板橋	板橋		3,159	31.90	10.0	59,742	18.9	247,205	78.3
20	練馬	練馬・石神井	1,734	2,663	47.01	17.7	31,577	11.9	137,519	51.6
			929							
21	足立	足立・千住	2,548	4,788	53.25	11.1	65,727	13.7	287,703	60.1
			2,240							
22	葛飾	葛飾・亀井	2,213	3,175	33.90	10.7	58,990	18.6	258,773	81.5
			962							
23	江戸川	江戸川・小岩・葛西	1,416	3,591	45.18	12.6	49,705	13.8	221,837	61.8
			512							
			1,663							
		平均		108,218	569.51	5.8	1,455,096	14.0	5,930,563	57.3
24	北多摩	府中	4,311	11,639	263.09	22.6	114,820	9.9	513,028	44.1
		立川	3,100							
		武蔵野	4,228							
25	南多摩	八王子		6,259	324.79	51.6	47,153	7.5	234,377	37.2
26	西多摩	町田・青梅・日野・五日市		3,337	572.56	171.5	27,555	8.3	146,621	43.9
		平均		21,271	1160.44	81.9	189,528	8.5	894,026	41.7
		平均		129,489	1729.95	16.5	1,644,624	13.4	6,824,589	55.5

表 10 C. 28 年度

地区名	保健所名	畜犬	犬数	地区面積 (km²)	一頭当り面積 (100.0m²)	世帯数	一頭当り世帯数	地区人口	一頭当り人口
1 千代田	神田	1,713	2,667	11.52	4.3	21,176	7.9	118,194	44.3
	麹町	954							
2 中央	中央	1,369	2,572	9.65	3.8	39,403	15.3	166,695	64.8
	日本橋	1,203							
3 港	芝	2,534	5,410	19.01	3.5	61,522	11.4	240,277	44.4
	麻布	1,523							
	赤坂	1,353							
4 新宿	牛込	1,141	6,264	18.04	2.9	77,546	12.4	302,006	48.2
	四谷	1,988							
	淀橋	3,135							
5 文京	小石川	1,955	4,437	11.44	2.6	55,868	12.6	218,302	49.2
	本郷	2,482							
6 台東	下谷	2,943	6,286	10.00	1.6	66,662	10.6	288,557	46.0
	浅草	3,343							
7 墨田	本所	3,208	5,716	13.90	2.4	60,611	10.6	275,307	48.2
	向島	3,508							
8 江東	深川	2,434	4,855	25.69	5.3	55,925	11.5	231,709	47.7
	城東	2,421							
9 品川	品川	4,010	6,728	15.82	2.4	85,522	12.7	337,876	50.2
	荏原	2,718							
10 目黒	目黒	4,232	4,232	14.41	3.4	59,338	14.0	232,964	55.0
11 大田	大森	2,554	8,218	41.70	5.1	121,318	14.8	489,134	59.5
	調布	2,671							
	蒲田	2,993							
12 世田谷	世田谷	6,159	10,601	58.81	5.5	115,791	10.9	467,036	44.0
	梅ヶ丘	1,760							
	砧	2,682							

13	渋谷	渋谷		4,304	15.11	3.5	54,307	12.6	213,814	49.7
14	中野	中野		4,745	15.73	3.3	67,699	14.3	256,722	54.1
15	杉並	中野 北	3,528	9,052	33.54	3.3	94,902	10.5	370,924	41.0
16	豊島	西	5,524	5,106	13.01	2.5	66,383	13.0	261,530	51.2
17	北	杉並 池袋 長崎	3,413 1,693 3,889 2,353	6,242	20.55	3.3	75,603	12.1	316,066	50.6
18	荒川	王子 滝野川		4,152	10.34	2.5	53,343	12.8	232,278	55.9
19	板橋	赤羽		3,771	31.90	8.5	64,211	17.0	265,507	70.4
20	練馬	板橋	2,124	3,233	47.01	14.5	33,994	10.5	146,524	45.3
21	足立	練馬	1,109	5,146	53.25	10.3	67,940	13.2	300,538	58.4
22	葛飾	石神井	2,813	3,938	33.90	8.6	60,112	15.3	267,328	67.9
23	江戸川	足立 千住 葛飾	2,333 3,011 927	4,902	45.18	9.2	51,698	10.5	230,447	47.0
	平均	江戸川 小岩	2,134 651 2,117	122,576	569.51	5.3	1518,254	12.5	6233,405	51.9
24	北多摩	府中 立川	4,865 3,643	13,786	263.09	19.1	119,097	8.6	533,137	38.7
25	南多摩	武蔵王子 八王子	5,278	6,764	324.79	48.0	48,059	7.1	239,430	35.4
26	西多摩	町田 青梅	2,381 900	3,281	572.56	174.5	27,787	8.5	147,331	44.9
	平均	五日市		23,831	1160.44	80.5	194,943	8.0	919,898	39.7
	平均			146,407	1,729.95	13.6	1713,197	11.3	7153,303	50.5

表 10. D. 29 年度

	地区名	保健所名	畜	犬数	地区面積 km²	一頭当り面積 1000m²	世帯数	一頭当り世帯数	地区人口	一頭当り人口
1	千代田	神田	1,662	2,678	11.52	4.3	27,140	10.1	121,027	45.2
		麹町	1,014							
2	中央	中央	1,311	2,472	9.65	3.9	38,699	15.7	167,779	67.9
		日本橋	1,161							
3	港	芝	2,647	5,691	19.01	3.3	62,398	11.0	245,919	43.2
		麻布	1,585							
		赤坂	1,459							
4	新宿	牛込	1,187	6,599	18.04	2.7	82,391	12.5	319,977	48.5
		四谷	1,920							
		淀橋	3,492							
5	文京	小石川	1,881	4,272	11.44	2.7	57,419	13.4	225,919	52.9
		本郷	2,391							
6	台東	下谷	3,015	6,523	10.00	1.5	67,241	10.4	294,605	45.2
		浅草	3,508							
7	墨田	本所	3,217	5,735	13.90	2.4	62,365	10.9	289,589	50.6
		向島	2,508							
8	江東	深川	3,394	4,697	25.69	5.5	59,883	12.7	249,101	53.0
		城東	2,304							
9	品川	品川	3,838	6,443	15.82	2.5	90,927	14.1	345,269	53.0
		荏原	3,605							
10	目黒	目黒	2,844	5,837	14.41	2.5	61,820	10.6	242,903	41.6
11	大田	大森	3,408	9,968	41.70	4.2	132,196	13.3	527,703	52.9
		調布	3,716							
		蒲田								
12	世田谷	世田谷	6,436	9,875	58.81	6.0	122,331	12.4	491,219	49.7
		梅ヶ丘	1,843							
		砧	1,598							

No.	区分										
13	渋谷	渋中		4,387	15.11	3.4	58,314	13.3	226,033	51.5
14	中野	中野		5,516	15.73	2.9	72,185	13.1	270,384	49.0
15	杉並	杉並		3,275	9,912	33.54	3.4	99,071	10.1	385,671	38.9
16	豊島	豊島 池袋	6,637 3,770	5,726	13.01	2.3	71,786	12.5	279,171	48.8
17	北	王子 滝野川	1,956 3,387 2,341	5,728	20.55	3.6	80,259	14.0	334,062	58.3
18	荒川	荒川		3,970	10.34	2.6	54,605	13.8	241,995	61.0
19	板橋	赤羽		3,992	31.90	8.0	69,196	17.3	285,359	71.5
20	練馬	板橋	2,286	3,805	47.01	12.4	38,059	10.0	159,179	41.8
21	足立	練神 東	1,519 3,082 2,470	5,552	53.25	9.6	70,704	12.7	313,737	56.5
22	葛飾	西 馬井 立住	3,055 1,091	41,46	33.90	8.2	62,657	15.1	278,507	67.2
23	江戸川	飾 北葛	2,090 743	4,996	45.18	9.0	54,018	10.8	240,780	48.2
		江戸川	2,163							
	平均	西岩		128,508	569.51	4.5	1597,091	12.6	6548,512	52.0
24	北多摩	中川 府中	4,987 3,268	13,631	263.09	19.3	127,533	9.4	566,390	41.6
25	南多摩	立川 武蔵 王子	5,376	6,815	324.79	47.7	49,498	7.3	244,320	35.9
26	西多摩	八王子 野田		3,160	572.56	181.1	28,165	8.9	148,109	46.9
		町田 青梅	2,255 905							
	平均	日 五市		23,606	1160.44	82.7	205,196	8.5	958,819	41.4
	平均			152.114	1729.95	13.6	1802.287	12.1	7507,331	50.8

表 10. E. 30 年度

	地区名	保健所名	畜	犬数	地区面積 km²	一頭当り面積 1000m²	世帯数	一頭当り世帯数	地区人口	一頭当り人口
1	千代田	神田 麹町	1,568 864	2,432	11.52	4.7	27,283	11.2	121,377	49.9
2	中央	中央 日本橋	1,260 1,123	2,383	9.65	4.0	38,219	16.0	167,180	70.2
3	港	芝 麻布 赤坂	2,662 1,654 1,518	5,834	19.01	3.3	63,437	10.8	248,784	42.6
4	新宿	牛込 四谷 淀橋	1,107 2,053 3,739	6,899	18.04	2.6	87,069	12.7	333,341	48.3
5	文京	小石川 本郷	2,038 2,414	4,452	11.44	2.6	59,488	13.4	232,820	52.3
6	台東	下谷 浅草	2,882 3,591	6,473	10.00	1.5	67,817	10.5	298,041	64.0
7	墨田	本所 向島	2,961 2,409	5,370	13.90	2.9	64,226	12.0	297,659	55.4
8	江東	深川 城東	2,152 2,157	4,309	25.69	6.0	63,354	14.7	263,075	61.1
9	品川	品川 荏原	3,536 2,769	6,305	15.82	2.5	95,371	15.1	365,933	58.0
10	目黒	目黒		5,510	14.41	2.6	64,008	11.6	249,191	45.2
11	大田	大森 調布 蒲田	2,718 3,038 3,019	8,775	41.70	4.8	141,339	16.1	556,581	63.4
12	世田谷	世田谷 梅ヶ丘 玉川	7,142 1,781 2,843	11,766	58.81	5.0	129,334	10.99	511,922	43.5

No.	区								
13	渋谷	渋谷	3,481	4,894	15.11	3.1	61,449	12.6	235,412	48.1
14	中野	中野	6,700	4,829	15.73	3.3	76,543	15.9	280,766	58.1
15	杉並	杉並	3,768	10,181	33.54	3.3	103,527	10.2	398,054	39.1
16	豊島	豊島	1,699	5,467	13.01	2.4	76,162	13.9	291,331	53.3
17	北	池袋								
		長崎	3,517	5,841	20.55	3.5	84,355	14.4	344,573	59.0
		王子	2,324							
18	荒川	滝野川		3,924	10.34	2.6	56,407	14.4	247,650	63.1
19	板橋	赤羽		3,664	31.90	8.7	73,738	20.1	301,847	82.4
20	練馬	荒川	2,134	3,688	47.01	12.7	42,416	11.5	172,981	46.9
21	足立	板橋	1,554	5,122	53.25	10.4	73,750	14.4	325,794	63.6
22	葛飾	練馬	2,868	3,926	33.90	8.6	65,037	16.6	288,058	73.4
23	江戸川	石神井	2,254							
		足立	2,819	5,009	45.18	9.0	56,344	11.3	249,575	49.8
		千住	1,107							
		葛飾	1,895							
		北葛飾	740							
		江戸川								
		西葛								
		岩	2,373							
	平均			127,052	569.51	4.8	1672,045	13.5	6785,403	56.1
24	北多摩	中府	4,649	13,216	263.09	19.9	116,552	8.8	599,842	45.9
25	南多摩	立川	3,260							
		野武蔵	5,307	6,505	324.79	49.9	50,943	7.8	249,676	38.4
		子王	6,310							
26	西多摩	八田	195	2,863	572.56	199.9	28,609	9.9	149,846	52.3
		町青梅	1,972							
		日市	891							
	平均			22,584	1160.44	89.9	196,104	8.8	999,364	45.3
	平均			149,636	1729.95	14.6	1868,149	13.0	7784,767	54.9

表 10. F. 3 1 年度

	地区名	保健所名	畜犬数	地区面積 km²	一頭当り面積 1000m²	世帯数	一頭当り世帯数	地区人口	一頭当り人口
1	千代田	神田町	1,524 944	11.52	4.7	26,968	10.2	121,891	49.4
2	中央	中央 日本橋	1,224 1,049	9.65	4.2	37,550	16.5	166,406	73.2
3	港	芝 麻布 赤坂	2,669 1,542 1,667	19.01	3.2	64,407	11.0	252,917	43.0
4	新宿	牛込 四谷 淀橋	1,940 1,073 3,780	18.04	2.7	91,476	13.5	345,420	50.8
5	文京	小石川 本郷	1,860 2,202	11.44	2.8	60,707	14.9	237,345	58.4
6	台東	下谷 浅草	2,756 3,259	10.00	1.7	68,136	11.3	302,074	50.2
7	墨田	本所 向島	3,108 2,523	13.90	2.5	65,197	11.6	304,868	54.1
8	江東	深川 城東	2,076 2,390	25.69	5.8	66,508	14.9	276,387	61.9
9	品川	品川 荏原	3,603 2,329	15.82	2.7	98,615	16.6	374,290	63.1
10	目黒	目黒	4,924	14.41	2.9	66,309	13.5	256,678	52.1
11	大田	大森 調布 蒲田	2,423 2,710 2,744	41.70	5.3	148,307	18.8	580,741	73.7
12	世田谷	松谷 世田谷 梅ヶ丘 玉川	6,605 2,884 1,694	58.81	5.3	135,056	12.1	529,614	47.4

13	渋谷	渋谷	6,594	4,732	15.11	3.2	64,078	13.5	242,434	51.2
14	中野	中野	3,297	4,953	15.73	3.2	79,927	16.1	289,740	48.5
15	杉並	中北	3,675	9,891	33.54	3.4	107,892	10.9	410,862	41.5
16	豊島	杉並西	1,763	5,438	13.01	2.4	80,000	14.7	301,852	55.5
17		豊島東	3,757	5,971	20.55	3.4	87,454	14.6	353,366	59.2
	北	池袋								
18	荒川	王子崎	2,214	3,678	10.34	2.8	57,767	15.7	253,484	68.9
19	板橋	滝野川		3,584	31.90	8.9	77,625	21.7	316,774	88.4
20	練馬	赤羽	1,993	3,565	47.01	13.2	46,592	13.1	18,6676	52.4
21	足立	荒川	1,572	4,897	53.25	10.9	76,274	15.6	335,681	63.0
22	葛飾	板橋	2,661	3,625	33.90	9.4	67,025	18.5	296,133	81.7
23	江戸川	練馬	2,236	4,616	45.18	9.8	58,219	12.6	256,572	55.6
		石神井	280							
		足立	816							
		千住	1,698							
		葛飾	571							
		葛飾北	2,347							
		江戸川								
		西岩								
	平均	小		122,453	569.51	5.0	1732,089	14.4	6992,205	58.4
24	北多摩	府中	4,726	13,709	263.09	19.2	144,665	10.6	628,119	45.8
		立川	3,192							
25	南多摩	武蔵野	5,791	4,691	324.79	69.2	52,167	11.2	253,982	54.1
		八王子								
26	西多摩	町田	2,272	3,105	572.56	184.4	19,188	6.2	151,378	48.8
		青梅	833							
		日野								
		五日市								
	平均			21,505	1160.44	90.9	216,020	9.3	1033,479	49.6
	平均			143,958	1729.95	16.0	1948,109	13.8	8025,684	57.4

表 10. G. 38年度

	地区名	保健所名	畜犬数	地区面積 km²	一頭当り面積 1000㎡	世帯数	一頭当り世帯数	地区人口	一頭当り人口
1	千代田	神田 麹町	860 932	1,792	11.52	6.4	24,371	13.6	111,751	62.5
2	中央	中央 日本橋	1,133 858	1,991	9.65	4.9	33,324	16.7	152,136	76.4
3	港	芝 麻布 赤坂	2,156 1,932 1,584	5,672	19.01	3.4	68,505	12.1	260,552	45.9
4	新宿	牛込 四谷 淀橋	2,166 1,514 4,046	7,726	18.04	2.3	135,308	17.5	417,163	54.0
5	文京	小石川 本郷	2,401 2,395	4,796	11.44	2.4	74,883	15.6	261,359	54.5
6	台東	下谷 浅草	2,552 2,920	5,472	10.00	1.8	73,006	13.3	311,316	56.6
7	墨田	本所 向島	2,574 2,913	5,487	13.90	2.5	74,671	13.6	330,504	60.2
8	江東	深川 城東	2,286 2,999	5,285	25.69	4.9	92,937	17.6	365,713	69.2
9	品川	品川 荏原	4,300 2,759	7,059	15.82	2.2	125,420	17.8	428,919	60.8
10	目黒	目黒	2,221 2,494	4,715	14.41	3.1	86,302	18.3	295,892	62.8
11	大田	大森 蒲田 調布	2,983 3,590 2,431 1,470	10,474	41.70	4.0	206,849	19.7	736,520	70.3
12	世田谷	世田谷 梅ヶ丘 玉川	3,552 3,592 3,660 2,362	13,166	58.81	4.5	202,664	15.4	685,085	52.0

No.	区分	地域	(人口)	(面積)	(密度)	(率)	値1	%	値2	%
13	渋谷	渋谷	2,756	4,925	15.11	3.1	89,592	18.2	284,593	57.8
14	中野	中野	3,139	5,895	15.73	2.7	115,906	19.7	367,536	62.3
15	杉並	杉並	6,697	10,490	33.54	3.2	160,703	15.3	507,013	48.3
16	豊島	豊島	3,793	7,000	13.01	1.9	120,215	17.2	374,086	53.4
17	北	"豊島 "池袋 "長崎	4,413 / 2,583 / 3,114	6,153	20.55	3.3	129,926	21.1	446,640	72.6
18	荒川	王子 滝野	2,086 / 953	3,953	10.34	2.6	69,192	17.5	284,712	72.0
19	板橋	赤羽 板橋	3,487 / 1,661	5,148	31.90	6.2	119,347	23.2	444,255	86.3
20	練馬	"東	3,492	6,887	47.01	6.8	98,686	14.3	359,218	52.2
21	足立	神井 石神	3,395 / 3,285	6,278	53.25	8.5	108,854	17.3	446,434	71.1
22	葛飾	立 住	2,993 / 3,877	5,273	33.90	6.4	101,757	19.3	407,545	77.3
23	江戸川	飾北 戸川	1,396 / 2,698	6,422	45.18	7.0	90,096	14.0	350,177	54.5
24	平均	葛西 岩	752 / 2,972	142,059	569.51	4.1	2402,514	16.9	8629,119	62.3
	北多摩	小	8,713	26,346	263.09	9.9	298,825	11.3	767,712	29.1
25	南多摩	中川 府立 武蔵	5,435 / 5,290 / 6,908	10,258	324.79	31.7	57,234	5.6	254,680	24.8
26	西多摩	野王 無	6,089 / 4,169	5,069	572.56	113.0	35,722	7.0	119,952	23.7
	平均	子田 八町 青日	36,11	41,673	1160.44	51.0	391,781	7.8	1142,344	25.9
	平均	梅市 五	14,58	183,732	1729.95	9.6	2794,295	15.9	9771,463	58.1

表 10. H. 41年度

	地区名	保健所名	畜犬数	犬数	地区面積 km²	一頭当り面積 100㎡	世帯数	一頭当り世帯数	地区人口	一頭当り人口
1	千代田	神田 町	748 885	1,633	11.52	7.1	21,315	13.0	92,369	56.6
2	中央	中央 日本橋	879 741	1,620	9.65	6.0	29,512	18.2	126,983	78.4
3	港	芝 麻布 赤坂	2,155 1,764 1,295	5,214	13.01	3.6	64,913	12.4	240,259	46.1
4	新宿	牛込 四谷 淀橋	2,066 1,277 3,525	6,868	18.04	2.6	135,438	16.5	413,429	60.2
5	文京	小石川 本郷	1,974 2,242	4,216	11.44	2.7	74,742	17.7	253,089	60.0
6	台東	下谷 浅草	2,074 2,499	4,573	10.00	2.2	70,644	15.4	284,522	62.2
7	墨田	本所 向島	2,274 2,456	4,730	13.90	2.9	77,004	16.3	316,251	66.9
8	江東	深川 城東	2,817 2,245	5,062	25.69	5.1	92,847	18.3	357,664	70.7
9	品川	品川 荏原	3,890 2,723	6,613	15.82	2.8	131,553	19.9	421,875	63.8
10	目黒	目黒 碑文	2,342 2,478	4,820	14.41	3.0	91,473	19.0	298,204	61.9
11	大田	大森 調布 蒲田	2,479 3,305 2,221 1,417	9,422	41.70	4.4	221,960	23.6	755,419	80.2
12	世田谷	世田谷 梅ヶ丘 玉川	3,219 3,585 3,731 2,495	13,030	58.81	4.5	227,955	17.5	744,969	57.2

No.	区	町名	戸数	計	面積	(比)	人口	(比)	計人口	(%)
13	渋谷	渋谷谷	3,150	4,257	15.51	3.5	92,986	21.8	283,786	66.7
14	中野	中野	3,286	6,436	15.73	2.4	126,817	19.7	377,355	58.6
15	杉並	中野北	3,286	12,982	33.54	2.6	170,824	13.2	537,810	41.4
		杉並西	8,746							
16	豊島	杉並東	4,236	5,877	13.01	2.2	126,577	21.5	373,544	63.6
		東袋	3,847							
17	北	豊島池袋	2,030	6,164	20.55	3.3	138,626	22.5	450,137	73.0
		豊島長崎	1,986							
		王子	2,375							
		滝野川	1,803							
18	荒川	赤羽	3,441	3,677	10.34	2.8	76,100	20.7	287,130	79.0
19	板橋	荒川	1,883	5,324	31.90	6.0	137,539	25.8	476,158	89.4
		板橋東	4,074							
20	練馬	板橋西	4,367	8,441	47.01	5.6	127,067	15.1	439,567	52.1
		練馬	4,194							
21	足立	石神井	3,203	7,397	53.25	7.2	135,058	18.3	517,974	70.0
		足立	4,073							
22	葛飾	住	1,754	5,827	33.90	5.8	121,099	20.8	449,119	77.1
		飾北	2,954							
23	江戸川	葛飾	1,046	7,306	45.18	6.2	111,850	15.3	409,348	56.0
		江戸川	3,306							
		西葛								
		岩								
	平均			141,489	569.51	4.0	2,604,011	18.4	8,907,569	63.0
24	北多摩	府中	6,284	30,263	263.09	8.7	369,828	12.2	1,351,331	44.7
		立川	6,016							
		武蔵野	4,913							
		田無	3,896							
		小金井	4,451							
25	南多摩	子	6,661	12,306	324.79	26.4	107,673	8.7	435,767	35.4
		八王子	5,645							
		町田	4,281							
26	西多摩	青梅	4,281	6,040	572.56	94.8	42,301	7.0	183,616	30.4
		日	1,759							
		五市								
	平均			48,609	1160.44	23.9	422,892	8.7	1,970,714	40.5
	平均			190,098	1729.95	9.1	3,026,903	15.9	8,907,569	57.2

27年度をみると、23区の平均は地区面積5.8、世帯数14.0、人口数57.3を示し、内容をみると、地区面積では台東、品川、荒川などが小を、板橋、練馬、足立、葛飾、江戸川などは大の方です。世帯数では著しい差はみられませんが、台東、墨田、杉並、練馬などが小の方で、中央、板橋、葛飾などは大の方です。また人口数では大体世帯数と同じ様な傾向を示しますが、台東、杉並が小、中央、板橋、葛飾が大の方です。

三多摩では、平均地区面積81.9、世帯数8.5、人口数41.7を示し、その内容は、地区面積は前年度と同様の傾向を示し、世帯数では大差はみられませんが、南多摩が少し小のようです。また人口数は大体世帯数と同じ傾向がみられます。

全般的にみると、地区面積16.5、世帯数13.4、人口数55.5で前年度より世帯数、人口数で小の傾向がみられます。即ち畜犬数については、増加の傾向がみられるわけです。その他では大体前年度と同じ傾向がみられます。

28年度の23区の平均は、地区面積5.3、世帯数12.5、人口数51.9を示し、この内容は、地区面積では台東、墨田、品川、豊島、荒川などが小を、練馬、足立などは大の方です。また世帯数では千代田が小を、板橋は大の方ですが、その他では著しい差はみられません。人口数でも大体世帯数と似ていますが、やや杉並が小を、板橋が大の方です。

三多摩地区では、平均地区面積80.5、世帯数8.0、人口数39.7を示し、この内容は地区面積は前年度と同様、世帯数では大差はなく、少しく南多摩が小のようです。人口数でも大差はなく、世帯数と同じ傾向がみられます。

全般的には、地区面積13.6、世帯数11.3、人口数50.5を示し、前年度よりやや数字の減少がみられます。また23区、三多摩などの様相も前年度と同じ様な傾向がみられます。

29年度では、23地区の平均は、地区面積で4.5、世帯数12.6、人口数52.0を示し、その内容は、地区面積では台東が一番小を、次いで新宿、文京、墨田、品川、目黒、豊島、荒川などが小の方で、練馬が一番大を、次いで足立、江戸川などが大の方です。

世帯数では大差はみられませんが、千代田、台東、墨田、目黒、杉並、練馬、江戸川などは小の方です。人口数では世帯数と同様ですが杉並が一番少なく、次いで、目黒、練馬などが続き、中央、板橋、葛飾などが大の方です。

三多摩地区では平均、地区面積82.7、世帯数8.5、人口数41.4を示し、この内容は地区面積は前年と同じ傾向がみられ、世帯数では大差はみられませんが、南多摩がやや小の様です。また人口数でも大差はみられませんが世帯数と同様に南多摩が少しく小の様です。

全般的には地区面積13.6、世帯数12.1、人口数50.8で前年度と殆ど同じ数を示しています。

30年度は、23区内の平均は、地区面積4.8、世帯数13.5、人口数56.1を示し、この内容は地区面積では台東が一番小で、次いで新宿、文京、品川、目黒、豊島、荒川などが小の方で、練馬、足立などは大の方です。世帯数では矢張り大差はみられませんが、港、台東、杉並などは小の方で、大田、中野、板橋、葛飾は大の方です。人口数では世帯数と同じ様な傾向がみられますが、港、世田谷、杉並などは小の方で、中央、葛飾は大の方です。

三多摩地区の平均は、地区面積89.9、世帯数8.8、人口数45.3を示し、この内容は地区面積は前年と同じ傾向を示し、世帯数では大差はみられませんが、南、北、西多摩の順に多くなっています。人口数でも世帯数と同様の傾向がみられます。

全般的には平均、地区面積14.6、世帯数13.0、人口数54.9を示し、前年との比較ではいずれもやや増加の傾向がみられ、犬が減少した様にみられます。

31年度では、23区の平均は地区面積5.0、世帯数14.4、人口数58.4を示し、この内容は地区面積では新宿、文京、台東、墨田、品川、豊島、荒川などが小で、練馬、足立、葛飾江戸川などは大の方です。世帯数では千代田、港、台東、墨田、杉並などが小で、中央、品川大田、中野、板橋、葛飾などは大の方です。人口数では世帯数同様大差はみられませんが、それでも港、杉並などは、小の方で、中央、江東、品川、大田、荒川、板橋、足立、葛飾などは大の方です。

三多摩地区では、平均、地区面積90.9、世帯数9.3、人口数49.6を示し、この内容は地区面積では前年同様の傾向を示し、また世帯数では、西、北、南多摩の順に大を示しています。また人口数では、北と西が同じ位で、次いで南多摩が大を示しています。世帯と人口の移動によりこうした変化が現われる様です。

全般的にみると、地区面積で16.0、世帯数13.8、人口数57.4を示し、前年との比較では更に全体に大の数字を示し、犬の減少がみられます。また23区と三多摩地区との関係では23区内が大を示し、同様に犬の減少を、三多摩地区はやや現状維持といつた様子を示しています。

今度は少しく間をおいて最近の様相をみるために38年、41年度の数を検討してみましょう。

まず38年度の23区内の平均では地区面積4.1、世帯数16.9、人口数62.3を示し、この内容は地区面積で新宿、文京、台東、墨田、品川、豊島、荒川などは小の方で、千代田、板橋、練馬、足立、葛飾、江戸川などは大の方です。世帯数では港、千代田、台東、墨田などは小の方です。人口数では、世帯数同様大差はみられませんが、港、杉並などは小の方で、中央、大田、北、荒川、板橋、足立、葛飾などは大の方です。

また三多摩地区では地区面積51.0、世帯数7.8、人口数25.9を示し、この内容は地区面積は北、南、西多摩の順に大となり、31年度と同様の傾向を示し、世帯数では南、西、北多摩の順に大で、南、西は大差がみられませんが、意外に北多摩が大の数を示しています。

また人口数でも世帯数と同じ傾向を示し、西、南、北多摩の順に大となつています。北多摩では特に世帯数、人口数では犬は減少し、地区面積では犬は非常に増えている事が推察されます。

全般的には、地区面積9.6、世帯数15.9、人口数58.1を示し、31年度と比較してみると、地区面積では、特に三多摩で犬が非常に増加した事を示していますが、世帯数でみると、減少し、人口数でもやや減少が見られます。この事は最近犬の飼いにくい団地住宅居住者の増加などで、今迄の様に世帯数の増加が犬の飼主の増加と平行しない訳です。これと同様な事は人口数についても考えられることで、これは表8の畜犬の増加率からも、推察出来る事です。

また23区内の様子は31年よりやや犬は増加していますが、世帯数、人口数などからは犬は減少していますので、ここでも同様の推察が出来る訳です。三多摩地区では、23区より全体には増加の傾向がみえます。従つて犬を中心にみると、最近の北、南多摩地区は犬の増加をしのぐ程の住宅の驚異的な増加を示している事がわかります。

ですから、この様な犬の増加地区などを中心に畜犬対策、野犬対策などを考えて、無届犬、野犬などの捕獲に係員などを増して一層の努力が必要な様です。

次に４１年度では、２３区内の平均は地区面積４０、世帯数１８.４、人口数６３.０、を示しています。内容は地区面積で新宿、文京、台東、墨田、品川、中野、杉並、豊島、荒川などは小の方で、千代田、中央、板橋、足立、葛飾は大の方です。世帯数では、千代田、港、杉並などは小の方で、品川、大田、渋谷、豊島、北、荒川、板橋、葛飾などは大の方です。また人口数をみると、大体世帯数と似た数字がみられます。

　また三多摩地区では、地区面積２３.９、世帯数８.７、人口数４０.５を示し、この内容は地区面積では北、南、西の順に大を示し、世帯数では西、南、北の順に大を示します。また人口数でも世帯数と同じような傾向がみられます。

　全般的には、地区面積２３.９、世帯数８.７、人口数４０.５を示し、３８年度と比較してみると、２３区内の地区面積では大体似ていますが、三多摩地区では犬が増加したことを示しています。

　また世帯数では全体的に差はみられませんが、３８年度より犬を飼う世帯がやゝ減少しているようです。人口数では、三多摩地区に犬を飼う人が減少したような数字が現われています。他は世帯数に似ています。

　要するに、２３地区も三多摩も３８年度と大体似ています。たゞ人口数が減少したということは、家族構成の少ない世帯が増加したと考えられます。それには、この地区の団地、アパート建設の増加と新婚諸氏のような人員の少ない世帯が増加したとも推察されます。

八．犬１頭当りの地区面積

　更に表１０を地区面積、世帯数、人口数別に集計し、畜犬が何処に、どんな状態で増加しているか検討してみましょう。

　まず表１１は、２６年から４１年迄の畜犬１頭当りの地区面積を表わしたものです。

　２３区の平均についてみると、２７年から徐々に減少し、３０年、３１年は少しく増加の傾向もみえましたが、７年後の３８年からは減少した状態が続いています。この数字の減少は、犬１頭当りの面積の減少を意味しますから、犬が増加したことを示します。この逆に数字の増加は犬の減少を示すことになります。

　まず２３区内の状態をみると、２６年から３１年迄は大部分数値の減少がみられ、その減少差のはげしいのは、つまり畜犬１頭当りの地区面積が狭くなったのは、練馬、板橋、江戸川などが多く、次いで足立、葛飾、世田谷、杉並、北、江東、大田などが続きます。

表11. 1頭当り地区面積

	地区名	保健所名	地区面積	26年	27	28	29	30	31	38	41
			km^2	$100m^2$							
1	千代田	神田	11.52	5.5	4.9	4.3	4.3	4.7	4.7	6.4	7.1
2	中央	麹町	9.65	4.4	4.2	3.8	3.9	4.0	4.2	4.9	6.0
3	港	中央 日本橋 芝	19.01	4.7	3.9	3.5	3.3	3.3	3.2	3.4	3.6
4	新宿	麻布 赤坂 牛込 四谷	18.04	4.0	3.6	2.9	2.7	2.6	2.7	2.3	2.6
5	文京	淀橋 小石川 本郷	11.44	5.3	2.9	2.6	2.7	2.6	2.8	2.4	2.7
6	台東	下谷 浅草	10.00	2.1	1.7	1.6	1.5	1.5	1.7	1.8	2.2
7	墨田	本所 向島	13.90	3.3	2.8	2.4	2.4	2.9	2.5	2.5	2.9
8	江東	深川 城東	25.69	7.5	6.1	5.3	5.5	6.0	5.8	4.9	5.1
9	品川	品川 荏原	15.82	3.3	2.5	2.4	2.5	2.5	2.7	2.2	2.8
10	目黒	目黒 碑文谷	14.41	4.0	3.7	3.4	2.5	2.6	2.9	3.1	3.0
11	大田	大森 調布 蒲田	41.70	6.6	5.5	5.1	4.2	4.8	5.3	4.0	4.4
12	世田ヶ谷	世田谷 梅ヶ丘	58.81	7.6	7.0	5.5	6.0	5.0	5.3	4.5	4.5

No.	区名	小区分	面積								
13	渋谷	渋谷	15.11	4.6	3.9	3.5	3.4	3.1	3.2	3.1	3.5
		玉川	15.73	4.2	3.5	3.3	2.9	3.3	3.2	2.7	2.4
14	中野	中野	33.54	5.4	4.2	3.3	3.4	3.3	3.4	3.2	2.6
15	杉並	杉並北	13.01	3.3	3.0	2.5	2.3	2.4	2.4	1.9	2.2
		杉並									
16	豊島	東池袋	20.55	5.5	4.8	3.3	3.6	3.5	3.4	3.3	3.3
		豊島長崎									
17	北	王子	10.34	3.3	2.6	2.5	2.6	2.6	2.8	2.6	2.8
		滝野川	31.90	14.6	10.0	8.5	8.0	8.7	8.9	6.2	6.0
		赤羽									
18	荒川	荒川									
19	板橋	板橋東	47.01	21.4	17.7	14.5	12.4	12.7	13.2	6.8	5.6
		板橋西									
20	練馬	練馬	53.25	13.1	11.1	10.3	9.6	10.4	10.9	8.5	7.2
		石神井									
21	足立	足立	33.90	10.1	10.7	8.6	8.2	8.6	9.4	6.4	5.8
		千住									
22	葛飾	葛飾	45.18	13.2	12.6	9.2	9.0	9.0	9.8	7.0	6.2
		葛飾北									
23	江戸川	江戸川									
		江戸川西									
		岩									
	小計		569.51	6.3	5.8	5.3	4.5	4.8	5.0	4.1	4.0
24	北多摩	府中	263.09	24.9	22.6	19.1	19.3	19.9	19.2	9.9	8.7
		立川									
		武蔵野									
25	南多摩	八王子	324.79	54.6	51.6	48.0	47.7	49.9	69.2	31.7	26.4
		町田									
26	西多摩	青梅	572.56	181.3	171.5	174.5	181.1	199.9	184.4	113.0	94.8
		五日市									
	計		1160.44	86.9	81.9	80.5	82.7	89.9	90.9	51.5	23.9
	合計		1729.95	16.0	16.5	13.6	13.6	14.6	16.0	9.6	9.1

更に31年と38年41年の比較でも大体減少の傾向がみられますが、減少差の大きいものは練馬、葛飾、江戸川、足立、板橋、江東などの順で、その他は維持されているような状態です。

　また26年から38年41年迄をみると、同様に減少の傾向が強く、特に練馬は一番犬の増加が著明で、続いて板橋、江戸川、足立、葛飾の順になつています。また江東、大田、世田谷、杉並などは徐々に増加している方で、その他の港、新宿、文京、品川、目黒、豊島、北などは大体現状維持といつたところです。これをみると、都の23区の周辺部は犬の増加が著明のようです。平均値でもみられるように31年から38年にかけては犬の増加が著しくみられますが、これは狂犬病のなくなつたことで、犬を飼う人も多くなつたことが考えられます。

　三多摩地区では、地区面積の平均は27年から減少し、28年頃には最低を示し、31年頃迄は増加の傾向がみられますが、38年、41年と著しい減少がみられます。北多摩についてみると、28年頃迄は減少し、その後増加し、31年からは再び減少し、38年以降は急減しています。南多摩では、矢張り28、29年頃が最低を示していますが、30年から31年迄増加し、38年以降は急減、北多摩と同じ様な曲線が示されています。西多摩についてみると、27、28年頃が最低で、その後31年迄徐々に増加し、38年頃には急減しています。

　大体、三多摩は似た様な傾向を示しています。西多摩は地区も広く、犬1頭当りの面積も広く、他の地区とは1桁違つた数を示しています。各地区共に30、31年頃迄は大差はみられませんが、この頃から38年にかけては23区同様に著しい犬の増加がみられます。特に北多摩は23区に似た様子がみられ、31年頃から、又南多摩では少し遅れて犬が増加している様に推察され、北から南、西へと犬の増加が波及的に及んでいる様にみられます。しかし西多摩では31年頃から他の地区では見られない様な犬の増加が早くから表われています。

　23区と三多摩の比較では、地区面積に可成りの差がありますが、犬の増加傾向は大体似た様相を示しています。28年頃は1頭当りの地区面積が減少している事から犬の増加が認められ、その後30、31年頃はやゝ減少していますが、7年後の38年、41年には三多摩地区の犬の増加が特に目立つています。特に都の周辺部とか北多摩などでは、世帯、人口の増加に可成り関係がありそうです。26年の頭数に比較し、38年頃は約5割の増加が推察されます。これは畜犬だけの数ですから、これ以外に無届犬などの数を入れると、特に犬

の増加で地区面積の減少を示した地区は、犬の数も更に増加している事でしよう。これに対し、人口などの比較的変動のない地区は、犬の数も安定した数を示している様です。全体的には犬の増加は十分にみられます。これは前述の様に狂犬病の無くなつた事も大きな原因と考えられます。又、前述の犬の増加地区は、住宅の増加で番犬などのために犬を飼う人が増加したものとも思われます。

二　犬1頭当りの世帯数

表12は犬1頭当りの世帯数を示したものです。まず23区の平均についてみると、26年から減少し、28、29年頃が最低でその後増加し、41年に至つています。この内容をみると、26年と31年の比較では減少の傾向が平均でもみられますが、減少差が多いのは、千代田、港、北、板橋（3.0）、中央、台東、杉並（2.0）、新宿、墨田、目黒、世田谷、渋谷、江戸川（1.0）など、増加例では大田（2.0）、葛飾（1.0）などで、その他は大体維持された状態です。また31年と38年、41年との比較では、平均でもみられる様に殆どが数字の増加例です。内容でも大部分が増加しています。差の大きいのは、北（6.0）、新宿、目黒、渋谷、杉並（4.0）、千代田、世田谷、中野（3.0）、台東、墨田、江東、豊島（2.0）、その他は余り差はみられません。これを犬を中心にみると、31年迄は増加例と減少例が半々位でしたが、31年以降は殆どが増加例なので、犬1頭当りの世帯数は数字では増加しているので、犬は減少した事を示します。特に千代田、北などは、31年迄は犬は増加し、31年以降は減少した事を示します。なお新宿、目黒、渋谷、杉並などもこれに似た様な傾向がみられます。

三多摩地区では、平均をみると、似た様な数がみられますが、それでも31年に少し増加し、38年には逆に減少の傾向があります。

内容では、北多摩は28年と30年に少し減少し、31年以降増加しており29年の増加を除いては都内の平均と似ています。又南多摩では30年まで変化なく、31年に増加し、38年には逆に減少し、41年にはやゝ増加しています。又西多摩では29年迄差はみられませんが、30年にやゝ増加、31年以降減少しています。

三多摩地区の様相は三者共に変つた様相がみられ、北多摩は23区の影響がみられ、これに似ています。南多摩は31年に増加、38年に減少し、41年に増加、西多摩は31年以降減少しているので北多摩とは異つています。ですから犬の増加も29、30年頃までは、三多摩では大した変化はみられませんが、北多摩では30年に犬は増加し、31年以降は減

表12. 1頭当り世帯数

地区名	保健所名	26年世帯数	26年	27	28	29	30	31	38	41
1	千代田	神田	27,414	13.1	11.7	7.9	10.1	11.2	10.2	13.6	13.1
2	中央	麹町	41,102	18.9	17.4	15.3	15.7	16.0	16.5	16.7	18.2
3	港	中央	58,046	14.4	12.3	11.4	11.0	10.8	11.0	12.1	12.4
		日本橋									
		芝									
4	新宿	麻布	65,955	14.7	14.3	12.4	12.5	12.7	13.5	17.5	16.5
		赤坂									
		牛込									
5	文京	四谷	52,303	14.9	14.0	12.6	13.4	13.4	14.9	15.6	17.7
		淀橋									
5	台東	石川	64,833	13.5	11.6	10.6	10.3	10.5	11.3	13.3	15.4
		小郷									
6	墨田	本郷	56,419	13.3	11.8	10.6	10.9	12.0	11.6	13.6	16.3
		下谷									
		浅草									
7	江東	本所	48,074	14.1	12.6	11.5	12.7	14.7	14.9	17.6	18.3
		向島									
		深川									
8	品川	城東	75,690	15.7	13.0	12.7	14.1	15.1	16.6	17.8	19.9
9	目黒	品川	54,340	15.2	14.8	14.0	10.6	11.6	13.5	18.3	19.0
10	大田	荏原	104,118	16.5	14.9	14.8	13.3	16.1	18.8	19.7	23.6
		目黒									
		碑文谷									
		大森									
		調布									
		蒲田									
11	世田谷	糀谷	105,314	13.6	13.3	10.9	12.4	11.0	12.1	15.4	17.5
12		世田谷									
		梅ヶ丘									
		玉川									

-60-

No.	区	地域	人口								
13	渋谷	渋谷	49,036	14.9	13.3	12.6	13.3	12.6	13.5	18.2	21.8
14	中野	中野	58,671	15.8	14.7	14.3	13.1	15.9	16.1	19.7	19.7
15	杉並	杉並	86,442	13.8	11.4	10.5	10.0	10.2	10.9	15.3	13.2
16	豊島	豊島	57,412	14.4	14.4	13.0	12.5	13.9	14.7	17.2	21.5
17	北	北	65,811	17.7	16.5	12.1	14.0	14.4	14.6	21.1	22.5
18	荒川	荒川	49,117	15.5	12.7	12.8	13.8	14.4	15.7	17.5	20.7
19		板橋	55,853	25.6	18.9	17.0	17.3	20.1	21.7	23.2	25.8
20	練馬	練馬	29,835	13.6	11.9	10.5	10.0	11.5	13.1	14.3	15.1
21	足立	足立	63,197	15.6	13.7	13.2	12.7	14.4	15.6	17.3	18.3
22	葛飾	葛飾	57,608	17.1	18.6	15.3	15.1	16.6	18.5	19.3	20.8
23	江戸川	江戸川	48,492	14.2	13.8	10.5	10.8	11.3	12.6	14.0	15.3
		小計	1,377,245	15.5	14.0	12.5	12.6	13.5	14.4	16.9	18.4
24	北多摩	府中/立川/武蔵野/八王子/町田/青梅/日野/五日市	97,984	9.3	9.9	8.6	9.4	8.8	10.6	11.3	12.2
25	南多摩		46,043	7.7	7.5	7.1	7.3	7.8	11.2	5.6	8.7
26	西多摩		27,521	8.7	8.3	8.5	8.9	9.9	6.2	7.0	7.0
		計	171,548	8.7	8.5	8.0	8.5	8.8	9.3	7.8	8.7
	合計		1,548,793	14.7	13.4	11.3	12.1	13.0	13.8	15.9	15.9

少、南多摩では３１年に減少、３８年以降は増加しています。又西多摩では３０年にや>減少、３１年以降増加しています。これらの表から推測した犬の変動は可成り地域的な世帯数の増加に左右されている様です。

　全般的にみてる、世帯数との比較では犬は減少した事が表からはみられます。しかし実際は地区面積の検討成績では、犬は逐次増加の傾向が示されているので、一寸不合理に思われますが、都の統計でも、世帯数の増加は著しいものがあり、特に都の周辺、北多摩などは世帯数の増加は著明です。又犬の増加も同様です。それ故に犬の増加よりも世帯数の増加が激しく、そのため犬の世帯数比率が増加し、表では犬の減少がみられます。これは住宅増加の激しい地区などでは、たとえ犬の増加が認められても、表には増加率が表われない訳です。しかし実際に犬は増加しているのですから、余り世帯数の移動のない千代田、中央、、犬の増加と世帯数の増加が平行している杉並、江戸川などは表では大した変化がみられない訳です。この様な傾向は矢張り都の周辺部、北多摩などに特にみられ、如何に都に集まる人が多いかと云う事がこんな処からも推察される次第です。

ホ　犬１頭当りの人口数

　表１３は、犬１頭当りの人口数を表わしたものです。平均では２６年から２８年、２９年頃まで減少し、以後増加を示しています。内容をみると、２６年と３１年の比較では、平均でも幾分の減少がみられる様に、大体減少例が多いのですが、中には可成りの減少差を示すものもあり、板橋（１７．０）、北（１４．０）、港、杉並（１２．０）、中野（１１．０）、台東、目黒、練馬、江戸川（６．０）、新宿、世田谷、渋谷（１５．０）、千代田、足立（４．０）、墨田（３．０）などで、又増加例は少なく、大田、葛飾（７．０）が多い方で、荒川（３．０）、文京（２．０）などがこれに続きます。次に３１年と３８年の比較では、平均でも増加している様に、増加例が多く、その差の多いものは、千代田、中野、北（１３．０）、目黒（１０．０）江東（７．０）、台東、渋谷、杉並（６．０）、墨田（５．０）、世田谷、足立（４．０）などで、減少例では、葛飾（４．０）、文京、大田（３．０）、品川、豊島、板橋（２．０）などで、大部分が増加例です。その後、４１年は、その地区の傾向が維持されています。これは３１年迄は犬は増加の傾向を示し、３８年、４１年には減少の様相を示しています。又三多摩地区では、平均では２８年に一寸減少し、３１年に少しく増加、３８年迄には減少し、４１年には増加しています。内容では、まず北多摩についてみると、２８年に少し減少し、その後増加し、３８年には再び減少しています。２３地区と比較してみると、３８年の減少が一寸変つ

ています。南多摩では、大体北多摩と似ていますが、31年に増加したのが異つています。西多摩では、30年に増加しているのが変つています。その他は大体似ています。23区の状態と一寸変つた様子が三多摩ではみられました。

　全体的にみると、26年から29年頃迄は、大体犬の増加がみられ、30年頃から23区では減少がみられ、三多摩では逆に増加がみられ、特に38年頃は著明です。この点が23区と三多摩との差です。しかし、これは世帯数の増加状態と同様です。31年頃から狂犬病も消滅し、安易な気持で犬を飼う人も多くなり犬の増加を示していますが、三多摩地区にこの傾向がよく表われている様です。23区では逆に犬の減少を示しています。これは世帯、人口の増加が犬の増加を上回つている事がよく表われています。

　人口は世帯の人員構成に関係がありますが、都では平均一世帯4～5人位とされていますが、23区と三多摩では可成りの差がある様です。又新開地などでも変つて来る事でしよう。前述の様に都の人口増加は年々恐しい程の増加を示しているので、都内の犬の増加より人口増加が地区によつては激しいために、この様な数値が表われた事になります。表からも、大体世帯数の増加傾向と同様な事がこの人口でも推察され、地区面積での犬の増加率と併せて判断する事により、あくまでも犬は増加しているのですから、如何に人口の増加が激しいかがわかる訳です。表で犬の減少した数が表われても、決して犬の減少を意味するもので無い事がわかります。

　以上、3つの表につき、それぞれ検討して来たのですが、表11では犬1頭当りの地区面積は年々減少しています。すなわち、犬は年々多少の波を示しながらも増加して来ています。しかし、表12、13の世帯数、人口に比較してみると、犬は減少して来ている様な数値がみられます。これは表10の世帯数、人口を年々追つてみると、その増加状態がわかります。犬は増加し、世帯数、人口も増加しているのに、表では犬の減少が表われている事は前にもくり返し述べている様に、人口増加が激しい事です。

　以上、いろいろと検討して来ましたが、これはあくまでも畜犬を主体としたもので、この他に無届犬などの数も前に検討した比率で推定すると、もつともつと犬はいる様に思われます。狂犬病流行の31年迄と、狂犬病の消滅した31年以降に分けても検討してみましたが、やはり、流行時は犬の増加はみられませんが、狂犬病の無くなつた31年以降は徐々に犬の増加が著明に表われてきていますので、もし今日、狂犬病が再び流行する様な事になると、犬の数からは恐しい結果が生じる事になります。やはり、無届犬、放浪犬などの捕獲整理には、特に犬の多い所を中心に強行し、住みよい町にしたいものです。都では他の都市より確

—63—

表13 1頭当りの人口数

	地区名	保健所名	26年人口数	26年	27	28	29	30	31	38	41
1	千代田	神田	112,997	54.1	50.4	44.3	45.2	49.9	49.4	62.5	56.6
2	中央	麹町	163,492	75.1	71.7	64.8	67.9	70.2	73.2	76.4	78.4
3	港	中央	222,237	55.3	47.6	44.4	43.2	42.6	43.0	45.9	46.1
4	新宿	日本橋	255,081	56.7	55.9	48.2	48.5	48.3	50.8	54.0	60.2
5	文京	麻布	196,496	56.1	53.7	49.2	52.9	52.3	58.4	54.5	60.0
6	台東	赤坂	269,159	56.2	49.0	46.0	45.2	64.0	50.2	56.6	62.2
7	墨田	牛込	244,774	57.8	52.3	48.2	50.6	55.4	54.1	60.2	66.9
8	江東	四谷	190,754	55.9	51.1	47.7	53.0	61.1	61.9	69.2	70.7
9	品川	石橋	297,835	61.7	51.5	50.2	53.6	58.0	63.1	60.8	63.8
10	目黒	小川	209,438	58.4	57.3	55.0	41.6	45.2	52.1	62.8	61.9
11	大田	本郷	414,263	65.6	59.7	59.5	52.9	63.4	73.7	70.3	80.2
12	世田谷	下谷	418,220	53.9	53.2	44.0	49.7	43.5	47.4	52.0	57.2

No.	区名	人口								
13	渋谷	186,134	56.6	51.3	49.7	51.5	48.1	51.2	57.8	66.7
14	中野	221,652	59.6	54.2	54.1	49.0	58.1	48.5	62.3	58.6
15	杉並	335,196	53.6	44.3	41.0	38.9	39.1	41.5	48.3	41.4
16	豊島	224,282	56.4	56.3	51.2	48.8	53.3	55.5	53.4	63.6
17	北	275,612	74.1	69.2	50.6	58.3	59.0	59.2	72.6	73.0
18	荒川	209,114	65.8	55.3	55.9	61.0	63.1	68.9	72.0	79.0
19	板橋	230,631	105.7	78.3	70.4	71.5	82.4	88.4	86.3	89.4
20	練馬	128,245	58.4	51.6	45.3	41.8	46.9	52.4	52.2	52.1
21	足立	274,819	67.7	60.1	58.4	56.5	63.6	63.0	71.1	70.0
22	葛飾	249,620	74.2	81.5	67.9	67.2	73.4	81.7	77.3	77.1
23	江戸川	213,152	62.5	61.8	47.0	48.2	49.8	55.6	54.5	56.0
	小　計	5,549,670	62.7	57.3	51.9	52.0	56.1	58.4	62.3	63.0
24	北多摩	488,516	46.3	44.1	38.7	41.6	45.4	45.8	29.1	44.7
25	南多摩	228,738	38.5	37.2	35.2	35.9	38.4	54.1	24.8	35.4
26	西多摩	145,213	46.0	43.9	44.9	46.9	52.3	48.8	23.7	30.4
	小　計	862,467	43.6	41.7	39.7	41.4	45.3	49.6	25.9	40.5
	合　計	6,412,137	60.5	55.5	50.5	50.8	54.9	57.4	58.1	57.2

かに犬が多い様にみられますから、いろいろと手を替え、工夫して、不用犬の整理、捕獲などを積極的に実施する必要があります。

狂犬病からは一寸それた様ですが、これ以上検討することも、確実性を欠く畜犬数を対照としては、いろいろ問題も生じて来ると思われますので、この辺で打切る事にします。

いずれにせよ、犬によつて起るいろいろの問題は犬それ自身の問題ではなく、人間の問題だと思われます。それは、犬を飼うのは人間である事です。犬には何等責任は無いのですから、犬を飼う人が、社会性に覚め、他人に迷惑をかける様な飼い方をしない事です。

登録もし、予防注射も済ませ、不用な犬があつた時は保健所の指示を受ける様にしたら、本当に問題は無くなります。実に簡単な事です。どんなに犬が増えても、飼う犬が増えても、飼う人がこの点を自覚していたら、もつともつと気持良く、平和な家庭の一員に犬は加えられる事でしよう。それに、たとえ狂犬病が近所に発生しても心配はいらない訳です。

5. 国外の狂犬病発生状況

　犬の人口調査にまで発展し、少し横道にそれてしまいました。しかしこの様な統計をあまり見かけませんから、都内での犬の状態もこんなものであるという事を知つておくのも何かの参考になる事でしよう。いずれにせよ犬の数は増加していますが、人の数も又それ以上に増加している事がわかりました。なお、あまり細かい事は検討しませんでしたが、一地区についてもつと詳しく検討してみると、又面白い事が見出せると思いますが、それは読者の皆さんにお任せせする事にして、先を急ぎます。

　前述の様に、狂犬病は日本では見られない状態となりましたが、果して国外の状態はどうでしようか。交通機関の発達した今日、特に飛行機の発達は著しいものがあり、それだけに犬や猫など動物の出入りも多い事と思われます。外国に狂犬病が発生しているとすれば、この様な動物が国内にそれを持ち込む危険性も多分に考えられます。そこで、今度は外国の狂犬病の発生状況を検討してみましよう。

　表14A－Bは、昭和28年29年頃の世界各地の狂犬病発生状況を示したものです。14Aはアフリカを除く世界の国々で、14Bはアフリカ大陸各地の状況です。表を見ると、狂犬病の無いのはオーストラリア、フランス、イギリスなどで、ベルギー、スイス、オランダ、イランなどは極く稀に発生する地区ですが、これに反し東、西ドイツ、アメリカ、イタリア、ギリシヤ、ソビエトなどは発生の多い地区です。しかし、狂犬病は多かれ少なかれ各国で発生しており、狂犬病発生の無い国を探すのが困難な位です。

　われわれが一番関心を持つ日本周辺の国々の状況はどうかというと、韓国でも発生がみられ、又台湾でも、東南アジア地区などでもかなりの発生がみられます。たゞ、中共は報告が無いので不明ですが、周囲の地区で発生しているのですから絶無という事は無いでしよう。これらの数をみると本当に油断は禁物です。しかし、こゝで考えなければならない事は、日本では狂犬病といえば、読んで字の如く、直ぐ犬を連想するのですが、外国では決して犬だけでは無い事です。即ち、その地区に生棲している特殊な動物が主体となつているので、狂犬病の発生も特色が現われています。犬は全国的に広く分布していますから狂犬病流行の主役の座を失う事はないでしよう。

　狂犬病毒は咬傷感染によるものですから、咬む事の出来る動物は大体感染源になります。咬むことの出来ない動物は自分が狂犬病感染動物から咬傷を受けた場合は発病し、かつ、自分だけでへい死してしまいます。ですから狂犬病にかゝり得る動物は沢山います。従つて、表

表14.A 世界狂犬病発生状況(1) 昭和38年〜39年

	1月		2月		3月		4月		5月	
西ドイツ	128	254	252	287	114	303	370	252	169	264
東ドイツ	6	49	144	122	182	147	170	131	95	120
ベルギー										
スイス										
オランダ										
スペイン				3	1	3				2
イタリア	37	26	28	30	44	53	38	56	29	51
ギリシヤ	31	23	25	26	47	44	78	60	51	21
ポーランド	9	4	9	9	4	8	13	6	12	11
チエコスロバキア	12	35		18	5	19	5	9	5	4
トルコ	39	34	20	29		61	88	55	83	52
アルバニア	4	2	2	1		1		4		2
ユーゴスラビア	5	7	12	9	4	13	9	7	7	6
ルーマニア	1	1	2	2	4	7	4	10	5	6
ブルガリア		1		1		1	3	5		
カナダ				21		15	17	24	10	27
アメリカ	202	219			431	323	466	450	397	341
メキシコ								30		45
オーストラリア										
ソビエト	66	42	8	103	94	93	89	79	72	59
韓国	1	7	8	5	8	9	9	5	18	6
台湾		4								
インドネシア								4		22
ベトナム	8	3	8	7		9	15	13	15	10
ラオス	1	1		11		16		11		
カンボジア	4	2	3	2	2	1			2	1
インド	21	36		32	20	42		30		9
セイロン	3	12	5	7	5	17	8	10	7	5
イラク	1	1	1	5	1	5	2	2	1	1
イラン		1							5-6	2
イスラエル		1		1	2	1		3	4	1
ヨルダン						1	2	1		5
シリア	1	1		3				1	5	1

	6月		7月		8月		9月		10月		11月		12月	
	134	131	183	150	164	142	176	170	101	145	116	225	230	224
	108	58	90	30	183	125	82	61	97	77	52	51	86	86
	1	1										1		
										1		4		
			4	3	2			1				1		
	17	38	22	32	31	40	24	7	22	15	12	27	14	34
	55	17	48	44		57	37	24	36	16	34	31	29	23
	1	3	5	4	16	4	10	3	4	5	4	3	6	2
	3	5	5	4	3	1		2	3	3	2	1	2	4
			1	3	1		2			2				
	7	4	7		6	5			4	3	8	4	5	4
	2	4	4	3	3	4	2	2	2	1			1	3
						1		2						
			7	14	11	3	18	14	14	10	19	19	25	29	30
	347	254	333	178	290	246	298	221	224	285	226	234		271
										2		5		1
	34	64	62	64	38	42	19	50	32	46	36	41	43	45
	14	8	5	5	5	4		1				2	2	6
		5		7-12 4 1										
	15	8	14	14 7-9 1	12	9	6	3	4	4	8	15	26	12
	1			2				5		4				1
	29	25	16	7	13	17		4	23	25	23	16	16	29
	9	6	14	7	15	6	14	12	9	9	10	6	6	8
	4	2		2		1	2	1	2	1	1	2	1	1
	7	6-7 1		1		4		1		1		2		2
								2	1	1		1		1
	7	2	1	2		1	8	357	3	44	1	3	1	1

表14B 世界狂犬病発生状況(2)

	1月		2月		3月		4月		5月	
ベチュアナランド	4	2				1	1	1		1
ニアサランド（マラワイ）	10	8		11		8	12	10	6	15
ローデシア（サンビア）	11	4	10	3		7	6	8	5	7
南ア連邦	4	13 1-3	21	10	19	7	10	17 4-5	11	19
南西アフリカ（南ア委）	4	2				6		2	1	
アンゴラ(ポ)	1	1	4	1	3	1		2	1	1
モザンビーク(〃)	4	1	3	2	3	2	3	2	1	2
マダガスカル	3	3	2	2	7	3	2	4	2	6
ケニア(イ)										
タンガニーカ	6 1-3 3	4 1-3 1	3	5	6	2		1	3	5
コンゴ					1	1	1	1	1	1
ルワンダ				2	2	2		9		6
ブルンジ		3				1				
ウガンダ		1 1-5					10	4	2	2
中央アフリカ	1-3 2	7								
カメルーン	1-6 6	2		6						
エチオピア		5				4	6	4		1
アラブ連合		3		2	4	2			1	7
チャド	1	1	1	2		2	1	2	1	1
リビア						2		4		1
アルジェリア	8	12	5	3		13	10	18	13	15
モロッコ	26	23	31	20	68	64		61 4-6	42	54
ニジェール								3 4-6		
ナイジェリア	1-3 20	1-3 10					7	8 27		
マリー		1								
モーリタニア	8	2		1		2	12	17		
セネガル		1	1	1		2	1	1	1	1
ギニア	1-3 1	6								
シエラレオネ		4								
アイボリーコースト		3								
オートボルダ	1-2 5	1-3 3						4-6 1		
ガーナ	5	5	3	3	34	3	5	4	5	17
ダホメ						1	2	1		1

6月		7月		8月		9月		10月		11月		12月	
1	1	3	1		1		3	1	3		2	2	1
22	19	13	9		11		7	4	7				14
6	9	12	5	13	4	13	7		15	2	13		5
11	18	25	21	52	8—15 9	44	18	22	30	40	33	44	5
		3			8		3	1	1	1	1		
		1	1	2	4	2	1	3	1	1	1	2	
5	2			2	3	2	2	4	4	2	4	5	1	2
1	1	2	3		4	7	2				2	3	2
									1		10	1	
			3	7—8 7	8—9 22	9			7	11—12 6	11—12 2		
1	3	3	1	3	2	1	1	1	1				
				1	8	2	5		1				
1	1	2	2	1	8—9 2 4	1	9—10 1 5	1 4	10—11 1 9	1 3	11—12 1 2		3 1
				2					1		1		
		3		6					3		5		2
		1		7	2	4	2	5	1	4	1		
		1			2		2	4		2	1	13	14
			2		2		2	2	6	2	1		1	
11	17	20	10	6	5		5		5		5	4	5
59	33	46	27	19	21	18	32	19	10	21	38	21	41
			7—12 1		7—9 2				10—12 7				
		16			7—9 13								
			1				31		43		1		1		1
			1						1	3	1	1	2	
			1		7—9 2								
					7—12 19					2			
					7—9 6					10—6 7			
3		11	4	7—9 3	5	7		3		10		10	4	2
2		2		1										

の数字の内容が種類別を明記してないのが残念ですが、これは犬だけの数字では無く、国により発生数の内容もかなり相異があります。大陸の様に野獣の生棲している処では、これまでに犬以外のいろいろの動物の狂犬病発生が報告されています。又アメリカなどでは吸血コウモリが多く、大変な被害を人畜に与えています。一般の動物は走り廻るだけですが、コウモリは飛び廻るので更に始末が悪く、夜陰に乗じて馬、牛、時には人間などを攻撃します。

　手許にあるこの様な事柄に関する報告を調べてみますと、

1) Daarmann（1955）は鳥類の狂犬病自然感染例を報告しています。その中で、家鴨、鷲、鶏、黒、烏、梟、雀などの陽性例を示し、感染経路が狂犬病へい死獣を食べて発病したのではないかと結んでいます。この場合、肉食性の鳥はこの様なへい死獣を食べる事は考えられますが、雀はどうでしょう。外国には肉食性の雀がいるのかもしれません。又、一般に狂犬病は咬傷感染ですから、経口感染は一応否定しているのですが、これはたまたま、狂犬病へい死獣を食べ、骨などで口腔内に傷を受け、そこから病毒が侵入発病して、仲間の鳥などを攻撃し狂犬病が次々に蔓延したものかもしれませんが、之は極めて少ない例です。

2) Remlinger（1951）らは飼兎がRabit Bat（ウサギ、コウモリ、Plecotus、北米）におそわれて狂犬病になった例を報告しています。この様な飼育動物が野犬などに襲われた例は沢山ありますがRabit ─ Bat の狂犬病は珍しい例です。

3) Darbyshire（1953）らは南ローデシアでメリーノ種の羊群に狂犬病が発生し、3分の1が発病へい死した例を報告し、これはHoney ─ Hadger（Mellirora Capensis＝ミツアナグマ＝アフリカ、北西インドに住む）による被害だといっています。

4) Schoop（1950）らはポーセン（ポーランド）で第二次大戦中にキツネに発生した例を報告しています。

5) Pellegrine（1951）らは子供のライオンが野犬に咬まれて狂犬病になった例を報告しています。

6) Pandit（1950）らはBengal tiger（ベンガル湾地方）の狂犬病を報告しています。

7) Anonymous（1950）らはアイオワで1950年の前期に56地区から250例の狂犬病の発生を報告し、これらの多くは犬、スカンク（Mephitis mephitis, Schreber 食肉目いたち科）などであるといっています。

8) Thelma（1954）らはテキサスで群棲コウモリから狂犬病毒を分離したと報告して

います。

9) Berrier（1951）らは犬に咬まれたBeaver（ビーバー、歯類、ビーバー亜目、全北区）の狂犬病を報告しています。

10) Ernedt（1952）らはプエルトリコ（プエルトリコ島＝アンチル諸島）でマングース（（食肉目、ジャユウネコ科）の狂犬病を報告しています。

11) Graham－Cumming（1952）らは1949～1952年の間の狂犬病につき報告し、支那（現在の中国本土）から侵入した野犬によるもので、人、犬などに被害を与えたといつています。

12) Remlinger（1952）らはドブネズミから狂犬病毒を分離したと報告しています。又、われわれ（1955）も東京都内で捕獲された家ネズミ、ドブネズミ約300例につき採脳して、狂犬病毒分離試験をマウスで行なつたのですが、いずれの例からも分離出来ませんでした。

13) Noury（1963）は1932～1963年の間のモロツコにおける狂犬病の被害につき報告し、犬、ジャツカルのために、人、猫、馬、牛が被害を受けたといつています。

14) Bell.J.F.（1950）らは自然感染したコウモリ（Eptesicus myotis＝オオヒゲコウモリ属、北米）から狂犬病毒を分離したと報告しています。

15) Da Silva.R.A.（1963）らは捕獲した4匹のヘラコウモリ（leaf-nosed bat, Phyllostomus Hastatus この種類はチスイコウモリに咬まれて狂犬病毒を保有することあり、南米）から狂犬病毒を分離したと報告しています。

16) Bell.J.F.（1959）らはモンタナで人を攻撃した狂犬病自然感染のコウモリを捕獲し、試験動物に咬ませたところ、狂犬病毒を分離する事が出来たと報告しています。

17) Thelma D.Sullivan（1954）らはテキサスの群棲コウモリ約200匹を補獲し狂犬病毒を3例分離したと報告し、コウモリの種類は、オヒキコウモリ（Tadarida Mexicana ＝Free tailad Bat.洞にすむ）151例、Myotis Velifer（オオヒゲコウモリ属）42例、イエコウモリ（Pipistrellus Subflavu）7例でした。これはアメリカで最初にコウモリから病毒分離をしたものといつています。

18) Nikolic.M.（1956）らは、ユーゴースラビアで3匹のヤマコウモリ（Nyctalus Noctula＝食虫性コウモリ、欧西）から狂犬病毒を分離したと報告しています。

19) Mansvelt.P.R.（1956）は、狂犬病未発生の北トランスビール地区の犬に突

然発生したが、これは、野獣特にジヤツカルの被害によるもので、生肉に毒物を添加して、野獣、野犬の撲滅を行なつたと報告しています。

20) Onist, K.D.(1957)らはテキサスのオヒキコウモリ（Tadarida Mexicana）及びアカコウモリ（Red bat＝Lasinrus Borealis）に被害を受けた人、犬などにつき報告していますが、これらのコウモリは毎年夏に南部からテキサスに渡つてきて洞窟に生棲するそうです。

コウモリについては全く各国で閉口している様です。テキサスの例の様に、季節的に移動するのでは当局も本当に手がつけられない事でしよう。コウモリの他にもこの様な大陸では移動する動物がありますから、当分狂犬病の絶滅は困難な事です。日本ではこの様なコウモリはないのですが、もし、何かのはずみでこの様なコウモリが侵入したとなると、一寸面倒な事になるでしよう。しかし今のところ、幸いにもコウモリの種類も外国のとはちがい、数の点からも心配はないようです。

以上のように、いろいろの動物が狂犬病にかゝり、人畜に被害を与えているわけですが、その被害は大変なもので、南方のある国の人々は、宗教的な意味もあるからか、宿命的に考えてあきらめているところもある位です。さすがに、ヨーロツパ、アメリカなどでは狂犬病撲滅対策に大変な努力を払い、野犬、コウモリなどの掃蕩に懸命です。広大な大陸では、それだけに野獣も多いのですから、とうていわれわれの想像の出来ない苦労をしています。日本では野獣も少なく、ただ野犬だけを始末すればよいのですから、本当に幸せです。

6. ねこなどの狂犬病発生状況 — 参考文献

　しかし、日本でも犬以外の動物の発生はあります。表15は昭和22年から31年までの狂狂犬病流行期に、疑似狂犬病として受理した検体の内容です。総計では109例中陽性19例、陰性90例を示していますが、動物の種類をみると、ネコ、ラマ、サル、ネズミ、ウマ、ヤギなどで、統計をみると、ネコが80例中15例陽性を示しています。ラマが2例中2例陽性、サルは7例中陽性なし、ネズミが1例で陽性なし、ウマが2例で共に陽性、ヤギが1例で陽性なしとなつていますが、ネコの例数が一番多く、又陽性が多いのも、日本では、ネコは犬についで数の多い動物である事も原因でしよう。ネコの狂犬病(22)も犬に咬まれたものですが、ネコの場合は犬の狂犬病より始末が悪く、ネコも時には咬みつきますが、習性として引掻くので爪から被害動物に病毒が感染します。これはネコはよく前肢をなめて、それで顔を撫ぜまわしていることがあります。このために病毒のある唾液の場合は、肢の爪などに病毒がつき、そのために危険性があります。ですからネコの場合は咬みつくのと併せて危険性が犬より大きい事にもなります。次にラマですが、昭和29年2月に上野動物園のラマ夫婦が野犬に襲われて、時を同じくして発病した例(23)です。やはり外国でも野犬に襲われて、いろいろの動物が発病した多くの例があります。又、サル7匹は大田区のある動物園で飼育していたものですが、やはり野犬に襲われたため危険を感じ園主の依頼で処分し、検査したものですが幸いな事に全部陰性でした。もし、サルが狂犬病にでもなつたら、ネコと同様かなり危険性がありますから、大変な事になるところです。ネズミが1匹ありますが、これは家ネズミで、家人が、ふらふらしていたネズミを捕えようとした時に咬まれたもので、狂犬病の恐ろしさを感じていたので、ともかく、検査を依頼して来たものですが、検査の結果は陰性でした。このネズミは殺鼠剤を喰べて、ふらふらしていたものです。又、ウマが2頭ありますが、いずれも葛飾で野犬に襲われ発病死した例です。発病した時に畜主を攻撃して咬んでいます。ラマの場合も同様ですが、ウマなどが飼い主を咬むのは珍しい事で、狂犬病ならではの事です。検査の結果はいずれも陽性でした。最後にヤギが1頭ありますが、これは北多摩の例で野犬に襲われ、他に鶏、ウサギなども咬み殺されていました。これも畜主の依頼で処分し、検査したのですがヤギは陰性でした。この他、牛が野犬に襲われた例もありますが、咬傷を受けると直ぐにワクチン接種を行なつて、発病を阻止した事もあります。

　以上のように、日本でも犬以外のいろいろな動物が野犬などから襲われて、被害を受けています。大動物の牛、馬の場合は、咬傷を受けた時にワクチン接種を一応行なつていますが、そ

表15. ねこなどの狂犬病発生状況

	1月	2月	3月	4月	5月	6月	7月	8月	9月
22年								1	
23								1	
24	1		1			1 うま	1	1	1
25					1	1 4	2	3 1やぎ	1 1
26			2		1	1 1 うま	1	1	
27				1	2	2	2	2	4
28	1 1	1		1	2	1	2	1	3
29	3 1	1	1	1		1	2	1	1 2 らま
30	1	1			1 ねずみ				1
31		1		1		1	1	1	
一、十	6 2	4 1	3 0	3 1	7 1	11 2	8 3	11 2	11 3
計	8	5	3	4	8	13	11	13	14

-76-

（欄中左側の数は陰性，右側陽性）

	10月	11月	12月	計	－	＋	ねこ		らま		さる		ねずみ		うま		やぎ	
				1	1	0	1	0										
		1	1	3	1	2	1	2										
			1	7	3	4	3	3							0	1		
		1	4	1	20	16	4	15	4								1	0
	2	1		10	9	1	9								0	1		
	1			14	13	1	13	1										
	1	1	2	17	13	4	13	4										
	2	1	3 / 7さる	27	24	3	17	1	0	2	7	0						
				5	5	0	4						1	0				
				5	5	0	5											
	6 1	7 2	13 1		90	19	80	15	0	2	7	0	1	0	0	2	1	0
	7	9	14	109			96		2		7		1		2		1	

の後何の報告も無いのは、発病しなかつたものと思われます。感染源も殆んどが犬で、ネコから犬に、ネコから馬、牛、馬から犬やネコにといつた例は無い様です。人の場合も同様で、ネコに咬まれて狂犬病になつた例は、可能性のありそうな事ですがあまり聞いていません。

次に、表の左側は、年度別、月別に表わしたものですが、大部分がネコで、被害を受ける時期も寒い時は少ない様で、犬の場合と似た傾向を示します。又、年度別にも、犬の狂犬病流行と平行して、犬の狂犬病流行より一寸遅れた感じで数も増えています。又、狂犬病流行末期には、ネコ、サル、ネズミ、リスなどで、一寸興奮症状を示したとか、咬みついた、といつて狂犬病の疑で持ちこまれています。これも、人の方が神経質になり、咬みつかれたりすると狂犬病と疑つて相談に来ました。ですから、先にも述べましたが、咬む事の出来る動物は何んでも恐しいわけです。狂犬病の流行時は、大体犬の方に注意がむきますが、日本では、ネコにも一応注意をする必要があります。

以上、国の内外を問わず、犬以外の動物につき、いろいろと検討して来ましたが、とにかく、日本では狂犬病が発生した時は外国のようにコウモリや野獣の心配はなく、一応犬の対策をとればよいという事になります。この犬も、われわれの努力で、又、犬を飼う人の心がけ次第で、恐しい狂犬病の発生を阻止する事が出来るのです。犬といつても、山間に生棲する山犬といつたものでなく、人間社会生活の中で、町中で生棲している犬です。人間が飼い、人間が増やしている犬です。その犬に咬まれて狂犬病にかゝり死んで行く人があるのですから皮肉の沙汰です。

狂犬病の無くなつた今日とはいえ、今一度今日の、東京の犬の生態を再検討して、絶対にこんな恐しい狂犬病の発生しないような状態にまで、対策を講ずる必要があります。これも、よりよい環境を作り、社会生活をお互いに楽しくするための必要条件の一つと思います。

参 考 文 献

1) Daarmann. E;

Ein Beitrag zur Lyssa der Vögel.

Z.Hyg.u Infktv., 141, 103～109, (1955)

2) Remlinger, P. & Bally, J.;

Un cas de Rage furieuse chez un lapin de clapier domestique.

Marco Med., 30, 613～615, (1951)

3) Darbyshire, J.H;
   Some observations on Rabies in Sheep.
   Vet.Record, 17, 65, 261～262, (1953)
4) Schoop, G. ;
   Rabies in foxes and other weild animals.
   mh.prakt.Tierheilk, 2, 65～76, (1950)
5) Pellegrine,;
   La Rabies in un Leone,
   Atti.Soc, Ital, Soc, Vet., 5, 313～315, (1951)
6) Pandit.N.R.;
   Two instances of proved Rabies in the Tiger.
   Indian Med, Gaz, 85, 441, (1950)
7) Anonymous;
   Rabies in weild animals.
   Jour, Iowa State med.Soc., 40, 10, 497～498, (1950)
8) Thelma D. Nullivan, J.E.Crimes, R.B, Eads,
   Menzies, G.C, Irona, J.V.;
   Recovery of Rabies Virus from colonial bat in Texas,
   Publ.Health Rep., 69, 8, 766～768, (1954)
9) Berrier, H.H.;
   Rabies in a Beaver.
   J.Amer.Vet.Med.Assoc., 118, 891, 384, (1951)
10) Ernedt, Tierkel, D.V.M., M.P.H., Guillermoarbona,
    Md, M.P.H., Alfonse Rivera.D.V.M., and Abel de
    Juan, M.P., M.P.H.;
    Mongose Rabies in Puerto Rico.
    Publ, Health Rep., 67, 3, 278～274, (1952)
11) Graham, Cumming, G., & Rix, J.C.;
    Out Break of Rabies in Hong － Kong.
    Vet.Rec., 64, 105～111, (1952.)

12) Remlinger, P. ;
   Une courte epizootie Rabique chez des Rats d'egout.
   Bull, Acard. Nat. Med., 116, 317～318, (1952)

13) Noury, M.;
   Importance of Rabies in morocco.
   Moroc Méd., 42, 461～466, (1963)

14) J. Frederick Bell and G. Hohn Moore:
   Rabies virus isolated from Brown Fat (Eptescar Fuscus)
   of Naturally infected Bats,
   Proc, Soc, Exp, Biol, & med., 103, 1, 140～142, (1950)

15) da Nilva, R. A, Rivello, G. V., & Nilsson, M. R.;
   Isolation of Radies Virus From non Haemtophgous bats
   of the Species Phgllostomus hastatus,
   Arq, Inst, Biol, Anim, Rio de J., 4, 115～120, (1963)
   (Vet. Bull., 34(4), 195, 1964,)

16) Bell, J. F. ;
   Tramsmission of Rabies to laboratory animals by
   bite of a naturally infected bat.
   Science, 129, 1490～1491, (1959)

17) The Ima, D. Sullivan, J. E, Grimes,
   R. B. Eads. G. C. Menzies, J. V. Irons,
   Recovery of Rabies Virus from Colonial Bat in Texas,
   Pub. Health Rep., 69, 8, 766～768, (1954)

18) Nikolic M., & Jelesic. Z. ;
   Isolation of Rabies Virus from insectious Bat in
   Yogoslavia.
   Bull. World Hlth. Org., 14, 801～804, (1956)

19) Mansvelt, P. R.;
   Rabies in the Northern Transval (1950 out Break)
   J. S. AFV, Vet. Med. Ass., 27, 167～178, (1956)

(Vet, Bull, 27(2), 626, 1957)
20) Quist, K. D., Eads, R. B., & Conklin A.;
Studies on Bat Rabies in Texas.
(Vet. Bull, 27(6), 290, 1957)
J, A. V. M. A., 130, 66〜68, (1957)
21) Burns, Kennth F., Charles F, Farinacci,
Thomas G. Murnane, and Dovothy Fresnius Shelton
Insectivorous Bats naturally infected With Rabies
in Nouth Western United states.
Publ. Health Repts., 72, 5, 1089〜1097, (1957)
22) 加藤多右エ門、上木英人、大石純一、村上 一、（昭和28年7月）
猫の狂犬病　衛研事業月報、昭和28年、52号
23) 嶋田幸治、上木英人、加藤多右エ門、大石純一、村上 一、（昭和30年4月）
ラマの狂犬病　衛研研究報告
24) 加藤多右エ門、上木英人、大石純一、（昭和29年7月）衛研事業月報、64号
狂犬病発生頭数資料は、衛生局乳肉衛生課事業資料から、又人口調査表は統計局人口統計課の資料を、更に世界の狂犬病発生数は家畜衛生週報から共に頂きました。

7. 狂犬病の症状はどんなでしよう

イ. 原書に見られる症状

表16. 原書の狂犬病症状区分の比較

志賀、田中著 狂犬病論 (大正六年)	中村哲哉著 家畜伝染病学 (昭和11年)	戸田忠雄著 戸田細菌学 (昭和19年)	武藤喜一郎著 獣医内科学講本 (昭和19年)	中村、秋葉著 細菌学 (昭和30年)	越智勇一著 家畜伝染病 (昭和33年)
潜 在 期	潜 在 期	潜 在 期	潜 在 期	潜 在 期	潜 在 期
躁狂 憂鬱期	前 駆 期	初期 憂うつ期 前駆期	前 駆 期 うつ悒期	興	
躁狂 躁狂期	刺 戟 期	第二期 発揚期 恐水期	極 刺 戟 期	奮	
躁狂 麻痺期	麻 痺 期	第三期 麻水期	終 麻 痺 期	型	
静 狂	うつ狂性症状	麻痺性狂犬病	異 型 症 うつ 狂 うつ狂性狂犬病 沈静狂犬病	沈 黙 型 麻 痺 型	暴れない狂犬病

-81-

表17. 原書の狂犬病症状の比較

	志賀、田中著　狂犬病論　　　　　（大正六年）
潜在期	咬傷後平均六十日ヲ常トスレドモ人工的感染ノ際ニハ著シク短縮ス咬傷伝染ニテハ九日乃至三十三日ニテ、脳乳剤ノ皮下注射ニテハ十三日乃至十九日ニテ、硬脳膜下注射ニテハ十日乃至十五日ニテ発病ス、斯ク潜伏期ノ短縮スル所以ハ人工伝染ノ際ハ一時ニ多量ノ毒ヲ体内ニ注射シ殊ニ硬脳膜下注射法ニテハ病毒ヲ直接ニ脳内ニ到達セシムルヲ以テナリ、
憂鬱期	体温ノ昇騰ト共ニ起リ通常半日乃至三日間継続ス、初メ犬ハ挙動一変シテ或時ハ憂鬱トナリ、或時ハ快活トナル、然レドモ甚ダ驚キ易ク、後ニハ固有ノ不安興奮状ヲ呈ス、咬傷部若クハ接種部ハ劇痒ヲ感ズルモノノ如ク屢々之ヲ舐却ス、食慾ハ初メ何等ノ変徴ヲ示サザレドモ後ニハ著シク不進トナリ普通食物ハ欲セズシテ木片、藁、紙、羽毛、石等ノ異物ヲ喰ウ、情慾ハ外見増進セルモノノ如ク、自己又ハ他犬ノ陰部ヲ嗅ギ或ハ舐ム、其他多クハ眼血膜充血、瞳孔拡大、呼吸ノ督促、歩行困難不活潑等ヲ来タス。
躁狂期	刺戟症状漸次強度ニ達シ固有ノ狂犬病症状ヲ呈スレバ挙動食慾ノ一変ヲ来タシ、加フルニ嗜咬甚シクナリ一種特異ノ吠声ヲ発シテ連続吠呼ス、欄内ニテハ屢々脱走セント企テ放置セラルレバ家ヲ離レテ目的モ計画モナク逸走ス、発作ハ一張一弛シテ其際ハ嗜咬最モ著シク、若シ欄内ニアル狂犬ニ向テ棒ヲ入ルレバ忽チ憤狂怒力シテ之ヲ咬ミ、他犬ヲ入ルレバ直ニ猛悪ノ状ヲ現ハシ、顔面及ビ頭部ヲ咬ミ狂ヒ全ク疲労シテ止ム、脱走又ハ浮浪セル狂犬ハ発作時直線ニ逸走シ物ニ触ルレバ忽チ咬ミ往々短時間ニシテ十数里ヲ狂奔シ多数ノ人畜ニ被害ヲ与フ、静止時ハ衰弱シテ横臥シ、而カモ強直性トナリ殊ニ顔面ニ著シ、病ノ進行ニ従ヒテ強直ハ全身ニ及ビ屢々痙攣ヲ現ハシ、欄内ノ狂犬病ハ外部ノ光線、音響等ニ依リテモ発作ヲ惹起シ、嚥下困難ナレドモ人ノ発病ニ於ケルガ如ク水ヲ見テ惹起スル痙攣発作ハ更ニ認メズシテ水ヲ飲ムコト困難ナラズ此ノ発作ハ三四日継続シ漸次衰態衰弱シテ逐ニ虚脱ニ陥ル。
麻痺期	麻痺症状現ルレバ後肢甚シク虚弱トナリテ歩行蹣跚シ尾ハ下垂シ漸次麻痺ハ体ノ前身ニ及ビ呼吸ハ督促シテ不正トナル頭ハ下垂シ口ハ血液ヲ混ゼル泡沫状ノ唾液ト共ニ口外ニ出ズ、此際既ニ咬嚼不能トナリテ欄内ニ棒ヲ入ルルモ之ヲ咬ムノ力ナク吠声ヲ発セズ唯異様ナル音声ニテ高ク呻吟スルノミ、脉搏ハ小ニシテ絲状トナリ身体ノ一部若クハ全身ニ痙攣ヲ起シ、漸次死期ニ迫リ発症後三日乃至六日ニ斃ルルヲ常トス、サレド稀ニハ七日乃至八日生存スルコトアルモ十日以上ニ及ブモノナシ、而シテ治療セル例ハ甚ダ稀有ニシテ例外ニ属ス。
静狂	静狂、既チ麻痺狂ハ神経中枢ノ興奮症状ヲ欠キ下顎ノ麻痺ヲ以テ其特徴トス、此症状ハ既ニ初期ニ於テ現ハレ従テ強咬不能トナリ逐ニ飲食スルヲ得ズ後ニハ下顎全麻痺下垂シ舌ハ口腔ヨリ外ニ垂レ、口中ニ取レル飲食物ハ再ビ吐出ス、唾液ノ分沁ハ常ニ甚シキヲ見ル吠声ノ変化意識ノ障碍及ビ急速ニ衰弱ヲ来スコトハ躁狂時ニ等シク衰態ハ後肢ニ始マリテ駆幹ニ及ビ局所或ハ全身痙攣ヲ起シ発症後二日乃至三日ニシテ死スルヲ常トス。
発病期間	3日〜6日　　　　　　7日〜8日

	中村哲郎著　家畜伝染病学（昭和11年）		戸田忠雄　戸田細菌学（昭和19年）
潜伏期	通常6週間、短いものは6～9日、長きは数ケ月、稀に年余、実際には不明に帰する場合が多い	潜伏期	普通3～6週間、時に一年以上、しかしこの間時々発熱（40℃）前駆的発熱を見る。
前駆期	半日～1日～2日、通常の動作が一変して、不安過敏となり激し易く逸走せんとし、容易に吝主の招きに応じない、しきりに居所を変える、挙動不穏、食思あるも嗜好一変し、好んで異物を採る。咬傷部に痒覚を感ずるように舐める。反射機能の亢進に基き接近する人畜に咬傷を与える。	初期前駆うつ期期	発熱すれば神経系の興奮、意識障碍をもって初まり、犬は多少沈うつとなり、また多少興奮しやすい。
刺戟期	狂躁状態を示すもので2日～4日に亘る不穏の状態に代り眼光獰猛で激怒し、目的なく逸走し、途上に会するものを悉く咬む、攻撃の際に毫も咆嗜せず、檻の中のものは之を破壊せんと努力する、狂躁状態には発作的に弛張がある、而も発作の間隔にも長短があり、沈うつ期が認められる。狂暴の揚句に頗る疲労の状を示す、脱力して横臥するが佇居して呆然として他を凝視する、又著明な咽喉部神経麻痺に基き音響の変化で一種独特の吠声を聞く、舌咽神経、舌下神経の麻痺に基く嚥下困難を認める、而して流涎著明となる。	第二期恐発水揚期期	最も狂暴性となり、人や動物に咬傷を与える時期である。異物を咬み、唾液が多くなる。
麻痺期	頓に神経の沈うつ、眼球陥凹、下顎麻痺のため口を開き舌を口外に垂れ、唾液の流下著し、瞳孔散大、縮少、続いて後駆麻痺、運行不能、麻痺尾に及べば股間に下垂し、脱力極度に達す、従って病弱化が結果となる。	第三期麻痺期	顔面、頸部の筋肉、下肢の麻痺が来る。舌筋の麻痺とともに流涎は益々盛んとなる。4日～5日で発揚以来この状態となる。
うつ狂性狂犬病	狂躁状態において刺戟期の全き欠除により前駆期より直ちに麻痺期に移行する場合、或は刺戟期が短縮される場合を認める、臨床上前駆期の病徴に続いて、直ちに後肢または下顎の麻痺を来す、全経過も従って短い、しかし時には後肢麻痺の程度に止まる病状を呈するのみで、やゝ長い経過をするものもある。該当する病例は往々本病の末期（流行）に認める。	麻痺性狂犬病	発揚状態を欠く麻痺状態となって死ぬ。
	4日～7日		3日～7日

武藤喜一郎著　　獣医内科学講本　　（昭和19年）	
潜伏期	2〜6週間、特別例に数ケ月、1〜2年に亘ることあり、幼犬の潜伏期は成犬のそれより短い
前駆期 うつ悒期	この期の挙動一変す、或る時は吠声憂愁を訴うるが如く憤怒をもらすが如く好んで暗所を求む、畜主の招呼に応ぜず、挙動不穏不絶前肢で土をかく、居所を変える、目的なく彷徨し突如として駐立し突然空をす、既に此の朝に反射機能の抗進を認む、人犬接するものを咬む、突然強き光線、音に恐怖して体を屈す、尾をまき跳起す、食欲の錯乱（異物）、咬傷部位に劇しき痒感をおぼえる。自己他犬の陰部をかぎ廻る、性慾抗進、嚥下困難
極期 刺戟期	不隠及び神経興奮は½〜3日間に刻々増進し、終に狂乱となる、あらゆる物体を咬む、逃逸を企てる。縦横無尽にかけ廻る、数里を走る、主家に帰らず、攻撃の際、咆吠せず、禁固された犬は躁狂は発作的に発起す、鉄柵を咬む、歯を折る、棍棒を攻撃す、沈うつ期あり、甚だ疲労する、一ケ所に佇立し忘然として凝視す、咽喉麻痺による特異な音声を発す、神経麻痺のため嚥下困難、水ものまぬ、唾液の分泌増加、直腸、膀胱の麻痺、排便困難
終期 麻痺期	神経の沈うつ、高度に達し既存の麻痺はまん延する、下　、舌、眼付、角膜は乾燥、瞳孔散大、縮少、次に後軀に及び尾にいたる。脱肉し衰弱
異常症 沈うつ静狂犬病 うつ狂性狂犬病	第一期より第三期に移行して、刺戟期を欠除することあり、第三期が最も多い、毫も脳症状を発せず、最初より上行性背髄炎の症状をもって経過することあり、軀幹、四肢の知覚過敏に継発する、知覚麻痺、筋の　搦、肛門括約筋及び膀胱の麻痺を起し、しかして最後まで食欲の異状を呈せず
	4〜7日　　3日　　　11日〜13日〜37日

	中村敬三、秋葉朝一郎著　　細　菌　学　　（昭和３０年）
潜伏期	殆んどすべての場合犬に咬まれて感染するという事情ゆえに潜伏期の算定は個々の例については極めて容易であるが、一般的には甚だ不定、１０日〜半年、稀に年余に及ぶ、咬傷部位と脳との距離により異なる説は必しも事実の裏付けがないようである。
前駆期	しばしば異常に馴れ馴れしい態度を示し、それが突然咬みつくことのあるのは注意すべき点である。潜伏期の終には既に唾液腺（特に顎下腺）にウイルスが現われる。全身違和感、不明の発熱、不安状態、その他咬傷部位に再び引赤、痒み、痛み等の異常をおこす。 しばしば藁、木片その他の異物を食い、解剖時胃内がそれらのもので充満する。
興奮型（特に分画していない）	犬には流涎はあるが恐水症状はない。興奮被刺戟性の亢進、震顫、痙攣等から全身の麻痺に及ぶ、狂犬が一直線に疾走するという常識的な言い伝えは、後肢の軽い麻痺のため方向の転換が困難になつたためとして説明される。声帯の麻痺のため、吠えずに咬みつくことも少くない、独特の異様な吠え方もまた麻痺症状の一つのあらわれである
	角膜の乾燥のため異様な相貌を呈する、全身末梢神経（知覚、運動ともに）麻痺をおこし、静穏になるが間もなく死に至る、全経過中意識が明瞭なのが却つて困る、予後は絶対に悪く、発病例は２日〜３日の経過で例外なしに死亡する。
沈黙型　麻痺型	

	越智勇一著　　　家畜伝染病　　　　　（昭和33年）
潜伏期	2～8週間、しかし1週内、又は3ケ月以上潜伏期の長短はウイルスの侵入部位と増え方、動物の抵抗性により異なる。頭部に近く濃厚なウイルスは短くなる。
前駆期	謂所、狂える状態が見える病気ではあるが、その示す姿は個体、特に動物種により必しても一様ではない。最も普遍的な症状は狂躁であつて、この点は各種動物による差はない。犬では一過性の発熱後憂うつ、倦怠、あるいはおどおどして興奮しやすく、次第に畜主に従順さがなくなり、平衡失調を来たし、食欲急激に衰え、水を飲もうとしても嚥下不充分となり、だらだらたらし流涎もはげしくなる。被咬傷部位の異常感あるいは痒覚があるのか、その部位を咬んだり、掻くような動作を初徴とすることもある。1日～3日
特に分画していない	発病後0.5日～3日で現われる。畜主の識別が出来ない。非常に興奮し、音声が不気味に変はり、かつ、しきりに吠え、疲労すると一時しずまる。まもなく再び狂乱する、いかなるものをも攻撃し咬みつく、檻にあれば、その枠を、つないであれば鎖を咬み、石、木片、自分の糞、自分の体を咬む、意味なく空気を咬む、つないでない時は遠走りをすることもある。1日～3日
	やがて無意識攻撃性の時期となり、つづいて攻撃性もなくなり虚脱状態に陥り、顔貌はすつかり変り身体の各所に麻痺が現われ、舌を出し、涎を流し、遂には起立不能となつてまもなくへい死する。
	犬では暴れない狂犬病例がある 1) 脊柱及び後肢の感覚過敏のみ 2) 背柱の痛痒、筋痛、肛門反射抗進のみ 3) 急性胃腸カタルのみ 4) 軽い腰麻痺、蕁麻疹、やゝ唾涎分泌抗進、反射性嘔吐、皮　痒覚 5) 舌やゝ麻痺、頭頸腫脹、歩行失調、尿閉のみ（インド） 　　3日～7日　　　　　10日～11日

狂犬病は世界的なもので、如何にも始末の悪い伝染病であり、多くの国が、多くの人が悩まされている事がおわかりの事と思います。

　その狂犬病も、1881年にPasteurが患獣脳の感染性を認め、次いで1903年にはRemlingerとBayなどが感染脳のベルケフエルド濾過管口液が発病性のある事を認めて、口過性病源体であることを証明しました。又その大きさについて、Gallowayや矢追などによって100～150mμ位あると報告されています、最近では電子顕微鏡で狂犬病ウイルスの姿が見られるようになりました。

　狂犬病は犬などによる咬傷感染が主体となり、末梢神経から軸索を道として脊髄を経て脳に到達し、中枢神経特に大脳間質などで増殖して中枢神経系統の障害をおこして死亡します。従って狂犬病毒は向神経性ウイルスとか、神経親和性ウイルスなどと云われています。

　発病経過も神経障害を主とするので、その臨床所見もいろいろです。原書でみる狂犬病の症状の区分を参考のため列記したものが表16です。潜伏期について現われる症状は大体三期に分けられていますが、名称はいろいろです。しかし5と6は特に区分していません。これも区分が困難だからと思われます。又狂暴性を現わさない狂犬病を下にいろいろの名称で表現しています。このように名称の多い伝染病は他に一寸例を見ない位です。

　次にこの内容を各々の原書についてみると（表17）、まず狂犬病論（1）＝大正六年発行＝を原文のまゝ記載しましたが、なかなかの名文です。一応読んでみて下さい。最近の若い人には了解出来ないかもしれませんが、

　かつては凝似狂犬病検体の送付書にこんな語調で書いて送って来たものもありました。言葉の意味はよく解らなくても、読んでいると何かそんな雰囲気を醸し出す語調があります。この本も狂犬病の専門書としては古い方のものではないかと思われます。従って此の本を引用したと思われる本もかなり多いように見受けられます。

　とにかく、症状例の区分を各々の原書について比較検討してみましょう。

　潜伏期については"狂犬病論"は9週間（60日）を常とすと云い、"戸田細菌学"では3～6週間、"家畜伝染病学"は6週間、"獣医内科学講本"は2～6週間、"細菌学"は10日～半年、"家畜伝染病"は2～8週間と云っています。以上のように、その期間は各書各様で一定したものが示されてないという事は、被咬傷犬、被咬傷部位などのちがいか

ら長短が現われるものと考えられます。

　症状では潜伏期につゞき、"狂犬病論"では躁狂と静狂に2分し、躁狂を憂うつ期、躁狂期、麻痺期に、又"家畜伝染病学"では、前駆期、刺戟期、麻痺期に、"戸田細菌学"では、初期（憂うつ期、前駆期）、第2期（発揚期、恐水期）、第3期（麻痺期）に、更に"獣医内科学講本"では、前駆期＝うつ悒期、次に極期＝刺戟期、最後を終期＝麻痺期などと3分し、各書共に名称こそ違いますが症状を3分していると云う点は共通しています。

　しかし、"細菌学"、"家畜伝染病"では特に区分をしていません。

　更に狂犬病論で静狂と云っているものを、"家畜伝染病学"では、うつ狂性症状、"戸田細菌学"では、麻痺性狂犬病、"獣医内科学講本"は、異型症、うつ狂、うつ狂性狂犬病、沈静狂犬病などと云い、"細菌学"では、沈黙型、麻痺型などと云い、"家畜伝染病"では、暴れない狂犬病と表現しています。

　これらの区分表をみると、大体1〜4までは症状の区分は似ています。たゞ言葉の表現だけが違っているようにみえます。そして何かやはり狂犬病論が主体となっているような気がします。筆者も長年狂犬病検査に従事して来ましたが、このような区分には一寸疑問を感ずる位です。それもこのようにはっきり区分が出来ないからです。もっとも、往時は狂犬病の症状もこのような区分が出来た位に、発病期間も長く症状も明確であったのかもしれません。しかし昭和30年以降に出版された"細菌学"、"家畜伝染病"などで明確な区分のない事は、この頃から狂犬病の症状が変って来たものか、あるいは昔の狂犬病の説明が原書の引用過剰であったのかもしれません。いずれにせよ、われわれには、今回の東京の狂犬病流行状態から症状群にかなりの相異がみられ、これらの症状の区分には一考を要するようです。

　次に"狂犬病論"で憂うつ期と分けている時期を他の原書でもいろいろと表現していますが、どのような症状を示すか表17でみると、挙動の変化、興奮しやすく、憂うつとなる、咬む、異物嗜好、被咬傷部の痒覚、不明の発熱、全身違和感などで、半日ー1日ー3日位つづくと云っています。

　次は躁狂期ですが、この時期は挙動食欲一変し、咬みつき易くなる、奇声を発し、嚥下困難（麻痺の出現）、光、水による発作があり、流涎がみられ、発作が間歇的に現われ、一般に憂うつ期症状がより強度に現われている、半日ー3日、3日ー4日、2日ー4日といろいろです。

最後に麻痺期ですが、全般的に麻痺症状が現われ、歩行困難（不能）、尾より全身に及び（狂犬病論）、前身より後軀に到る（獣医内科学講本）、呼吸困難、咬傷不能、痙攣、下顎麻痺、舌を口外に出す、顔貌の変化、虚脱状態、意識明瞭（細菌学）などが認められます。この期の日数は、3日～6日、7日～8日、4日～5日、2日～3日と云われています。

なお静狂は、他の原書もいろいろと表現していますが、これは一種の変型狂犬病で、これは興奮症状を欠いた麻痺症状を主体としたもので、憂うつ期から刺戟期を示さず、麻痺期に入るものと云われています。食欲に異状がみられない、この型は流行末期（家畜伝染病）にみられると云っています。このような症状の異型のものがインド、アメリカなどにある（家畜伝染病）と云う事です。発病期間は狂犬病論のみが、2日～3日と云っています。

狂犬病の発病期間は、3日～6日、7日～8日、4日～7日、11日～13日～37日、10日～11日、などで、どれをとってよいのかいさゝか判断に苦しみます。

このような狂犬病症状の区分、称号、発病日数など変化に富んだ伝染病は一寸他には見当らない位です。これも狂犬病の症状が非常に複雑なのかもしれませんし、それだけに狂犬病野外例の研究が足りなかったのかもしれません。

今度は原書と対照しながら、狂犬病流行時の記録、及び筆者らが行った狂犬病野外毒接種試験の成績を比較検討してみる事にします。

発病経過の順を追って、まず潜伏期から始めてみます。原書では、60日（狂犬病論）、3日～6週間（戸田細菌学）、6週間（家畜伝染病学）、2週～6週間（獣医内科学講本）、10日～半年（細菌学）、2週～8週間（家畜伝染病）と記され、やゝ共通した数字として取り上げられるのは2週間～6週間ですが、細菌学の10日～半年が一寸異例です。

ロ．狂犬病野外発病例を年度別、畜種別、年令別にみた潜伏期

狂犬病流行時に狂犬病検査で陽性に決定しものゝ中で、被咬傷時日が送付書に記載されている（大部分は記載されていません）96例の記録を示したものが表18で、表19は畜種別、年度別に集計したものです。畜種別ではやはり無届犬が一番多く、次いで畜犬ですが、野犬、猫は僅かです。年度別の方は流行の最盛期には多くなっている様です。次に年令別に分けると表20の通りで、この様に幼犬層の記録が明らかなのは飼主の一般的傾向として、成犬より幼犬により関心を、より注意を払っているからでしよう。その結果、幼犬層の例数が多くなっている様です。

潜伏期で、まず問題になるのは咬まれた部位ですが、飼主たちにかなり関心をもたれている幼犬ですら、咬まれた場所となるとなかなか確認されにくいとみえて、記録されているも

表18. 狂犬病野外発病例の潜伏期

		検体番号	畜種	種類	性	年令	被咬傷月日	被咬傷部位	発病月日	推定潜伏期
23年	1	7	猫		♀	1	7・27		8・3	7日
	2	14	畜	雑	♀	3	8・10頃		9・15	34日
	3	19	〃	〃	♂	4	9月初旬		9・28	25日
	4	28	〃	〃	♀	3	9・7頃		9・29	22日
	5	29	〃	〃	♂		10・3頃		10・13	10日
	6	39	〃	〃	〃	6ケ月	10・25	顔面	11・3	8日
	7	41	猫		♀	10	10・22		11・3	11日
	8	45	野	〃	♂	3ケ月	10・20		11・9	19日
	9	59	畜	〃	♀	1	11月末		12・24	30日
24年	10	2	〃	〃	♂	1	12・24		1・7	13日
	11	9	無	〃	♀	3ケ月	10・12		1・25	12日
	12	17	畜	〃	♂	4ケ月	10・20		2・16	26日
	13	44	〃	〃	♀	3	4・1		5・15	45日
	14	58	無	〃	♂	3ケ月	5・14		5・28	13日
	15	61	畜	〃	〃	〃	5・5		5・28	22日
	16	64	〃	〃	〃	2	5・10		5・28	18日
	17	70	〃	〃	〃	1	5・18		6・13	25日
	18	85	〃	〃	♀	4ケ月	6・・9		7・1	21日
	19	86	野	〃	♂	6ケ月	6・10		7・3	23日
	20	90	無	〃	〃	3ケ月	6・25		7・15	19日
	21	97	〃	日本犬	〃	2	7・3		7・25	21日
	22	98	猫		♂	3ケ月	7月上旬		7・21	16日
	23	113	無	雑	〃	4ケ月	7・29		8・15	17日
	24	114	畜	セパード	〃	〃	7・20		8・17	27日
	25	142	無	雑	♀	〃	9・30		10・6	7日

	No.	検体番号	畜種	種類	性	年令	被咬傷月日	被咬傷部位	発病月日	推定潜伏期
	26	143	無	雑	♂	1	9・15		9・22	7日
	27	149	〃	〃	〃	2ケ月	9・30		10・16	16日
	28	162	〃	〃	〃	3ケ月	11・11		11・26	14日
	29	167	〃	〃	♀	5ケ月	11・7		12・2	26日
	30	174	〃	〃	♂	11ケ月	11初旬		12・4	30日
	31	180	畜	〃	♀	1	12初旬		12・29	25日
25年	32	19	〃	〃	♂	4ケ月	1・28		2・8	11日
	33	28	無	〃	〃	〃	2・15		2・23	7日
	34	45	〃	〃	〃	〃	3・8		3・21	13日
	35	58	畜	〃	〃	7ケ月	3中旬		4・11	26日
	36	73	無	〃	♀	3	4・13		5・2	19日
	37	75	〃	〃	〃	2	3・25		5・2	37日
	38	89	畜	〃	♂	2	5・9		5・17	8日
	39	90	無	〃	〃	3ケ月	4・29		5・19	20日
	40	91	〃	〃	♀	4ケ月	5・5		5・20	15日
	41	93	畜	〃	♂	1	4・30		5・22	22日
	42	98	無	〃	♀	8ケ月	5・5		5・25	20日
	43	101	〃	〃	♂	2	4月下旬		5・23	28日
	44	106	〃	〃	〃	4ケ月	4月末		5・30	30日
	45	114	〃	〃	〃	2ケ月	5・18		6・9	21日
	46	124	畜	〃	〃	6ケ月	5・18		6・14	26日
	47	136	無	テリヤ	♀	3ケ月	6月中旬		7・3	18日
	48	141	〃	雑	〃	〃	6・17		7・3	16日
	49	151	〃	〃	♂	1	6・20		7・10	20日
	50	155	〃	〃	♀	2	6月中旬		7・14	30日
	51	158	〃	テリヤ	♂	4ケ月	6月下旬		7・23	28日
	52	179	〃	日本犬	〃	1	7月下旬		8・25	30日
	53	187	〃	雑	〃	1	8・7		9・2	25日

	No.	検体番号	畜種	種類	性	年令	被咬傷月日	被咬傷部位	発病月日	推定潜伏期
	54	189	無	雑	♀	4ケ月	8月下旬		9・5	10日
	55	191	野	〃	〃	1	8・9		9・6	27日
	56	201	猫	〃	〃	3	8・15		9・19	34日
	57	207	無	〃	♂	2ケ月	9・10		9・27	47日
	58	208	〃	〃	〃	1	9・16	上顎喉頭	9・29	13日
	59	224	野	〃	♀	4ケ月	9・3		10・15	42日
	60	229	無	〃	〃	2ケ月	10・10		10・30	20日
	61	239	〃	〃	♂	3ケ月	10・29		11・10	11日
	62	257	〃	〃	♀	1	9・中旬		12・17	93日
26年	63	4	畜	〃	〃	1	25年12月下旬		2・1	36日
	64	11	無	〃	♂	4ケ月	2・1		2・20	19日
	65	13	〃	〃	♀	4ケ月	2・14		2・21	7日
	66	19	畜	〃	♂	5ケ月	1・22		3・7	44日
	67	46	〃	〃	〃	6ケ月	4・中旬		5・16	31日
	68	47	無	〃	〃	3ケ月	5・2		5・16	14日
	69	64	〃	〃	♀	1	4・下旬		6・21	56日
	70	89	〃	〃	〃	2	8・9		8・18	9日
	71	94	〃	〃	♂	2	8・20		9・15	25日
27年	72	3	〃	〃	♀	2	26年8月頃		1・23	150日
	73	23	〃	〃	♂	4ケ月	4・20		5・21	31日
	74	28	畜	テリヤ	♀	1	5・上旬		6・3	28日
	75	30	〃	雑	♂	5ケ月	5・22		6・8	16日
	76	57	無	〃	〃	4ケ月	9・20		10・10	20日
	77	61	〃	〃	〃	3ケ月	10.16夜		10・28	12日
	78	63	〃	〃	〃	3ケ月	10・20		11・3	13日
28年	79	6	野	〃	♀	1	1・下旬		2・23	28日
	80	17	無	〃	♂	10ケ月	2・下旬		4・6	41日
	81	18	〃	〃	〃	4ケ月	3・10		4・1	21日

No.	検体番号	畜種	種類	性	年令	被咬傷月日	被咬傷部位	発病月日	推定潜伏期
82	32	無	雑	♂	4ケ月	4・20		5・19	29日
83	34	〃	〃	〃	5ケ月	3・下旬		5・28	63日
84	38	〃	〃	〃	4ケ月	5・21		6・4	13日
85	44	畜	〃	〃	3ケ月	5・25		6・14	19日
86	55	無	〃	♀	3ケ月	6・23		7・4	11日
87	60	野	〃	〃	1	6・23		7・7	14日
88	62	畜	秋田犬	〃	1	6・下旬		7・8	13日
89	78	無	雑	〃	3ケ月	7・24		8・7	14日
90	91	〃	〃	♂	3	8・8		8・25	17日
91	123	猫	〃	♀	2	9・下旬		11・15	50日
92	125	無	秋田犬	♂	3ケ月	11・15		11・25	10日
29年 93	2	猫	雑	〃		28年9月頃		1・14	115日
94	23	無	〃	〃	3ケ月	4・9		5・24	45日
95	24	〃	〃	〃	1	5・10		5・22	12日
96	31	〃	〃	〃	3ケ月	5・5		6・29	54日
97	36	〃	〃	〃	3	5・17		8・8	82日
98	37	〃	〃	〃	1	8・15		8・21	6日

表19. 年度別、畜種別に見た狂犬病野外発病例

	昭和23	24	25	26	27	28	29	計
無届犬	0	11	23	6		9	5	59
畜犬	(1) 6	9	5	3		2	0	27
野犬	1	1	2	0			0	6
猫	2	1	1	0			(1) 1	6
計	9	22	31	9			6	98

表20. 年令層別に見た狂犬病野外発病例の潜伏期

年令	例数	潜伏日数
2ケ月	4	16, 20, 21, 47
3ケ月	21	10, 11, 12, 13, 14, 16, 18, 19, 20, 22, 45, 54 2例　2　　2　　3　　2　　　3
4ケ月	20	7, 10, 11, 13, 15, 17, 19, 20, 21, 26, 27, 28, 29, 30, 31, 42 　3　　　2　　　　　　　2
5ケ月	4	16, 26, 44, 63
6ケ月	4	8, 23, 26, 31
7ケ月	1	26,
8ケ月	1	20,
10ケ月	1	41,
11ケ月	1	30,
1才	21	6, 7, 12, 13, 14, 20, 22, 25, 27, 28, 30, 36, 56, 93, 　　2　　3　　　　　3　　2　2
2才	10	8, 9, 18, 21, 25, 28, 30, 37, 50, 150
3才	6	17, 19, 22, 34, 82 　　　　　2
4才	1	25,
10才	1	11,
計	96	他に年令不明2例（10日, 115日）

下段例数を示す。

のは殆んどありませんでした。潜伏期の日数だけをみると、最短は6日を示し、最長は150日（推定）で、34日以内が圧倒的に多く、36日以上は45日を除いては僅かです。これをみて、頭に近い処とか、肢の先などを咬まれた場合などでは、傷の部位により多少潜伏期も変ってきてよいのではないかと考えられますが、こゝでは残念ながら、咬傷部位不明のため、はっきりしたものはつかめませんでした。しかし全般的には30日以内が多く、これを原書の日数と比較するとかなり短縮の傾向がみられます。更にこれらの日数を、われわれの行なった実験成績の潜伏期と比較してみる事にします。

八、犬を用いた狂犬病野外毒接種試験—潜伏期

　　野外毒接種試験は、抑留所から2カ月位の仔犬を譲り受け、一応健康状態になるまで約1ケ月間飼育管理して、野外狂犬病陽性例から分離した病毒の100倍脳乳剤の0.1cc～0.2ccを硬脳膜下（ic）に接種、又は10倍液の脳乳剤0.5ccを咬筋内（im）の数カ所に接種しました。接種後は発病死するまで毎日、検温、臨床観察を行ない、更に血液や唾液を3日～5日おきに採取し、病毒や血中抗体の有無につき検索を行ないました。

表 21. 狂犬病実験例の潜伏期

No.	試験犬	年令	病毒株	潜伏期	接種法	No.	試験犬	年令	病毒株	潜伏期	接種法
1	1	3月	141	19日	$10^{-2}\times0.1$ i c	21	20	8月	406	固発	〃
2	2	〃	〃	15	〃	22	16	3	35	16	〃
3	3	〃	120	34	〃	23	18	4	〃	固防	〃
4	4	〃	〃	16	〃	24	7A	3	51	〃	〃
5	5	4	78	15	〃	25	9A	3	〃	固発	〃
6	6	3	〃	45	〃	26	1B	〃	208	13	$10^{-2}\times0.2$ i c
7	7	4	〃	53	〃	27	2B	〃	97	26	〃
8	8	〃	〃	22	〃	28	3B	〃	120	26	〃
9	山羊 9	1才	101	23	$10^{-2}\times0.2$ i c	29	4B	〃	75	18	〃
10	11	3月	〃	22	$10^{-2}\times0.2$ i c	30	5B	4	213	7	〃
11	5A	〃	〃	31	〃	31	6B	3	173	10	〃
12	2A	〃	70	21	〃	32	7B	〃	51	10	〃
13	6A	〃	〃	21	〃	33	8A	〃	170	13	$10^{-2}\times0.1$ i c
14	4A	〃	76	24	〃	34	9B	〃	42	16	〃
15	1A	〃	〃	19	〃	35	10A	〃	12	11	〃
16	15	4	41	固防	$10^{-1}\times0.5$ i m	36	12A	〃	58	20	〃
17	13	〃	〃	固発	〃	37	20A	4	VCA	13	〃
18	14	〃	13	固防	〃	38	13A	〃	13	6	〃
19	3A	〃	〃	〃	〃	39	14A	〃	69	6	〃
20	12	8	406	〃	〃	40	15A	〃	125	11	〃

固発＝固定毒発病　　ic＝脳内接種
固防＝　〃　防禦　　im＝筋肉内接種

No.	試験犬	年令	病毒株	潜伏期	接種法	No.	試験犬	年令	病毒株	潜伏期	接種法
41	16A	4月	179	7日	〃	61	37	4月	120	11日	〃
42	17	3	173	13	〃	62	38	2才	173	固防	〃
43	18A	4	197	4	〃	63	39	4月	42	固発	〃
44	19	4	101	9	〃	64	40	〃	170	35	〃
45	21	〃	41	12	〃	65	41	〃	97	6	〃
46	22	6	406	24	〃	66	42	〃	12	12	〃
47	23	4	45	9	〃	67	43	〃	125	28	〃
48	24	〃	A3	7	〃	68	44	〃	197	4	〃
49	25	〃	57	固発	〃	69	サル45	8才	97	9	〃
50	26	〃	70	〃	〃	70	46	4月	13	9	〃
51	27	〃	115	12	〃	71	47	〃	42	10	〃
52	28	〃	121	固発	〃	72	48	〃	75	14	〃
53	29	〃	76	8	〃	73	サル49	4才	〃	7	〃
54	30	〃	40	22	〃	74	50	3月	70	7	〃
55	31	〃	173	46	〃	75	51	〃	58	6	〃
56	32	〃	120	固発	〃	76	52	〃	121	4	〃
57	33	〃	208	26	〃	77	53	4	57	5	〃
58	34	〃	173	29	〃						
59	35	〃	41	17	〃						
60	36	〃	145	9	〃						

表22. 実験例の潜伏期

日数	例数	日数	例数
4日	3	21日	2
5	1	22	3
6	4	23	1
7	5	24	2
8	1	26	3
9	5	28	1
10	3	29	1
11	3	31	1
12	3	34	1
13	4	35	1
14	1		
15	2	45	1
16	3	46	1
17	1		
18	1	57	1
19	2		
20	1		

表2 3. 実験例と野外発病例の潜伏期の比較

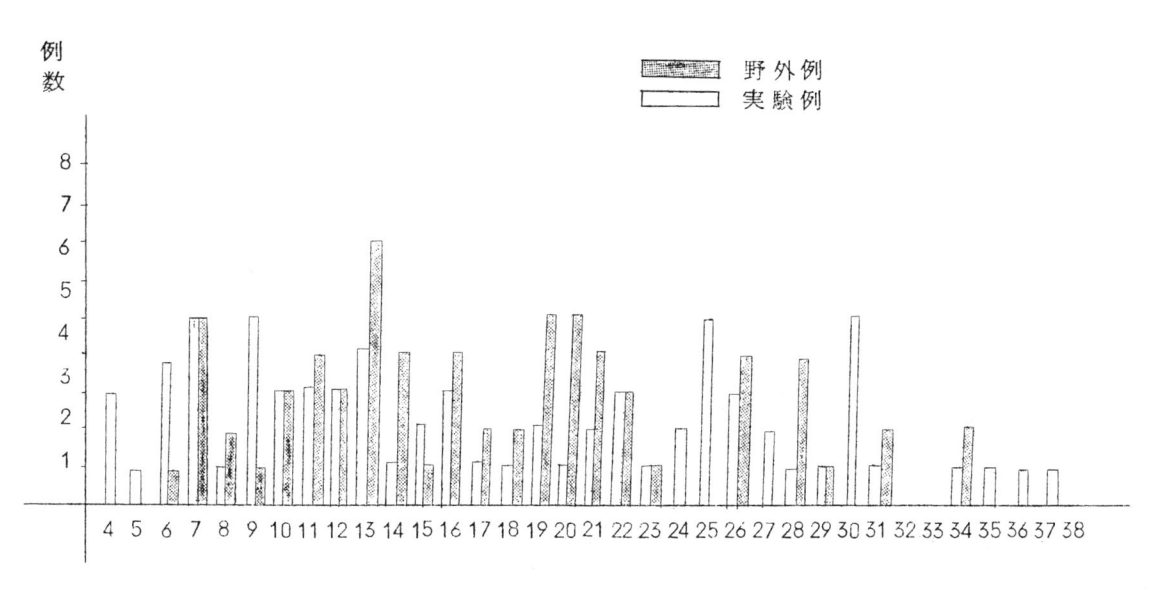

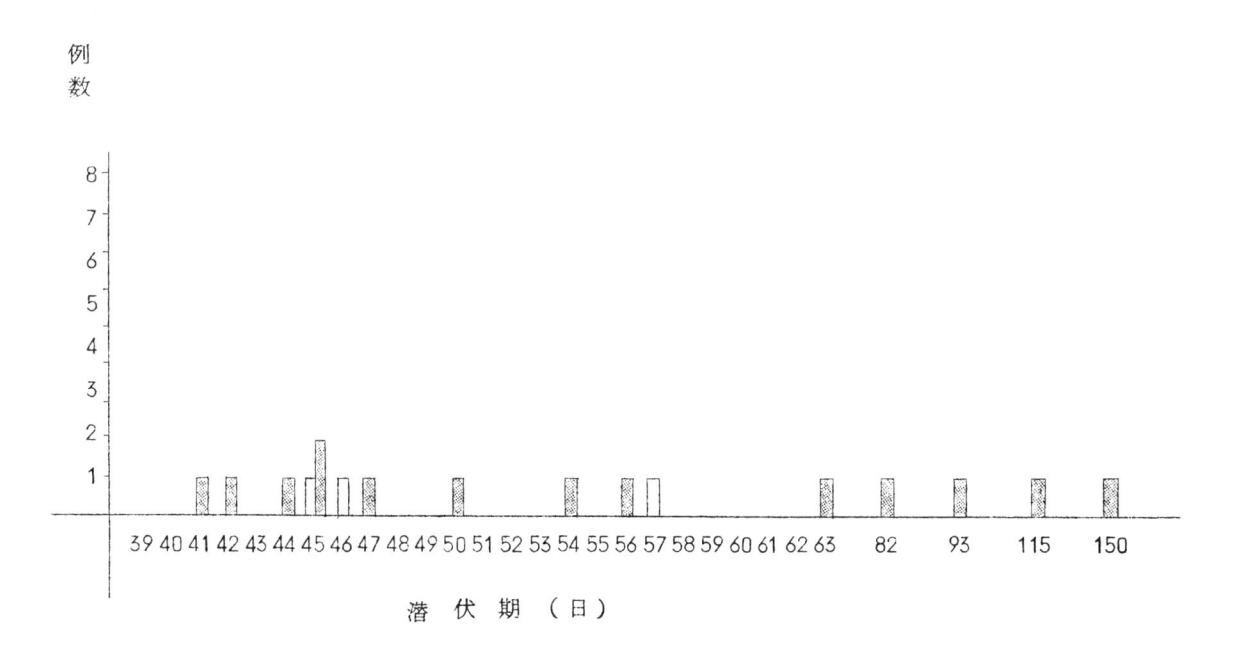

表21は77例（犬74、山羊1、さる2）につき脳内接種（67例）、咬筋内接種（10例）を行った実験成績の中から潜伏期を中心にまとめたものです。表中、「固発」と記されてあるのは、病毒接種後は約60日～90日間観察し、発病しなかった場合、病毒が感染しているかどうかを知るため、狂犬病固定毒（西ケ原株）1000倍液0.2c.c.を脳内接種後、固定毒症状の一定時日で発病死したものです。又固定毒攻撃を防禦し生存したものを「固防」と記しました。更に潜伏期を日数別に集計したのが表22です。最短4日、最長57日ですが、大部分は26日以内の様です。

そこで野外例と実験例を比較したのが表23です。野外例は被咬傷部位が不明ですが、実験例は脳内、咬筋内接種と明らかです。この接種方法は野外例では顔、頸といった非常に脳に近い処を咬まれた例に似ています。この観点から表を見ると、潜伏期の短かい処に実験例が多く、長い処に野外例が多い様です。

この差が、被咬傷部位によって現われたものと一応考えてみたいのですが、実験例にもかなり長い期間の例もありますし、はっきりした事は云えません。しかし野外例は約30日以内、実験例は26日以内が多く、最短潜伏期も野外例は6日、実験例は4日という事などから、30日以内の例のみについて判断してみると、前述のように実験例は野外例より短かいという事が云えます。

咬傷部位について考えてみると、狂犬病犬は何処を咬むのか判りませんが、動物の本能として急所、例えば頸、咽喉を咬む事が多いという点から、狂犬病犬でも同じ事が云えるとすれば、野外例と実験例の病毒侵入部の類似が考えられます。又狂犬病犬であるために、当り次第に何処でも咬傷するものと考えた場合、病毒が脳に到達するのに時間がかゝります。従って潜伏期も延びるのではないかと思われますが、成績からは脳内接種例と大差なく潜伏期もそれ程延びていない様です。いずれにせよ、野外例の咬傷部位が不明であるために、この問題の結論は出ない様です。それにこの問題は非常に難かしい問題です。狂犬病は咬傷、感染、発病と云った過程が大変複雑で、咬傷時に侵入した病毒量、部位、それに動物の個体差（感受性）などで発病経過はいろいろと変って来ます。実験例でも咬筋内接種で発病したのは1例（16日）のみで、他は「固発」と云った成績が出ております。これについては又後で述べます。それに実験例も回を重ねるに従い、潜伏期が幾分短縮され、57日例の様な長い例は見られなくなりました。

さて次に病毒株別に集計し、その特性がみられないかと検討してみたのが表24です。病毒株欄の数字は検体番号で、中には同一系統株もあるかもしれませんが、まだ細かい分類も

表24. 病毒株別潜伏期

No.	病毒株	潜伏期	No.	病毒株	潜伏期
1	141	19, 15 日	17	170	13, 35,
2	120	34, 16, 26, 固発, 11,	18	42	16, 固発, 10,
3	78	15, 45,	19	12	11, 12
4	101	23, 22, 31, 9,	20	58	20, 6
5	70	21, 21, 固発, 7,	21	VCA	13,
6	76	24, 19, 8,	22	69	6
7	41	固防, 固防, 12, 17, im im	23	125	11, 28,
8	13	固防, 固防, 6, 9, im im	24	179	7,
9	406	固防, 固発, 24, im im	25	197	4, 4
10	35	16, 固防, im im	26	45	9,
11	51	固防, 固発, 10, im im	27	A3	7,
12	208	13, 26,	28	57	固発, 5,
13	97	26, 6, 9,	29	115	12,
14	75	18, 14, 7,	30	121	固発, 4,
15	213	7,	31	40	22,
16	173	10, 13, 46, 29, 固防,	32	145	9,

出来ずに保存しています。潜伏期をみると、同一株を使っても犬では同一の成績が現われていません。しかしマウスでは、ある程度の類似した成績が見られますが、狂犬病犬から最初に分離した時よりだんだん変っていくのが特長の様です。

　以上、原書を基にして実験例と野外例の潜伏期につき、いろいろと検討してきましたが、原書に示された数字に較らべ、野外例、実験例共に潜伏期が短縮してきています。又野外例と実験例では著しい差はみられず、野外例では30日以内が多く、又長くても150日以内（推定）であると云う事、実験例では約26日以内が多く、長くても57日位であると云う事が推察され、長いものに野外例が多い様です。

ニ．狂犬病野外発病例の発病経過
　　へい死、殺処分例と試験例との比較

　狂犬病の症状は、教書（表17）などでは比較的明瞭に記載されていますが、いざ診断となると長年検査に従事している者でも迷わされることがあります。発病して興奮症状の現われる例は比較的診断も容易ですが、それらの症状があまり現われない場合は、他の疾患などとの区別がつきません。しかし本病が致命的なものだけに診断を急がれ、困難を生ずる事があります。

　そこで、教書などに示された発病経過を、発病例と比較検討してみましょう。

　保健所の狂犬病予防員が、擬似狂犬病発生時に送付してくる報告書の発病経過をみると、これらの報告書は、飼主の話と予防員の観察を記録したもので、それらは発病初期からの症状をみる例は少なく、大体末期症状に近いものが多くなっております。それに、保健所約50ケ所の予防員から集る各人各様の観察ともなれば、それを参考に発病経過を検討するのはやゝ無理かもしれませんが、とにかくこれらの報告を集計し、まず、殺処分された時期、何日目位にへい死したか、又、発病期間はどの位か、更に年度別にみて、流行初期と末期の変化の有無などにつき、発病902例中、報告書の内容が細かく記載されている740例について調べてみる事にします。

　まず、どんな時期に狂犬病と推定し殺処分したか、又何日位でへい死したかに大別してみると、表25のように、740例中殺処分例が62.8％、へい死が37.2％を示し、約3分の2が殺処分例です。いかに、危険を感じ処分された例が多いかということがわかります。又年度別にみると、殺処分例では、25年の71.7％が最高で、24年68.6％、23年66％がこれに次ぎ、26年60.6％、27年53.8％、29年51.1％、28年50.8％、30年50.0％の順に減少しています。従って、へい死例はこの逆が考えられるわけです。

表25. 狂犬病例の殺処分・へい死別数

	殺処分	へい死	計	発生実数
23年	35 66%	18 34%	53 100%	94 56%
24	94 68.6%	43 31.4%	137 〃	186 73%
25	152 71.7%	60 29.3%	212 〃	263 80%
26	63 60.6%	41 39.4%	104 〃	113 92%
27	35 53.8%	30 46.2%	65 〃	71 91%
28	62 50.8%	60 49.2%	122 〃	126 96%
29	23 51.1%	22 48.9%	45 〃	46 98%
30	1 50.0%	1 50.0%	2 〃	3 66%
計	465 62.8%	275 37.2%	740 〃	902 82%

　この傾向は、狂犬病流行の初期と、猛威を示した年頃には殺処分例も多く、一般に狂犬病の恐怖が高まつていたと考えられます。それだけに狂犬病の症状もかなり明らかなものも多かつたようです。又、年度別の数字から、流行初期から末期に至るに従い、明瞭な症状を示す例が少なくなり、殺処分例が減少してきたものと推察されます。以上のような観点から、へい死例は増加の傾向がみられているわけです。

　尚、表中の計は、前述の通り実際の発生数(発生実数)ではないので、発生実数の下に検討した数(計)との比率を示しましたが、これらの比率は、今迄に検討してきた内容を更に裏付けるのに参考になつたようです。

　次に表25の殺処分465例につき、発病後幾日目に処分されたかを年度別に示したものが表26です。

　これは、何か危険を、例えば、咬傷したとか、いつもとは様子が違うなどの狂犬病特有の症状が現われたため、殺処分された例です。

　計でみると、1日目で処分された例は、31.2%を示し一番多く、2日目26.9%、3日

表2 6. 殺処分例の処分日の比較

年\日	1日	2日	3日	4日	5日	6日	7日	8日	9日	10日	計
23年	9 25.7%	5 14.3%	6 17.1%	10 28.6%	4 11.4%			1 2.9%			35 100%
24	32 34.1%	24 25.5%	16 17.0%	16 17.0%	3 3.2%		2 2.1%	1 1.1%			94 100%
25	44 28.9%	43 28.3%	32 21.1%	17 11.2%	9 5.9%	4 2.6%	2 1.3%			1 0.7%	152 100%
26	20 31.7%	14 22.2%	12 19.1%	15 23.8%	1 1.6%	1 1.5%					63 100%
27	11 31.4%	11 31.4%	6 17.2%	4 11.4%	2 5.7%	1 2.9%					35 100%
28	23 37.1%	22 35.5%	10 16.1%	5 8.1%	2 3.2%						62 100%
29	6 26.1%	6 26.1%	5 21.5%	4 3.2%		2 8.7%					23 100%
30			1 100%								1 100%
計	145 31.2%	125 26.9%	88 18.9%	71 15.3%	21 4.5%	8 1.7%	4 0.9%	2 0.4%	0	1 0.2%	465 100%

目18.9％、4日目15.3％の順に減少し、その後は急減して、5日目4.5％、6日目1.7％、7日目は0.9％を示し、9日目に至つては0.2％を示しています。即ち、1両日中に処分されるものが約60％、4日間中には90％もが処分されています。1日、2日目処分例は、躁狂期症状がかなり明瞭に現われたもので、これらは飼主に気づかれない位にゆううつ期症状が短いか、弱かつたものでしよう。3日目、4日目頃の例は、ゆううつ期症状、例えば食欲減退とか、挙動がいつもと異なつているなど、不審をいだきながらも日を送つている中に、暴れた、咬まれたとかで、あわてて保健所に連絡、処分した例です。

4日目以後の例についても同様に考えられます。

このようなことから、狂犬病ではないかと疑いのもてる時期は、大体、発病後4日以内と推定されます。

狂犬病発病初期の興奮などは、飼主には、一寸異状があつても判断がつかず、自分が側に寄つていつたので、よろこんでじやれている位にしか解せない場合が多いのではないでしようか。

更に年度別にみても、やはり4日目に一線を引いて考えることが出来ます。その中でも、1日目処分例が毎年高い比率を示していますが、25年と27年以降には、1日目と2日目の差があまりみられません。又、23年頃には4日目、5日目頃の処分例が他の年にくらべて少し多い比率を示しているのは、狂犬病の症状が、流行の初期でもあり、一般の人々によく知られておらず、少し位の異状症状があつても気づかず、咬傷などではじめて危険を知り、処分したように思われます。このことは、26年頃迄にもわずかながらみられますが、狂犬病の恐ろしさがわかつてくると流行末期頃のように、1日、2日目処分例が他の例よりも高い比率を示してきています。しかし、この傾向は29年には乱れをみせますが、この原因はおそらく、流行末期の狂犬病症状が変化し、あまり躁狂症状を示さない例が多く、そのため発見がおくれ処分が延びたのかもしれません。

いずれにしても、処分の時期は危険を感じた時に間違いはないのですが、表にみられるように時間的にかなりのずれのあることは、狂犬病の発病経過が一定したものではない、ということです。それに症状の現われ方も、必ずしも教書に示されたような順序で、又は明瞭に現われるものではないということが推察されます。

今度は、へい死例について表27をみながら、同様に検討してみましよう。

へい死例ですから、何らかの狂犬病症状を示しながらへい死したものです。しかし、狂犬病の危険な症状を現わしている犬を、飼主が、又はそれをみた人々が、何ら恐怖を感ぜずに

表27. へい死例の推定発病期間の比較

	1日	2日	3日	4日	5日	6日	7日	8日	9日	10日	15日	計
23年	1 5.6%	4 22.2%	4 22.2%	4 22.2%		2 11.1%	2 11.1%			1 5.6%		18 100%
24	5 11.7%	4 9.3%	3 7.0%	10 23.4%	3 7.0%	3 7.0%	2 4.7%	1 2.3%	1 2.3%	1 2.3%		43 100%
25	7 11.7%	10 16.7%	19 31.7%	7 11.7%	6 10.0%	3 5.0%	4 6.7%	1 1.6%	2 3.3%		1 1.6%	60 100%
26	4 9.7%	10 24.4%	12 29.3%	9 22.0%	3 7.3%	2 4.9%		1 2.4%				41 100%
27	4 13.3%	2 6.7%	13 43.3%	5 16.7%	4 13.4%		1 3.3%	1 3.3%				30 100%
28	4 6.7%	16 26.7%	14 23.3%	9 15.0%	9 15.0%	6 10.0%	2 3.3%					60 100%
29	3 13.6%	7 31.8%	4 18.3%	5 22.7%	2 9.1%	1 4.5%						22 100%
30			1 100.%									1 100%
計	28 10.2%	53 19.3%	80 29.1%	49 17.8%	27 9.8%	17 6.2%	11 4.0%	4 1.4%	3 1.1%	2 0.7%	1 0.4%	275 100%

見逃していたわけでもないでしょうから、このへい死例の狂犬病症状は、殺処分例のように明瞭でなかつたか、又は症状が現われると間もなくへい死してしまつたものでしょう。

狂犬病症状も一定したものでないだけに、軽度の興奮症状では、一寸元気があるなと思う位です。躁狂期症状が現われ、奇声、咬傷などがあれば、誰でも問題にすると思います。いずれにしても、本例は典型的な狂犬病症状を示していないものが大部分を占めています。

例えば、軽度のゆううつ期症状を示していたものが、急変して躁狂期症状を現わし、間もなくへい死したとか、殆んど症状らしい症状を現わさないでへい死した例で、これは比較的経過の長いものに多い様です。

このような、あまり狂犬病症状の明らかでないへい死例を、検討の対照にすることは問題もあるかと思われますが、へい死時が明らかな例ですから、狂犬病の発病経過日数は殺処分例よりは野外発病例にいくらか近いようです。しかし実際に、飼主も十分な異状症状を観察出来ないような例が、即ち、教書に示されていないような例が、実際には３７.２％もということは重要視しなくてはなりません。

表をみると、まず計では３日目２９.１％が一番多く、次いで２日目１９.３％、４日目１７.８％、１日目１０.２％、５日目９.８％の順ですが、５日目迄で８６.２％も占めています。６日目は更に減少して６.２％、７日目４.０％を示しています。その他８日目１.４％から１５日目０.４％迄みられますが、僅かです。

このような比率は、殺処分例の１日～２日目の多いのとは少し異つた様相を示しています。表では３日目、４日目頃に一番多い数字がみられますから、狂犬病の発病期間の最多例としては、この頃が一番多いように考えられます。

これも、初期症状が十分に把握されていないため１日～２日位を加算すると、４日、５日位が多いことになりますが、１５日例のような長い例も僅かながらあるので、断定することは出来ません。

更に年度別にみると、同様に３日、４日目の頃が多いのですが、２９年には２日目が多く、全般的には流行末期になるに従い、発病期間の長い例が少なくなり、最多例の中心もやゝ短かくなつているようにみられます。

以上、殺処分例と、へい死例について、個別的に検討してきたわけですが、次に表２８に示された、犬を用いた感染試験成績の発病期間をみることにします。これは表２１にみられるように、生後４カ月位の試験犬につき、病毒株別に接種した成績です。あとで一諸に検討しますがこの成績を、殺処分例、へい死例の推定発病期間と比較、表示したものが表２９です。

表28.A 実験例の発病期間 （表21参照）

No.	病毒株	発病期間
1	141	4 日
2	〃	5
3	120	3
4	〃	2
5	78	2
6	〃	4
7	28	2
8	〃	8
9	101	7
10	〃	6
11	〃	6
12	70	5
13	〃	5
14	76	5
15	〃	6
22	35	4
26	208	8
27	97	5
28	120	5
29	75	4

No.	病毒株	発病期間
30	213	2
31	173	8
32	51	5
33	170	3
34	42	2
35	12	3
36	58	6
37	VCA	6
38	13	5
39	69	3
40	125	5
41	179	3
42	173	3
43	197	6
44	101	4
45	41	3
46	406	5
47	45	2
48	A3	3
51	115	4
53	76	4

表28.B 実験例発病期間の比較

54	40	3
55	173	3
57	208	6
58	173	4
59	41	3
60	145	3
61	120	6
63	〃	3
64	170	3
65	97	3
66	12	2
67	125	4
68	197	4
69	97	6
70	13	3
71	42	5
72	75	4
73	〃	4
74	70	4
75	58	6
76	121	5
77	57	4

発病期間	例数	％
2日	7	11.1
3	16	25.4
4	14	22.2
5	12	18.0
6	10	15.9
7	1	1.6
8	3	4.8
計	63	100

表29. 殺処分例、へい死例及実験例の発病期間の比較

	1日	2日	3日	4日	5日	6日	7日	8日	9日	10日	15日	計
殺処分	145 31.3%	125 27.0%	88 18.9%	71 15.2%	21 4.5%	8 1.7%	4 0.8%	2 0.4%	0	1 0.2%	0	465 100%
へい死	28 10.2%	53 19.3%	80 29.1%	49 17.8%	27 9.8%	17 6.2%	11 4.0%	4 1.5%	3 1.1	2 0.7%	1 0.3%	275 100%
計	173 23.5%	178 24.2%	168 22.7%	120 16.2%	48 6.5%	25 3.3%	15 1.9%	6 0.8%	3 0.4	3 0.4%	1 0.1%	740 100%
実験例		7 11.1%	16 25.4%	14 22.2%	12 18.0%	10 15.9%	1 1.6%	3 4.8%				63 100%

まず、殺処分例、へい死例の計では、3日迄で22.7～24.2％を示し、全体の約70％を占めています。その他では、4日目16.2％と減少し、その後は更に減少し15日目は0.1％を示しています。従つて、全般的には4日目頃迄が最多例の範囲のようです。

又、殺処分例では1日目が、へい死例では3日目が多く、両者の間には2日間の差がみられます。

それは、殺処分例では発病後、症状の最高潮時に処分されたものが多いだけに、もし処分されなかつた場合は、このあとに続くと想像される麻痺症状などが、幾日位続くかといつた問題が残ります。又、へい死例は、典型的な症状を示したものが少ない例だけに、絶対視することは出来ませんが、へい死例の発病期間を中心に考える時は、両者の多数例日比較からは、大体2日位の差がみられ、へい死例の発病期間が長くなつています。

この数は、計の発病期間と、大体似たような数がみられます。

尚、これは、われわれの行なつた実験例の成績では1日目は0です。実験例では、発病初期の体温異状などから観察していますが、発病してすぐその日にへい死したものはないということです。

今迄にも何度か指摘してきたように、殺処分例も、へい死例も共に発病初期の体温異状などについては不可能に近い観察だけに、見落されることが多く、大体、初期症状はかなりはつきり現われてからの観察が多いことになります。従つて、実際の発病時からは幾分おくれた発病期間が算出されることになります。又、殺処分例では、前述のように、処分されなかつた場合の日数が加算されなくてはならないわけですから、これらの点を考慮して実験例の成績をみると、類似していることがわかります。即ち、最多例は、1日目を除いて2日目から6日目の間に占められています。野外発病例では、僅かながら、例外的に期間の長いものがみられますが、実験例では、8日以内が示されています。

大体、狂犬病の発病期間は一定したものではないのですが、概略、2～6日位のものが多く、例外的に、拾数日に及ぶものもあると推察できます。実験例では、病毒接種部位、量が一定していますが、野外例では、感染部位、量などがまちまちになつています。この為、以上のような実験例との差を示してきたものと推察されます。

8. 実際にはどんな症状が見られたでしよう

イ．症状の分類

今度は狂犬病の症状について、前記の報告書の記録を集計した表３０から、どんな症状が多くみられたか、検討してみましよう。

表の症状の分類は、教書（狂犬病論）の分類に準じて、ゆううつ期、躁狂期、麻痺期と分けてみました。又、記録の中で、類似した症状を表現した言葉は、例数の多い方を使用しました。

まず、表に示された言葉を説明します。

異状なし＝飼い主などが、特に異状を発見出来なかつたものです。例数も少なく、全部がへい死例にみられました。

体温＝発熱を意味します。少ない例です。普通では、発病した際、体温を計るのはとても危険ですが、発病初期に狂犬病ともわからず、飼い主が不審をいだき、診察を受けたものです。

食欲－＝食欲なしを意味します。教書では、食欲の変化はみられない様に記されていますが、かなり多い例を示しています。

食欲＋＝食欲ありの意味です。この例も又少ないのですが、実際には少々異状的（興奮症状）な食欲があつても、周囲の人にはそれが、元気がある位にしかみられず、報告が少なかつたものかも知れません。

不安＝挙動不安、落つきが無い、居所を変える、よく吠える、異状ありなどの、全体的にみられる挙動の異状を示すものを一括しましたが、大体発病初期の症状です。

異物嗜好＝木片、草、土、石などの異物を食べるものです。かなり多い例数がみられます。

発情＝教書にも示されていますが、丁度、発情期にあつたものが発病したため、記録されたものか、発病して発情を現わしたものか、例数も少なく明らかな事はわかりません。

暗所＝暗い所を好むといつた意味です。縁の下、物置の隅などに、おびえて這入つてしまい、家人がよんでも、なかなか出て来ない事がよくあります。やはり、きらきらした光線とか、水面の光の反射、時には、風が顔や体に当つてもおびえる事があります。

元気－＝元気がないという意味です。いつもと異つて元気がないといつた様な、全身的な態度を主とした観察です。発病末期の麻痺症状とは区別しました。

顔貌＝顔貌強硬、けいれん、眼光鋭し、耳直立などの、顔、耳、眼などの緊張した症状についてまとめました。

表30. 臨床症状群の年度別比較

症状	異状なし	体温	食欲−	食欲＋	不安	異物嗜好	発情	暗所	元気−	顔貌	異物咬	咬む	奇声	脱走	狂躁	嚥下困難	流涎	嘔吐	けいれん	呼吸困難	尾下垂	麻痺	麻痺上	麻痺下	衰弱	計
23年	1.9 2		17.4 18	2.9 3	3.9 4	0.9 1			2.9 3	1.9 2	0.9 1	14.4 15	12.5 13	4.8 5	21.2 22		5.8 6		0.9 1			5.7				100% 104例
24		0.4 1	17.2 44		5.9 15	0.8 2		0.4 1	2.7 7	1.9 5	5.5 14	22.3 57	7.4 19	0.4 1	19.1 49	0.8 2	4.7 12	0.4 1	0.4 1	0.4 1	0.4 1	7.4 (19)			1.6 4	100% 256例
25			14.7 71		7.8 38	2.7 13			3.1 15	3.1 15	5.2 25	17.3 84	8.9 43	1.7 8	12.0 58	1.4 7	4.1 20	0.6 3	0.2 1	0.4 2	0.2 1	10.5 (51)	0.6 3	5.0 24	0.6 3	100% 485例
26			11.3 32		4.3 12	3.9 11			1.8 5	6.0 17	8.8 25	7.8 22	9.9 28	0.3 1	14.8 42	1.8 5	6.0 17		1.8 5			10.6 (30)	2.8 8	8.1 23		100% 283例
27		0.5 1	11.1 23		6.8 14	1.5 3		0.7 1	2.9 6	4.3 9	10.6 22	5.8 12	9.7 20		10.1 21	2.4 5	5.3 11		0.5 1			13.0 (27)	3.9 8	11.1 23	0.5 1	100% 207例
28	0.3 1		9.5 31	0.3 1	6.1 20	1.8 6			1.5 5	5.5 18	10.1 33	8.3 27	11.4 37		13.0 42	1.2 4	5.2 17		0.9 3			11.4 (37)	2.8 9	8.6 28	2.1 7	100% 326例
29			10.4 15		4.9 7	4.2 6	0.7 1		1.4 2	4.9 7	11.2 16	7.7 11	8.4 12		11.2 16	1.4 2	4.9 7	0.7 1	0.7 1			14.0 (20)	1.4 2	9.8 14	1.4 2	100% 143例
30			16.6 1									16.6 1	16.6 1		16.6 1							16.6	16.6 1			100% 6例
計	0.17 3	0.11 2	12.98 235	0.22 4	6.08 110	2.32 42	0.06 1	0.11 2	2.37 43	4.03 73	7.62 138	12.65 229	9.55 173	0.83 15	13.87 251	1.38 25	4.97 90	0.28 5	0.72 13	0.17 3	0.11 2	10.55 191	1.66 30	6.24 113	0.94 17	100% 1810例
	1.17 3		24.25%		4.39						55.18%					999				20.40%		369				

異物咬＝異物を咬むの意味です。木片、石、土などの異物を、強襲的に咬むものです。これは、鶏が餌を拾う時のような動作によく似ていますが、咬むだけですから、異物嗜好とは違います。

咬む＝咬傷被害調査の立場から、人又は犬などに咬傷を与えたものだけを、特に集計しました。

奇声＝いつもと異つた吠え方、なき声をするもので、中にはあまり吠えなかつた犬が吠え出した例もあります。

脱走＝飼い主から逃げて、数日して帰つて来た時、異状を認めたとか、不審に思つている間に綱を切つて逃げてしまつた例です。

狂躁＝狂犬病の狂躁症状を現わしたもので、いろいろな興奮症状が、極度に達しています。

嚥下困難＝なにか食べようとしても、呑み込む事が出来ず、一旦口に入れても、すぐ口から落してしまう様な状態です。咽喉麻痺症状が現われたものです。

流涎＝よだれを流す状態で、咽喉麻痺の時などにもみられ、発病末期に多い症状です。

嘔吐＝食べたものを、そつくり嘔吐する状態ですが、食べた後１０分〜１時間位経つてから、もどすものが多い様です。実験例でよくみられました。

けいれん＝部分的に、又は全般的に、前肢、後肢、頸部などにみられます。

呼吸困難＝静止していても、呼吸が激しかつたり、弱いものが、発病末期頃にみられます。

尾下垂＝尾を股間にまき込む様な状態で、物におびえている様な時にもみられますが、発病後、麻痺症状が現われ衰弱している様な時にみられます。

麻痺＝全身的に麻痺症状のみられるもので、起立不能、横臥、横転などです。

麻痺（上）＝上半身に麻痺がみられたものです。主に前肢などに現われます。

麻痺（下）＝下半身に麻痺がみられたもので、腰部、後肢が多く、起立不安、歩様不安などです。

衰弱＝全般的に衰弱が現われたもので、大体発病末期の症状ですが、発病初期頃から衰弱症状がみられたものもあります。

以上、簡単に説明しましたが、勿論これだけが狂犬病の症状ではありません。例数の比較的多いもの、又特異の症状は例数が少なくても取り上げました。更に、症状の分類も、検討するのに便利と考え、教書の分類に準じましたが、狂犬病の症状は、この様にはつきりしたものではありません。

さて、どんな症状を示したものが多くみられたか、表を見ると、計で1,810例の症状群中、

躁狂期症状が55.18％で一番多く、約半数を占め、ゆううつ期症状が24.25％、麻痺期症状が20.40％を占め、両者は大体似ています。

更に、この内容をみると、まず多いのは、狂躁13.87％、食欲ー12.98％、咬む12.65％麻痺10.60％、奇声9.55％などで、大体10％以上を示し、これらは全体の約60％を占めています。次に異物咬7.62％、不安6.08％、麻痺（下）6.24％、流涎4.97％、顔貌4.03％などがみられ、異物嗜好2.32％、元気ー2.37％などは更に減少しています。この他は僅かです。

これをみると、大体が躁狂期症状のもので、次にゆううつ期、麻痺期症状です。これは、狂躁、咬むなどの躁狂期症状が主体となり、狂犬病の初期症状や、末期症状は、あまり観察されなかった様に思われます。末期症状については、前述の様に、殺処分例が約63％もある事から、この様な数字が出たものでしょう。

表中の例数の多い症状につき、年度別の消長を検討してみましょう。

まず、食欲ーは、24年頃までは17％を示していますが、その後減少の傾向がみられ、28年頃には約10％を示しています。

顔貌は、24年頃までは少なく、1.9％ですが、25年3.1％から、26年6.0％と増加し、その後は5.0％程度を示しています。

異物咬は、23年0.9％と僅かでしたが、24年5.5％と急増し、その後徐々に増加して27年以降は10.6％を示しています。

咬むは、23年には14.4％を示し、24年には急増し22.3％を示しましたが、25年には17.3％と減少し、更に26年には半減して7.8％を示し、以後似た様な数がみられます。

奇声については、23年12.5％を示していますが、24年には7.4％と急減しています。しかしその後、やゝ増加の傾向がみられ、28年には11.4％を示していますが、29年には8.4％と又少し減少しています。

狂躁は、23年に21.2％と高い数字がみられますが、その後減少して、29年には11％台を示しています。

又、麻痺についてみると、23年には5.7％を示しましたが、その後徐々に増加の傾向がみられ、29年には14％を示しています。

最後に、麻痺（下）も、25年に5.0％がみられますが、その後僅かながら増加の傾向がみられ、29年には9.8％を示しています。

この他の症状には、殆んど増減の傾向はみられません。又、食欲ーは、狂犬病の主な症状

ではないのですが、初期症状にみられるものか、末期症状にみられるものか、区別が十分につかず、記録をみた憶測では、初期症状的なものがみられます。

なお、これらの症状で、流行末期に至るに従がい増加したものは、顔貌、異物咬、麻痺、麻痺(下)などで、減少したものは、食欲一、咬む、狂躁などです。不安、奇声、流涎などは、大差はみられませんが、かなう多い数を示しています。

減少例と増加例などから、狂犬病の症状が、狂躁症状を示すものが徐々に少なくなつて来た様にも考えられ、又、狂犬病に対する恐怖が高まう、恐しい症状が現われる前の症状で、例えば、挙動不安、異物嗜好の様な時に、危険を予測し、処分したとも考えられます。

いずれにせよ、狂躁症状が減少し、麻痺症状が増加している事は確かです。

又、異状なし、元気一の例は、教書で示された静狂も含まれている事でしょう。従つて、これら検討対照例の中には、本来の狂躁症状を主としたものや、麻痺症状を主としたものや、更に、異状を殆んど示すに至らないような、静狂症状のものも含まれている訳です。それに、狂犬病1例毎の発病経過の比較であれば、上述の憶測も、かなう確実性が現われてきますが、この表からは、ただ、多く観察された症状の比較ですから、全般的な傾向しか推測出来ない訳です。

ロ．殺処分、へい死例に見られる症状

これらの狂犬病は、発病後、殺処分されたとか、へい死したという例ですから、この両者の症状には、前述の観点から、何らかの差があると考えられます。そこで、検討成績をより有意義にするため、この点について検討してみます。

まず、殺処分例1,074の症状群について示された表31を見て下さい。計では、躁狂期症状のものが54.24％で一番多く、ゆううつ期症状が25.22％でこれに次ぎ半減しています。又、麻痺期症状は16.94％で僅かながら減少しています。

この数字からは、主として、躁狂期症状が現われたため処分されたものが、多くみられます。麻痺期症状を示して処分されたものは、躁狂期症状が、比較的弱かつたか、短かかつたのでしょう。とにかく、殺処分例だけに、麻痺期以前の症状が多くみられています。

更に、各々の症状についてみると、多いのは、狂躁14.71％、咬む14.20％、食欲一13.59％など、大体14％以上で、全体の約40％を示し、比較的少ない症状群で占めています。次に、不安6.70％、異物咬8.19％、奇声9.40％、麻痺8.66％など、少し減少した数字がみられます。その他は、顔貌4.0％、流涎5.03％、麻痺(下)5.12％で、5％程度と更に減少しています。他は約1％以下で僅かです。この様な数字から、殺処分例は、狂躁、咬むな

表 3-1 殺処分例、症状群の年度別比較

症状	異状なし	ゆううつ期							躁期						狂期				麻痺期						計
		体温	食欲－	食欲＋	不安	異物嗜好	発情	暗所	元気－	顔貌	異物咬	咬む	奇声	脱走	狂躁	嚥下困難	流涎	嘔吐	けいれん	呼吸困難	尾下垂	麻痺	麻痺上	麻痺下	衰弱	
23年			17.4 / 12	1.5 / 1	4.4 / 3	1.5 / 1			2.8 / 2	1.5 / 1	4.4 / 3	15.9 / 11	13.0 / 9	7.2 / 5	21.7 / 15		4.4 / 3					4.4 / 3				100% / 69
24			16.6 / 28		5.9 / 10	0.6 / 1			3.5 / 6	2.4 / 4	5.9 / 10	23.1 / 39	7.1 / 12	0.6 / 1	20.1 / 34	1.2 / 2	4.7 / 8	0.6 / 1	0.6 / 1		0.6 / 1	5.9 / 10			0.6 / 1	100% / 169
25			14.8 / 48		8.3 / 27	2.2 / 7			3.1 / 10	3.7 / 12	6.2 / 20	19.5 / 63	8.0 / 26	1.5 / 5	13.0 / 42	1.2 / 4	3.4 / 11			0.3 / 1		9.3 / 30	0.9 / 3	4.0 / 13	0.6 / 2	100% / 324
26			13.0 / 22		5.3 / 9	4.1 / 7			1.8 / 3	5.9 / 10	8.3 / 14	7.7 / 13	8.9 / 15	0.5 / 1	16.0 / 27	1.2 / 2	7.7 / 13		1.8 / 3			8.3 / 14	3.0 / 5	6.5 / 11		100% / 169
27	0.8 / 1		11.7 / 13		6.3 / 7	1.7 / 2			1.7 / 2	4.5 / 5	11.7 / 13	4.5 / 5	10.7 / 12		10.7 / 12	1.7 / 2	7.1 / 8					11.7 / 13	5.4 / 6	9.8 / 11		100% / 112
28			8.2 / 13		7.5 / 12	2.5 / 4			1.3 / 2	5.7 / 9	13.2 / 21	8.8 / 14	13.8 / 22		11.3 / 18	0.6 / 1	5.7 / 9					8.2 / 13	3.8 / 6	7.5 / 12	1.9 / 3	100% / 159
29			12.8 / 9		5.7 / 4	5.7 / 4				2.8 / 2	10.0 / 7	8.6 / 6	7.2 / 5		14.4 / 10	1.4 / 1	2.8 / 2					14.4 / 10	1.4 / 1	11.4 / 8	1.4 / 1	100% / 70
30			50 / 1									50 / 1														100% / 2
計	0.09 / 1		13.59 / 146	0.09 / 1	6.70 / 72	2.42 / 26			2.33 / 25	4.0 / 43	8.19 / 88	14.20 / 152	9.40 / 101	1.11 / 12	14.71 / 158	1.11 / 12	5.03 / 54	0.09 / 1	0.37 / 4	0.09 / 1	0.09 / 1	8.66 / 93	1.96 / 21	5.12 / 55	0.65 / 7	100% / 1074
	25.22%												54.24%								16.94%					
								271						621							182				

—117—

ど、内容的にみても、躁狂期症状のものが多くを占めています。

又、年度別の消長についてみると、食欲ーは、23年に17.4％を示し、その後僅かながら減少、28年には8.2％に減少、29年は12.8％と再び増加しています。

顔貌は、23年は1.5％を示し、その後徐々に増加し、28年に5.7％を示しました。しかし、29年には2.8％と半減しています。

異物咬は、23年は4.4％で、その後徐々に増加し、28年に13.2％を示し、29年には10％で、やゝ減少しています。

咬むは、23年は15.9％を示し、24年に23.1％と増加、その後減少し、27年には4.5％、28年以降は8％程度を示しています。

狂躁は、最初21.7％の高率がみられましたが、その後徐々に減少し、28年には11.3％を、29年は14.4％でやゝ増加しています。

又、麻痺は、23年4.4％と低率でしたが、その後増加し、29年には14.4％を示しています。

最後に、麻痺（下）ですが、24年までは記録にみられませんでしたが、25年に4.0％、その後増加し、29年には11.4％と、かなり増加しています。

増加例は、顔貌、異物咬、麻痺、麻痺（下）などで、減少例は、食欲ー、咬む、狂躁などです。その他著しい変化のないものでも、不安、奇声、流涎などは、かなり多い数字がみられます。

減少例に、狂躁症状のものが多く、増加例に、狂躁症状の前期的症状のものや、麻痺症状が多くなつている点からみると、前述の様に、狂犬病の症状が、流行末期に及ぶに従い、本来の狂躁症状を示すものが少なくなり、麻痺症状を示すものが多くなつたのか、又は一般の関心が高まり、事前に処分する例が多くなり、このような数字が現われたとも考えられ、いずれも否定出来ない事実のように思われます。

次に、へい死例、736症状群について、表32を見て下さい。これは、発病後へい死した例ですから、発病末期症状も観察されています。計では、一番多いのが躁狂期症状の51.90％で、半数を占め、次に半減して麻痺期症状25.28％、更に僅かながら減少して、ゆううつ期症状が22.8％と続きます。

殺処分例との比較では、この2位、3位が入れ替り、麻痺期症状が当然ながら多くなつています。

各症状についてみると、多いのは、麻痺13.33％、狂躁12.6％、食欲ー12.09％、咬む

表 3-2. へい死例症状群の年度別比較

症状 (年)	ゆううつ期								躁期					狂期						麻痺期							計
	異状なし	体温	食欲−	食欲＋	不安	異物嗜好	発情	暗所	元気−	顔貌	異物咬	咬む	奇声	脱走	狂躁	嚥下困難	流涎	嘔吐	けいれん	呼吸困難	尾下垂	麻痺	麻痺上	麻痺下	衰弱	計
23年	5.7 / 2		17.0 / 6	5.7 / 2	2.9 / 1				2.9 / 1	2.9 / 1		11.4 / 4	11.4 / 4		20.0 / 7		8.6 / 3		2.9 / 1			8.6 / 3				100% / 35
24		1.2 / 1	18.4 / 16		5.6 / 5	1.2 / 1			1.2 / 1	1.2 / 1	4.6 / 4	20.7 / 18	8.0 / 7		17.2 / 15		4.6 / 4			1.2 / 1		10.3 / 9			3.4 / 3	100% / 87
25			14.3 / 23		6.9 / 11	3.7 / 6			3.1 / 5	1.9 / 3	3.1 / 5	13.0 / 21	10.6 / 17	1.9 / 3	9.9 / 16	1.9 / 3	5.6 / 9	1.9 / 3	0.6 / 1	0.6 / 1	0.6 / 1	13.0 / 21		6.8 / 11	0.6 / 1	100% / 161
26			8.8 / 10		2.7 / 3	3.5 / 4			1.8 / 2	6.1 / 7	9.5 / 11	7.9 / 9	11.4 / 13		13.2 / 15	2.7 / 3	3.5 / 4		1.8 / 2			14.0 / 16	2.6 / 3	10.5 / 12		100% / 114
27			10.5 / 10		7.4 / 7	1.1 / 1			4.2 / 4	4.2 / 4	9.4 / 9	7.4 / 7	8.4 / 8		9.4 / 9	3.2 / 3	3.2 / 3		1.1 / 1			14.7 / 14	2.1 / 2	12.6 / 12	1.1 / 1	100% / 95
28	0.6 / 1		10.7 / 18	0.6 / 1	4.8 / 8	1.2 / 2			1.8 / 3	5.4 / 9	7.1 / 12	7.8 / 13	9.0 / 15		14.4 / 24	1.8 / 3	4.8 / 8		1.8 / 3			14.4 / 24	1.8 / 3	9.6 / 16	2.4 / 4	100% / 167
29			8.2 / 6		4.1 / 3	2.7 / 2			2.7 / 2	6.8 / 5	12.3 / 9	6.8 / 5	9.7 / 7		8.2 / 6		6.8 / 5	1.4 / 1	1.4 / 1			13.7 / 10	1.4 / 1	8.2 / 6	1.4 / 1	100% / 73
30								1.4 / 1					2.5 / 1		2.5 / 1							2.5 / 1		25 / 1		100% / 4
計	0.40 / 3	0.14 / 1	12.09 / 89	0.40 / 3	5.16 / 38	2.17 / 16	0.14 / 1	0.27 / 2	2.45 / 18	4.08 / 30	6.79 / 50	10.47 / 77	9.78 / 72	0.40 / 3	12.64 / 93	1.77 / 13	4.89 / 36	0.54 / 4	1.22 / 9	0.27 / 2	0.14 / 1	13.33 / 98	1.22 / 9	7.88 / 58	1.36 / 10	100% / 736
			22.82%							51.36%					25.42%										
			168							378					187										

―119―

10.47％、奇声9.78％などで、大体10％以上を示し、全体の58％を示し、比較的多い症症状群で占めています。次に、かなり減少して麻痺（下）7.88％、異物咬6.79％、不安5.16％、顔貌4.08％などが続きます。更に減少して、異物嗜好2.45％、元気－2.45％などがみられますが、その他は僅かです。

この様な数字から、へい死例では、麻痺が一番多い数字を示していますが、咬む、狂躁、食欲－なども、多い数字がみられます。

又、症状の年度別消長をみると、多い数字のみられる食欲－は、23年に17.0％を示し、その後徐々に減少し、29年には8.2％がみられます。

顔貌は、最初2.9％がみられましたが、その後増加の傾向を示し、末期には6.8％を示しています。

異物咬は、24年4.6％を示し、徐々に増加を示し、29年には12.3％がみられます。

咬むは、23年11.4％でしたが、24年20.7％と増加、25年は13％と急減し、その後約7.0％を示しています。

狂躁は、23年20％を示し、その後減少の傾向をみせ、29年は8.2％を示しています。

次に麻痺は、23年8.6％でしたが、その後増加し、26年以降は約14％前後がみられます。

最後に、麻痺（下）は、25年6.8％でしたが、その後増加し、27年12.6％を示し、その後やゝ減少、29年には8.2％を示しています。

この中で増加例は、顔貌、異物咬、麻痺などで、減少例は、食欲－、咬む、狂躁などです。この他の症状では、不安、奇声、流涎、麻痺（下）など、特に増減はみられないのですが、かなり多い数字を示しています。従つて、咬む、狂躁などが減少している事と、顔貌、麻痺、異物咬むなどが増加している事から、殺処分例と同じ様な傾向が推察されます。

又一般の関心が高まつたとはいえ、狂躁症状を現わしている犬を見逃すわけもありませんから、この状態の犬は、その後間もなくへい死したものでしよう。

以上、いろいろと検討して来ましたが、ここで表33から、両者の比較をみると、躁狂期では、殺処分例がへい死例より、やゝ多い数字（2.7％）を示しています。ゆううつ期では、殺処分例が僅か多く（2.4％）、又麻痺期は、逆に殺処分例が少なく（3.6％）なつていますが、これは殺処分という事実が、即ち、殺処分されたか、されなかつたかで、この様に、へい死例との間に症状群に、又は数字に現われたものです。

次に、全般的に各々の症状についてみると、多い症状は、両者共に躁狂期症状が主体とな

表33. 殺処分例、へい死例の症状別比較

症状	異状なし	ゆううつ期								躁期						麻期				麻痺期						計
		体温	食欲-	食欲+	不安	異物嗜好	発情	暗所	元気-	顔貌	異物咬む	咬む	奇声	脱走	狂躁	嚥下困難	流涎	嘔吐	けいれん	呼吸困難	尾下垂	麻痺	麻痺上	麻痺下	衰弱	
殺処分例	0.09	0.09	○13.59-	0.09+	6.70+	2.42	0.14	2.33		4.0	8.19+	14.20+	9.40	1.11	14.71-	1.11	5.03	0.09	0.37	0.09	0.09	8.66+	1.96+	5.12+	0.65	100%
	3	1	146	1	72	26	1	25		43	88	152	101	12	158	12	54	1	4	1	1	93	21	55	7	1,074例
	0.40%		25.22%									54.24%					621				16.94%			182		
へい死例	0.14	0.14	○12.09-	0.4+	5.16	2.17	0.14	2.45	0.27	4.08+	6.79+	10.47	9.78	0.4	○12.64-	1.77	4.89	0.54	1.22	0.27	0.14	13.33+	1.22+	7.88+	1.36	100%
	3	1	89	3	38	16	1	18	2	30	50	77	72	3	93	13	36	4	9	2	1	98	9	58	10	736例
	0.4%		22.82%									51.36%					378				25.42%			187		
計	0.17	0.11	○12.98-	0.22+	6.08	2.32	0.06	2.37	0.11	4.03+	7.62+	12.65	9.55	0.83	○13.87-	1.38	4.97	0.28	0.72	0.17	0.11	○10.55+	1.66+	6.24+	0.94	100%
	3	2	235	4	110	42	2	43	2	73	138	229	173	15	251	25	90	5	13	3	2	191	30	113	17	1,810例
	0.17%		24.25%									55.18%					999				20.40%			369		

年度別の多数例 ○、増加例 +、減少例 —

つて多い数字がみられています。その他では、食欲ー、麻痺などに多い数字がみられ、例数の多いものは、両者共に多いといつた傾向があります。

又、へい死例は、殺処分例より全般的には、僅かながら少ない数字がみられ、麻痺症状だけは、逆に多い数字がみられます。又、各々の症状の増減の傾向は全く同じです。

なお、食欲ーの数字が、両者共に多くみられますが、この点については、後で説明する事にします。

これまで、いろいろな角度から、両者について、狂犬病の症状をみてきましたが、要約すると、次の様な事が考えられます。

狂犬病は、明らかな躁狂期症状を現わしたため、処分される様な、割合に典型的なものが約63％（殺処分例）を占め、又躁狂期症状が弱いか、短かいか、又は殆んど気付かれなかつたりして、へい死した様な、比較的発病症状の変型的なものが約37％（へい死例）あると仮定出来る様です。

狂犬病症状の観察は、両者共に、発病初期のものはなかなか認めにくいようで、報告書の内容にも、これまでの表をみてもわかるように、躁狂期症状が主になつています。

又、各々の症状も、流行初期と末期では、咬む、狂躁といつた危険な症状は減少して、顔貌、異物咬、麻痺などの症状が増加しています。これは、前述の様に、人々が狂犬病の危険な症状には、特に注意するようになつた事もありましようが、流行初期と末期では、狂犬病の症状の変化もあるように考えられます。

八．単一症状例の検討

次に、これは狂犬病の全般的な症状群についてではありませんが、報告書の記録中に、症状が一つしか記されていないものが、かなりある事に気がつきました。そこで、この様な単一症状のものを集計して、何か興味ある事実がみられないかと思い、表34を作つてみました。表はごらんのように、計261例中、殺処分が175例（67％）、へい死が86例（33％）みられました。

症状をみると、9つに分けられましたが、この中、異物咬、咬む、奇声、狂躁など、4つの症状は躁狂期症状のものです。一番多いのは、やはり、咬む55.9％で全体の半分を占め、次に急減して、狂躁17.3％、更に半減して、食欲ー8.4％がみられますが、不安5.3％、異物咬5.0％、麻痺4.2％などは、大体似た数字が示され、その他は1.0％程度で、元気ー、奇声、流涎などがみられます。

これをみると、咬んだために殺処分されたか、咬んだ直後に急死した様な例が、如何に

表34. 単一症状例の比較

症状		食欲	元気	不安	異物咬	咬む	奇声	狂躁	流涎	麻痺	計
23年	殺処分			7.1 1		57.2 8	7.1 1	28.6 4			100% 14
	へい死	25.0 2		12.5 1		50.0 4		12.5 1			100% 8
	計	9.0 2		9.0 2		54.6 12	4.5 1	22.8 5			100% 22
24	殺処分	11.1 5	2.2 1	4.4 2	2.2 1	48.9 22		24.5 11	2.2 1	4.5 2	100% 45
	へい死	11.1 2		11.1 2		55.6 10		16.7 3		5.5 1	100% 18
	計	11.2 7	1.5 1	6.3 4	1.5 1	50.8 32		22.2 14	1.5 1	4.5 3	100% 63
25	殺処分	7.1 5		2.8 2	1.4 1	70.4 50	1.4 1	12.7 9	1.4 1	2.8 2	100% 71
	へい死	10.0 2		5.0 1	5.0 1	70.0 14			5.0 1	5.0 1	100% 20
	計	7.7 7		3.3 3	2.2 2	70.3 64	1.1 1	9.9 9	2.2 2	3.3 3	100% 91
26	殺処分	7.1 1	7.1 1	14.3 2		28.7 4		35.7 5	7.1 1		100% 14
	へい死		6.7 1	6.7 1		46.7 7		33.2 5		6.7 1	100% 15
	計	3.4 1	6.9 2	10.2 3		37.9 11		34.9 10	3.4 1	3.4 1	100% 29
27	殺処分	10.0 1			40.0 4	40.0 4		10.0 1			100% 10
	へい死	16.7 1				66.4 4		16.7 1			100% 6
	計	12.5 2			25.0 4	50.0 18		12.5 2			100% 16
28	殺処分	11.8 2		5.9 1	17.6 3	64.7 17					100% 17
	へい死	7.1 1		7.1 1	7.1 1	50.0 17		21.2 3		7.1 1	100% 14
	計	9.7 3		6.4 2	13.0 4	58.0 18		9.7 3		3.2 1	100% 31
29	殺処分				20.0 1		20.0 1	20.0 1		40.0 2	100% 5
	へい死				25.0 1	25.0 1		25.0 1		25.0 1	100% 4
	計				22.2 2	11.1 1	11.1 1	22.2 2		33.4 3	100% 9
30	殺処分										
	へい死										
	計										
計	殺処分	8.0 14	1.1 2	4.6 8	5.7 10	56.6 99	1.1 2	17.7 31	1.8 3	3.4 6	100% 175
	へい死	9.3 8		1.2 1	7.0 6	3.5 3	54.6 47	1.2 1	16.2 14	1.2 1	5.8 5	100% 86
	計	8.4 22	1.2 3	5.3 14	5.0 13	55.9 146	1.2 3	17.3 45	1.5 4	4.2 11	100% 261

―123―

多いかという事がわかります。更に、この他の躁狂期症状のものを加えると、約80％で大部分を占めています。これは、狂犬病症状としては典型的なものと思います。なお、躁狂期症状の強度に現われたものは、麻痺期症状を示さないか、又は極く短かい時間で急死する例も、かなりある様です。へい死例の、躁狂期症状を現わしたものゝ中に、この様な狂犬病症状のものも含まれています。

　麻痺、流涎などは、本来末期症状的なものですから、これ以前の症状が、例えば、ゆううつ期、躁狂期症状が、殆んどみられなかつたもので、狂犬病症状としては、本当に弱い部類に入り、麻痺型狂犬病とも云われています。又、元気ーも、ある意味では、この部類に入るかも知れませんが、食欲ー、不安などと共に、これ以後に、発展的症状も予測されますから、一概には考えられません。

　それにしても、食欲ーが8.2％もある事は、食欲ーが、狂犬病の主な症状とは考えられませんから、どうして、食欲ーだけで狂犬病を疑つたのか、大いに疑問です。

　次に、殺処分例とへい死例の特異点を比較してみると、殺処分例では、前述の計で検討したと同様の傾向が、症状群にも、数字面にもみられます。ここで問題になるのは、特に殺処分例の場合は、食欲ーだけで処分されたのですから、へい死例以上に、狂犬病を疑がう点があつたものと思われます。これは、当事者でなくてはわかりませんし、なかなか難かしい問題です。なお、へい死例でも9.3％もある事ですから、狂犬病の症状にも、この様な変形的なものがある事に、注意しなくてはなりません。前述の、全般的症状群のところで検討した、食欲ーは、初期症状でもかなり認められる事がわかつたと思います。

　又、元気ー、不安は、特にへい死例では、躁狂期、麻痺期症状が殆んどみられなかつたもので、麻痺性狂犬病とか、静狂と云つた部類に入ります。この様な狂犬病も、8.2％を示し、かなりあると云う事です。

更に、流涎、麻痺症状だけを示すものは、へい死例はとも角、殺処分例では、躁狂期症状が弱かつたか、短かかつたか、又は認められなかつた様な例ですが、へい死例と共に、麻痺型狂犬病とみられ、変型狂犬病の中に入るものです。

この様な変型的なものを合せると、約20％が推定され、典型的なものが約80％と云うことになりますが、これは、全般的症状群の検討成績に似た数字です。

又、年度別の症状群の消長については、全般的にも、又何れの症状にも、増減の傾向の著しいものはみられませんでした。

表 3 5

症状		痺期					計
		異状なし	尾下垂	麻痺	麻痺上	麻痺下	衰弱	
23	殺							100 % 14(88)%
	へい死							2(12) 〃
	計							〃 16
24	殺		2.1 1	8.2 4				〃 49(89) 〃
	へい死			16.7 1				〃 6(11) 〃
	計		1.8 1	9.1 5				〃 55
25	殺			11.8 10	1.2 1	2.4 2	1.2 1	〃 84(80) 〃
	へい死		4.8 1	9.5 2				〃 21(20) 〃
	計		0.9 1	11.5 12	0.9 1	1.9 2	0.9 1	〃 105
26	殺			10.2 4	2.6 1	5.1 2		〃 39(80) 〃
	へい死			30.0 3		10.0 1		〃 10(20) 〃
	計			14.4 7	2.0 1	0.1 3		〃 49
27	殺			13.3 4	10.0 3	10.0 3		〃 30(67) 〃
	へい死			20.0 3	13.1 2	20.0 3		〃 15(33) 〃
	計			15.4 7	11.1 5	13.3 6		〃 45
28	殺			9.1 5	5.4 3	7.3 4	1.8 1	〃 55(87) 〃
	へい死	12 1		12.5 1			12.5 1	〃 8(13) 〃
	計	1		9.5 6	4.8 3	6.3 4	3.2 2	〃 63
29	殺			14.4 2		7.14 1		〃 14(67) 〃
	へい死			14.3 1		14.3 1		〃 7(33) 〃
	計			14.2 3		9.5 2		〃 21
計	殺		0.4 1	10.2 29	2.8 8	4.2 12	0.8 2	〃 285(80) 〃
	へい死		1.5 1	16.0 11	2.9 2	7.2 5	1.5 1	〃 69(20) 〃
	計		0.6 2	11.2 40	2.8 10	4.8 17	0.9 3	〃 354

二、発病後1日目～9日目にへい死または殺処分された例の症状

　今度は、これまでにみてきた野外発病例の発病期間と症状を一つにして、時間的な差、例えば発病後1日目で殺処分されたとか、へい死したとかの例がありますから、このような1日目、2日目などの症状群の消長がどのようにみられたか、即ち早い時期にはどんな症状が、末期にはどんな症状がみられるか、検討してみましょう。

　まず1日目の症状群をまとめたのが表35です。

　計354例中、殺処分が285例（80％）、へい死が69例（20％）みられ、大部分が殺処分例です。この比率は、年度別にみても27年、29年を除いては、やはり殆んどが殺処分例になつています。

　症状の計（下段）で、10％以上のものを拾つてみると、一番多いのは、咬むで、その次は狂躁、麻痺、奇声、異物咬などです。

　殺処分例では、咬むが一番多く、次いで狂躁、異物咬、奇声、麻痺などが多い方です。又、へい死例では、麻痺が一番多く、咬む、奇声などがこれに次ぎます。

　両者の比較では、殺処分例では異物咬、咬む、狂躁などが多く、へい死例では顔貌、流涎、麻痺などが多くなつていますが、これは両者の本質的な差によるものでしょう。殺処分例では、咬んだ為に処分された例が、如何に多いかが解ります。又、へい死例では、麻痺の多いのは当然ですが、1日、2日位でへい死した例は、症状が非常に弱かつたか、短かかつたもので、こんな例がある事にも注意しなくてはなりません。

　次に、年度別で計の症状の消長をみると、食欲－、不安などは、23年のみ多く、その後は特に変化はみられません。異物咬は、23年には多かつたのですが、24年急減し、その後増加の傾向がみられます。咬むは、23年は少なかつたのですが、24年急増して、その後減少しています。狂躁は、23年、24年は多く、その後1年おきに減少しています。麻痺は、28年を除いて大体増加の傾向がみられます。

　これ以外の症状については、特に増減の傾向はみられません。

　この内容をみると、まず殺処分例については、例数も多い点から、前述の計と同じ事が考えられます。

　又、へい死例は、逆に例数も少なく、はつきりした増減はみられませんが、全般的にみて、殺処分例と同様に、多い例数のものは共に多い数字がみられます。

　従つて、1日目では、殺処分例が多いため、咬む、狂躁といつた症状が殆んどです。又、年度別の症状の変化には、咬むが減少、異物咬、麻痺などが増加しています。

表36　2日目の症状群

症状		異状なし	体温	食欲−	〃＋	不安	異物嗜好	発情	暗所	元気−	顔貌	異物咬	咬む	奇声
						ゆううつ期						躁		
23年	殺	18.2 2		11.1 1							9.1 1		22.2 2	11.1 1
	へい死												9.1 1	9.1 1
	計	10.0 2		5.0 1							5.0 1		10.0 2	10.0 2
24	〃			24.4 10		7.2 3				7.2 3	2.5 1	7.2 3	19.6 8	2.5 1
	〃			20.0 2			10.0 1						20.0 2	10.0 1
	計			23.5 12		5.9 3	1.95 1			5.9 3	1.95 1	5.9 3	19.7 10	3.9 2
25	〃			14.1 13		3.26 3	2.17 2			4.34 4	5.43 5	5.43 5	16.3 15	6.5 6
	〃			17.2 5		6.8 2	3.45 1			3.5 1			13.8 4	6.8 2
	計			14.9 18		4.1 5	2.6 3			4.1 5	4.1 5	4.1 5	15.7 19	6.6 8
26	〃			10.3 4		10.3 4	2.6 1				5.1 2	12.8 5	12.8 5	10.3 4
	〃			4.4 1			4.4 1				8.7 2	4.4 1	13.0 3	8.7 2
	計			8.1 5		6.5 4	3.2 2				6.5 4	9.7 6	12.9 8	9.7 6
27	〃		2.9 1	5.9 2		5.9 2				5.9 2	2.9 1	14.7 5	5.9 2	11.8 4
	〃			20.0 1									40.0 2	20.0 1
	計		2.6 1	7.6 3		5.1 2				5.1 2	2.7 1	12.8 5	10.3 4	12.8 5
28	〃			9.4 5		3.8 2	3.8 2				7.6 4	16.9 9	9.4 5	13.2 7
	〃			9.1 3	3.0 1	3.0 1					6.1 2	3.0 1	21.2 7	15.2 5
	計			9.3 8	1.2 1	3.5 3	2.3 2				6.9 6	11.6 10	14.0 12	14.0 12
29	〃			18.8 3		6.3 1					6.3 1	6.3 1	12.4 2	6.3 1
	〃			4.4 1		4.4 1	8.6 2	4.4 1	4.4 1	4.4 1	4.4 1	13.0 3	4.4 1	8.6 2
	計			10.3 4		5.1 2	5.1 2	2.5 1	2.5 1	2.5 1	5.1 2	10.3 4	7.8 3	7.8 3
計	〃		0.3 1	13.4 38		5.3 15	1.8 5			3.2 9	4.9 14	9.9 28	13.7 39	8.4 24
	〃	1.2 2		9.7 13	0.7 1	3.0 4	3.7 5	0.7 1	0.7 1	1.5 2	4.5 6	3.7 5	14.3 19	10.5 14
	計	0.5 2	0.2 1	12.3 51	0.2 1	4.5 19	2.4 10	0.2 1	0.2 1	2.6 11	4.8 20	7.9 33	14.0 58	9.1 38

狂期					麻痺期							計
脱走	狂躁	嚥下困難	流涎	嘔吐	けいれん	呼吸困難	尾下垂	麻痺	麻痺上	〃下	衰弱	
		33.4 3						11.1 1				9(45%)
		18.2 2	18.2 2		9.1 1			18.2 2				11(55%)
		25.0 5	15.0 3		5.0 1			15.0 3				20
		24.4 10	2.5 1					2.5 1				41(80)
		20.0 2	10.0 1		10.0 1							10(20)
		23.5 12	3.9 2					19.5 1		1.95 1		51
	2.17 2	17.5 16	1.08 1	4.34 4				10.87 10	1.08 1	4.34 4	1.08 1	92(76)
	3.45 1	13.8 4	3.45 1	3.45 1	3.45 1	3.5 1		10.3 3		6.8 2		29(24)
	2.6 3	16.5 20	1.7 2	4.1 5	0.8 1	0.8 1		10.7 13	0.8 1	5.0 6	0.8 1	121
		15.4 6	2.6 1	7.6 3				5.1 2		5.1 2		39(63)
		13.0 3			8.7 2			17.3 4	8.7 2	8.7 2		23(37)
		14.4 9	1.6 1	4.8 3	3.2 2			9.7 6	3.2 2	6.5 4		62
		11.8 4		8.8 3				11.8 4		11.8 4		34(87)
		20.0 1										5(13)
		12.8 5		7.6 3				10.3 4		10.3 4		39
		11.3 6		9.4 5				5.7 3	1.9 1	5.7 3	1.9 1	53(62)
		18.2 6			3.2 1			15.2 5		3.0 1		33(28)
		14.0 12		5.7 5	1.2 1			9.3 8	1.2 1	4.6 4	1.2 1	86
		18.8 3						12.4 2		12.4 2		16(41)
		13.0 3		4.4 1				8.6 2		8.6 2	4.4 1	23(59)
		15.4 6		2.5 1				10.3 4		10.3 4	2.5 1	39
	0.7 2	16.9 48	0.7 2	6.0 17				8.1 23	0.7 2	5.3 15	0.7 2	284(68)
	0.7 1	15.8 21	0.7 1	3.7 5	0.7 1	3.7 5	0.7 1	12.0 16	1.5 2	5.3 7	0.7 1	134(32)
	0.7 3	16.5 69	0.7 3	5.3 22	0.2 1	1.2 5	0.2 1	9.1 38	1.0 4	5.3 22	0.7 3	418

表37 3日目の症状群

症状		異状なし	ゆ う う つ 期							躁			
			体温	食欲 −	〃 +	不安	異物嗜好	発情	暗所	元気 −	顔貌	異物咬	咬む	奇声
23年	殺		26.7 4	6.6 1					6.6 1		13.4 2		
	へい死		16.7 1										50.0 3
	計		23.8 5	4.8 1					4.8 1		9.5 2	14.3 3	
24	〃		20.6 7	11.8 4						2.9 1	23.5 8	11.8 4	
	〃		14.3 4	10.7 3						3.6 1	10.7 3	17.9 5	7.1 2
	計		17.8 11	11.3 7						3.2 2	4.9 3	21.0 13	9.5 6
25	〃		18.7 14	12.0 9	2.7 2				1.3 1	2.7 2	9.3 7	16.0 12	10.7 8
	〃		10.3 4	10.3 4	7.7 3					2.6 1	5.1 2	15.3 6	5.1 2
	計		15.3 18	11.5 13	4.4 5				0.9 1	2.6 3	7.9 9	15.7 18	8.8 10
26	〃		20.0 7		8.6 3				2.8 1	2.8 1	2.8 1	5.7 2	11.5 4
	〃		12.8 4	3.2 1	6.5 2				6.5 2	3.2 1	6.5 2	6.5 2	12.8 4
	計		16.7 11	1.5 1	7.6 5				4.5 3	3.0 2	4.5 3	6.1 4	12.2 8
27	〃		19.0 4							4.8 1	14.3 3		9.5 2
	〃		8.3 3	2.8 1					5.5 2	5.5 2	13.9 5	8.3 3	5.5 2
	計		12.4 7	1.7 1					3.5 2	5.3 3	14.0 8	5.3 3	7.0 4
28	〃		6.2 2	9.4 3	3.2 1				3.2 1	6.2 2	6.2 2	9.4 3	9.4 3
	〃		5.6 2	13.9 5	2.8 1					8.3 3	8.3 3	8.3 3	8.3 3
	計		5.9 4	11.8 8	2.9 2				1.5 1	7.4 5	7.4 5	8.8 6	8.8 6
29	〃		5.9 1	5.9 1	11.7 2						11.7 2	5.9 1	
	〃			6.2 1						12.6 2	18.8 3	6.2 1	6.2 1
	計		3.0 1	6.0 2	6.0 2					6.0 2	15.1 5	6.0 2	3.0 1
30	〃		50.0 1								50.0 1		
	〃												25.0 1
	計		16.7 1								16.7 1	16.7 1	
計	〃		17.3 40	7.8 18	3.5 8				1.7 4	3.0 7	6.5 15	12.6 29	9.1 21
	〃		9.2 18	7.8 15	3.2 6				2.1 4	5.5 10	8.4 18	11.7 20	9.4 18
	計		13.6 58	7.7 33	3.3 14				1.9 8	4.0 17	7.7 33	11.5 49	9.1 39

狂期					麻痺期							計
脱走	狂躁	嚥下困難	流涎	嘔吐	けいれん	呼吸困難	尾下垂	麻痺	麻痺上	〃下	衰弱	
13.4 2	26.7 4		6.6 1									100% 15(71%)
	33.3 2											〃 6(29%)
9.5 2	28.5 6		4.8 1									〃 21
2.9 1	26.5 9											〃 34(55)
		14.3 4						14.3 4			7.1 2	〃 28(45)
1.6 1	21.0 13							6.4 4			3.2 2	〃 62
1.3 1	10.7 8		1.3 1					6.7 5	1.3 1	5.3 4		〃 75(66)
	12.8 5	2.6 1	5.1 2			2.6 1		12.8 5		7.7 3		〃 39(34)
0.9 1	11.4 13	0.9 1	2.6 3			0.9 1		8.8 10	0.9 1	7		〃 114
	11.5 4		5.7 2		2.8 1			11.5 4	2.8 1	11.5 4		〃 35(53)
	16.1 5	3.2 1	9.7 3					6.5 2		6.5 2		〃 31(47)
	13.6 9	1.5 1	7.6 5		1.5 1			9.0 6	1.5 1	9.0 6		〃 66
	14.3 3	9.5 2	9.5 2					9.5 2	4.8 1	4.8 1		〃 21(37)
	13.9 5	2.8 1	2.8 1					16.8 6		13.9 5		〃 36(63)
	14.0 8	5.3 3	5.3 3					14.0 8	1.7 1	10.6 6		〃 57
	9.4 3							15.6 5	6.2 2	15.6 5		〃 32(47)
	11.1 4	2.8 1	5.6 2					13.9 5		11.1 4		〃 36(53)
	10.3 7	1.5 1	2.9 2					15.0 10	2.9 2	14.3 9		〃 68
	11.7 2		11.7 2					14.7 3	5.9 1	11.7 2		〃 17(52)
	6.2 1	6.2 1	6.2 1					18.8 3		12.6 2		〃 16(48)
	9.0 3	3.0 1	9.0 3					18.0 6	3.0 1	12.0 4		〃 33
												〃 2(33)
	25.0 1							25.0 1		25.0 1		〃 4(67)
	16.7 1							16.7 1		16.7 1		〃 6
1.7 4	14.3 33	0.9 2	3.5 8		0.4 1			8.2 19	2.6 6	6.9 1.6		〃 231(55)
	13.8 27	2.7 5	4.7 9			0.6 1		13.4 26		8.7 1.7	1.1 2	〃 196(45)
1.0 4	14.1 60	1.6 7	4.0 17		0.2 1	0.2 1		10.5 45	1.4 6	7.7 3.3	0.5 0.2	〃 427

表38 4日目の症状群

症状		異状なし	ゆううつ期							躁			
			体温	食欲−	〃＋	不安	異物嗜好	発情	暗所	元気−	顔貌	異物咬	咬む	奇声
23年	殺へい死			12.6 2	6.2 1						6.2 1	6.2 1	18.8 3	25.0 4
	〃			33.4 3	11.1 1								22.2 2	
	計			20.0 5	8.0 2						4.0 1	4.0 1	20.0 5	16.0 4
24	〃			17.85 5							3.6 1		7.1 2	17.85 5	10.7 3
	〃		5.26 1	21.04 4		5.26 1	5.26 1		5.26 1				15.8 3	15.8 3
	計		2.1 1	19.3 9		2.1 1	2.1 1		2.1 1	2.1 1		4.3 2	17.0 8	12.8 6
25	〃			22.0 9		7.35 3	2.4 1			4.9 2	2.4 1	2.4 1	17.1 7	4.9 2
	〃			5.9 1		11.7 2				5.9 1		5.9 1	23.5 4	11.7 2
	計			17.2 10		8.6 5	1.7 1			5.2 3	1.7 1	3.5 2	18.9 11	6.9 4
26	〃			17.8 9		3.9 2	3.9 2				7.8 4	5.9 3	3.9 2	7.8 4
	〃			11.4 4		2.9 1	2.9 1				8.6 3	11.4 4	5.7 2	5.7 2
	計			15.1 13		3.5 3	3.5 3				8.1 7	8.1 7	4.7 4	7.0 6
27	〃			25.0 4		6.25 1	12.5 2					6.25 1		
	〃			19.2 4		4.7 1	4.7 1			4.7 1	4.7 1	9.6 2	4.7 1	9.6 2
	計			21.7 8		5.4 2	8.1 3			2.7 1	2.7 1	8.1 3	2.7 1	5.4 2
28	〃			31.4 5		12.5 2				6.2 1	6.2 1	6.2 1	6.2 1	18.8 3
	〃			15.3 5		3.0 1				3.0 1	3.0 1	9.1 3	3.0 1	12.1 4
	計			20.5 10		6.1 3				4.1 2	4.1 2	8.2 4	4.1 2	14.3 7
29	〃			12.5 2		6.25 1	6.25 1					12.5 2	6.25 1	12.5 2
	〃			15.5 2						7.6 1		7.6 1	15.5 2	
	計			13.8 4		3.4 1	3.4 1			3.4 1		10.4 3	10.4 3	7.0 2
計	〃			19.6 36	0.5 1	4.9 9	3.3 6			2.2 4	3.8 7	6.0 11	10.3 19	9.8 18
	〃		0.7 1	15.2 23	0.7 1	4.1 6	2.0 3		0.7 1	2.7 4	3.6 5	7.5 11	10.2 15	8.8 13
	計		0.3 1	17.8 59	0.6 2	4.5 15	2.7 9		0.3 1	2.4 8	3.6 12	6.5 22	10.3 34	9.4 31

−132−

狂期					麻痺期							計
脱走	狂躁	嚥下困難	流涎	嘔吐	けいれん	呼吸困難	尾下垂	麻痺	麻痺上	〃下	衰弱	
	18.8 3								6.2 1			100% 16(64%)
	22.2 2		11.1 1									100% 9(36%)
	20.0 5		4.0 1						4.0 1			100% 25
	10.7 3	3.6 1	10.7 3	3.6 1	3.6 1				7.1 2		3.6 1	〃 28(60)
	15.8 3		5.26 1						5.26 1			〃 19(40)
	12.8 6	2.1 1	8.5 4	2.1 1	2.1 1				6.4 3		2.1 1	〃 47
	14.6 6		4.9 2						9.8 4	7.3 3		〃 41(70)
	5.9 1								17.8 3	11.7 2		〃 17(30)
	12.1 7		3.5 2						12.1 7	8.6 5		〃 58
	21.5 11	2.0 1	3.9 2		2.0 1				7.8 4	5.9 3	5.9 3	〃 51(59)
	5.7 2	5.7 2	2.9 1						17.1 6	2.9 1	17.1 6	〃 35(41)
	15.1 13	3.5 3	3.5 3		1.2 1				11.6 10	4.7 4	10.4 9	〃 86
	6.25 1		12.5 2						12.5 2	6.25 1	12.5 2	〃 16(43)
	4.7 1	4.7 1							14.4 3		9.6 2	4.7 1	〃 21(57)
	5.4 2	2.7 1	5.4 2						13.5 5	2.7 1	10.8 4	2.7 1	〃 37
	12.5 2											〃 16(33)
	12.1 4	3.0 1	3.0 1		3.0 1				15.3 5	3.0 1	12.1 4		〃 33(67)
	12.1 6	2.0 1	2.0 1		2.0 1				10.2 5	2.0 1	8.2 4		〃 49
	12.5 2								12.5 2		12.5 2	6.25 1	〃 16(55)
	15.5 2		7.6 1	7.6 1					15.5 2		7.6 1		〃 13(45)
	13.8 4		3.4 1	3.4 1					13.8 4		10.4 3	3.4 1	〃 29
	15.2 28	1.1 2	4.9 9	0.5 1	1.1 2				8.2 15	2.2 4	5.4 10	1.1 2	〃 184(56)
	10.2 15	2.7 4	3.6 5	0.7 1	0.7 1				13.6 20	1.4 2	10.2 15	0.7 1	〃 147(44)
	13.1 43	1.8 6	4.3 14	0.6 2	0.9 3				10.6 35	1.8 6	7.6 25	0.9 3	〃 331

2日目の状態を表36でみると、計で、418例中、殺処分284例（68％）、へい死134例（32％）で、1日目より殺処分例がやや減少しています。又、年度別の両者の比率をみると、1日目のような、はっきりした比率はみられず、23年、29年は半々位ですが、その他では殺処分例が多くなっています。

　症状をみると、一番多いのは狂躁、次いで咬む、食欲－などで、奇声、麻痺などもかなり多い数字がみられます。

　これを、殺処分、へい死に分けてみると、殺処分例で一番多いのは狂躁で、次いで咬む、食欲－、異物咬などです。へい死例では狂躁、咬む、麻痺、奇声、食欲－などです。

　両者の比較では、殺処分例では食欲－、不安、異物咬、流涎が多く、へい死例では、異物嗜好、奇声、麻痺などが多くなっています。

　なお、食欲－が急増して、咬む、狂躁は、やや減少している点などが注意されます。

　年度別にみると、異物咬、奇声は、やや増加の傾向が、咬むは、減少の傾向がみられます。

　殺処分例だけについてみると、異物咬、奇声は大体増加の傾向が、咬む、狂躁は減少の傾向がみられます。又、へい死例では、特に増減の傾向のあるものはみられません。ここでは、やはり殺処分例が多いため、1日目例と似た点がみられます。特に食欲－の急増が特異的です。

　3日目の様子を表37でみると、計427例中、殺処分231例（55％）、へい死196例（45％）で、大体半々位ですが、年度別の比率をみると、23年、25年は殺処分例が多く、27年、30年は少なく、その他は半々です。これをみると、26年頃からへい死例が増えてきたことを意味します。

　症状では、多いのは狂躁、食欲－、咬む、麻痺、奇声などです。この内容をみると、殺処分例では、食欲－のみが多く、へい死例では顔貌、異物咬、麻痺などが多くなっています。又、その他は大体似ています。

　年度別にみると、食欲－、咬む、狂躁は大体減少、顔貌、異物咬、麻痺は増加がみられます。

　この内容をみると、殺処分例では、食欲－、咬む、狂躁などは減少、顔貌、奇声、麻痺は増加がみられ、又、へい死例では、咬む、狂躁が減少、顔貌、麻痺の増加がみられます。

　ここでは、食欲－の増加、年度別で顔貌、麻痺の増加、食欲－、咬む、狂躁の減少が、前日例よりはっきりしてきています。

　4日目を表38でみると、計331例中、殺処分184例（56％）、へい死147例

（４４％）がみられ、大体半々です。

年度別比率をみると、２６年頃までは、殺処分例が多く、その後は半々か、へい死例がやや多くなつているようです。

症状をみると、一番多いのは食欲－です。次いで狂躁、麻痺、咬む、奇声などです。

内容をみると、殺処分では、食欲－が多く、次いで狂躁、咬む、奇声などです。へい死例では、食欲－が多く、次いで麻痺、咬む、狂躁、麻痺（下）などが多い方です。

両者の比較では、殺処分例は、食欲－、狂躁などが多く、へい死例では、麻痺、麻痺（下）などが多くなつています。

年度別にみると、異物咬、麻痺は、大体増加の傾向が、咬む、奇声、狂躁などは、減少の傾向がみられます。

この内容をみると、殺処分例では、食欲－、麻痺、麻痺（下）が増加、咬む、に減少の傾向がみられますが、狂躁は、特に変化がみられません。へい死例では、あまり著しい変化はみられないようです。ここでは、殺処分例でも、４日目となると、麻痺症状を示すものが多くなり、狂躁症状を示すものが、やや減少してきているようにみられます。へい死例では、症状が大体平均した様子がみられます。

５日目の状態を表３９でみると、計１３１例中、殺処分４８例（３７％）、へい死８３例（６３％）で、へい死例が増加しています。

年度別にみると、２３年は殺処分例だけですが、２４年は半々で、その後はへい死例が増加しています。

症状をみると、多いのは食欲－が最高、次いで狂躁、麻痺、奇声などで、咬む、は僅かです。

この内容をみると、殺処分例では、食欲－、狂躁が最高、半減して不安、咬むが続きます。へい死例では、食欲－が最高、狂躁、麻痺、奇声などが多い方です。

両者の比較では、食欲－、不安、元気－、咬む、狂躁、衰弱などは、殺処分例が多い数字を示し、異物咬、奇声、流涎、麻痺、麻痺（下）などは、へい死例に多くなつています。

年度別では、例数も少なくなり、例数の無い年も、かなりみられるようになつています。各々の症状にも、そのためか特に増減のみられるものはありません。ここでは、例数も減少しているため、特異の傾向を追求するのは困難ですが、大体前日例に似たものがみられます。又、殺処分例が減少しています。

６日目の様子を表４０でみると、計７９例中、殺処分２６例（３３％）、へい死５３例

－１３５－

表39　5日目の症状群

症状		異状なし	体温	食欲−	〃+	不安	異物嗜好	発情	暗所	元気−	顔貌	異物咬	咬む	奇声
23年	殺へい死			21.3 3		7.1 1	7.1 1			7.1 1			7.1 1	7.1 1
	計			21.3 3		7.2 1	7.2 1			7.2 1			7.2 1	7.2 1
24	〃			12.5 1								12.5 1		
	〃			33.3 2								16.7 1		
	計			21.4 3								14.3 2		
25	〃			26.8 4		20.0 3				6.6 1		13.4 2		6.6 1
	〃			23.8 5		4.8 1	4.8 1					4.8 1		9.5 2
	計			25.0 9		11.1 4	2.8 1			2.8 1		2.8 1	5.6 2	8.3 3
26	〃											100.0 1		
	〃					14.3 1						28.6 2		42.8 3
	計					12.5 1						25.0 2	12.5 1	37.5 3
27	〃			14.3 1		14.3 1								14.3 1
	〃			9.1 1		27.2 3						9.1 1		
	計			11.0 2		22.4 4						5.6 1		5.6 1
28	〃			33.3 1										
	〃			13.9 4						6.9 2	3.4 1	6.9 2	3.4 1	6.9 2
	計			15.6 5						6.25 2	3.1 1	6.25 2	3.1 1	6.25 2
29	〃			22.2 2		11.1 1						11.1 1		33.3 3
	〃													
	計			22.2 2		11.1 1						11.1 1		33.3 3
計	〃			20.8 10		10.4 5	2.1 1			4.0 2		10.4 5		6.3 3
	〃			16.9 14		7.2 6	1.2 1			2.4 2	1.2 1	8.4 7	2.4 2	12.1 10
	計			18.3 24		8.4 11	1.5 2			3.0 4	0.8 1	5.3 7	5.3 7	10.0 13

狂期					麻痺期							計
脱走	狂躁	嚥下困難	流涎	嘔吐	けいれん	呼吸困難	尾下垂	麻痺	″上	″下	衰弱	
21.3 3	14.2 2							7.1 1				100% 14 (100%) 100% 0
21.3 3	14.2 2							7.2 1				100% 14
		37.5 3	25.0 2					12.5 1				″ 8 (57)
		33.3 2						16.7 1				″ 6 (43)
		35.7 5	14.3 2					14.3 2				″ 14
		20.0 3	6.6 1									″ 15 (42)
	9.5 2	4.8 1	9.5 2					19.0 4		9.5 2		″ 21 (58)
	13.8 5	2.8 1	8.3 3					11.1 4		5.6 2		″ 36
												″ 1 (12)
	14.3 1											″ 7 (88)
	12.5 1											″ 8
	14.3 1							14.3 1	14.3 1	14.3 1		″ 7 (39)
	9.1 1	9.1 1	9.1 1		9.1 1			9.1 1		9.1 1		″ 11 (61)
	11.0 2	5.6 1	5.6 1		5.6 1			11.0 2	5.6 1	11.0 2		″ 18
	33.3 1										33.3 1	″ 3 (9)
	17.3 5		10.3 3		3.4 1			13.9 4		3.4 1		″ 29 (91)
	18.75 6		9.37 3		3.1 1			12.4 4		3.1 1	3.1 1	″ 32
												″ 0
			11.1 1					11.1 1		10.3 3		″ 9 (100)
			11.1 1					11.1 1		10.3 3		″ 9
6.3 3	20.8 10		6.3 3					6.3 3	2.1 1	2.1 1	2.1 1	″ 48 (37)
	13.3 11	2.4 2	8.4 7		2.4 2			13.3 11	1.2 1	7.2 6		″ 83 (63)
2.3 3	16.1 21	1.5 2	7.7 10		1.5 2			10.8 14	1.5 2	5.3 7	0.7 1	″ 131

第40 6日目の症状群

症状	区分	異常なし	ゆううつ期							騒			
			体温	食欲 −	〃 ＋	不安	異物嗜好	発情	暗所	元気 −	顔貌	異物咬	咬む	奇声
23年	殺へい死			25.0 1									25.0 1	
	計			25.0 1									25.0 1	
24	〃			20.0 2						10.0 1			30.0 3	
	計			20.0 2						10.0 1			30.0 3	
25	〃			27.2 3	9.1 1					9.1 1			9.1 1	9.1 1
	〃			20.0 2	10.0 1					10.0 1			10.0 1	10.0 1
	計			23.8 5	9.5 2					9.5 2			9.5 2	9.5 2
26	〃			25.0 1								25.0 1		25.0 1
	〃			14.3 1								14.3 1		14.3 1
	計			18.2 2								18.2 2		18.2 2
27	〃											25.0 1	25.0 1		25.0 1
	〃														
	計											25.0 1	25.0 1		25.0 1
28	〃														
	〃			11.8 2	5.9 1	5.9 1						5.9 1	11.8 2	5.9 1	5.9 1
	計			11.8 2	5.9 1	5.9 1						5.9 1	11.8 2	5.9 1	5.9 1
29	〃			28.5 2									14.3 1		14.3 1
	〃			20.0 1								20.0 1			
	計			25.0 3								8.3 1	8.3 1		8.3 1
計	〃			23.2 6	3.8 1					3.8 1		3.8 1	7.7 2	7.7 2	15.5 4
	〃			16.8 9	3.8 2	1.9 1				3.8 2		3.8 2	5.7 3	11.3 6	5.7 3
	計			19.0 15	3.7 3	1.2 1				3.7 3		3.7 3	6.3 5	10.2 8	8.9 7

狂期					麻痺期							計
脱走	狂躁	嚥下困難	流涎	嘔吐	けいれん	呼吸困難	尾下垂	麻痺	〃上	〃下	衰弱	
												100%
												0
	25.0							25.0				100%
	1							1				4(100%)
	25.0							25.0				100%
	1							1				4
												〃
												0
	20.0	10.0						10.0				〃
	2	1						1				10(100)
	20.0	10.0						10.0				〃
	2	1						1				10
	9.1	9.1			9.1			9.1				〃
	1	1			1			1				11(52)
	10.0			10.0				10.0			10.0	〃
	1			1				1			1	10(48)
	9.5	4.8	4.8		4.8			9.5			4.8	〃
	2	1	1		1			2			1	21
			25.0									〃
			1									4(36)
	28.5							14.3	14.3			〃
	2							1	1			7(64)
	18.2	9.1						9.1	9.1			〃
	2	1						1	1			11
	25.0											〃
	1											4(36)
												〃
												7(64)
	25.0											〃
	1											11
												〃
												0
	11.8							11.8	11.8	11.8		〃
	2							2	2	2		17(100)
	11.8							11.8	11.8	11.8		〃
	2							2	2	2		17
		14.3						14.3	14.3			〃
		1						1	1			7(58)
			20.0					20.0	20.0			〃
			1					1	1			5(42)
		8.3	8.3					16.7	8.3	8.3		〃
		1	1					2	1	1		12
	7.7	7.7	3.8		3.8			7.7		3.8		〃
	2	2	1		1			2		1		26(33)
	15.0		3.8	1.9				13.2	1.9	5.7	5.7	〃
	8		2	1				7	1	3	3	53(67)
	13.1	2.4	3.7	1.2	1.2			11.7	1.2	5.1	3.7	〃
	10	2	3	1	1			9	1	4	3	79

（67％）で、へい死例が多くなっています。

　年度別にみると、25年、29年の同率を除いては、大体へい死例が多い比率を示しているのがわかります。

　症状をみると、多いのは食欲ーが最高、狂躁、麻痺、咬むなどが多い方で、この内容をみると、殺処分例で多いのは、食欲ーが最高、次いで奇声、その他異物咬、咬む、狂躁、嚥下困難、麻痺などがみられます。へい死例では、食物ー、狂躁、麻痺、咬む、などに多い数がみられます。

　両者の比較では、殺処分例では、食欲ー、奇声、異物咬、嚥下困難、呼吸麻痺が多く、へい死例には、咬む、狂躁、麻痺、麻痺（下）、衰弱などに多い数字がみられます。

　年度別では、やはり例数も少なくなっており、症状の増減の傾向はつかみにくい状態です。ここでは、へい死例に、狂躁、咬む、などが多くなっているのが変っています。全般的には、前日例同様、例数が非常に少なくなり、検討するのも困難になっています。

　7日目の様子を表41でみると、計41例中、殺処分11例（27％）、へい死30例（73％）がみられますが、年度別では、23年を除いて、へい死例が多くなっています。

　症状では、多いのは食欲ーが最高で、麻痺、狂躁、麻痺（下）などがつづきます。

　この内容をみると、まず殺処分例では、食欲ーが最高、次いで元気ー、その他では例数も少なく、1例ずつです。へい死例では、食欲ーが最高で、麻痺、奇声、狂躁がつづきます。

　両者の比較では、食欲ー、不安、元気ー、異物咬、嚥下困難など、殺処分例に多く、奇声、麻痺、麻痺（下）などは、へい死例に多くなっています。ここでも、26年、29年は例数が0となっている位に、例数が少なく、十分な検討もできない状態ですが、食欲ーが両者共に依然として多くなっています。又、狂躁症状を示さないで処分されたり、へい死例でも、狂躁症状を示してへい死している例がみられます。

　8日目の様子を表42でみると、計17例中、殺処分4例（24％）、へい死13例（76％）で、例数が少なくなっておりますが、へい死例が多い数字をみせています。

　年度別にみても、例数が少なく、検討も十分ではありませんが、23年、24年を除いては、へい死例が多い傾向があります。

　症状をみると、多いのは、奇声が最高、麻痺、食欲ー、狂躁がつづきます。

　この内容は、殺処分例では、奇声、異物咬、麻痺しかなく、へい死例では、食欲ー、奇声、麻痺が多く、その他は1例づつです。

　両者の比較では、異物咬、奇声、麻痺は殺処分例が多く、食欲ー、狂躁、咬む、などはへ

い死例に多くみられます。いずれにしても、例数が少なく、このような検討も十分ではなくなつてきました。

　年度別にみても、前日例と同様に、例数が少なく、各症状についても、増減の傾向はあまりみられませんし、前日例と同様な点がここでもみられます。

　9日以後の様子を表43でみると、全部例数が少なく、検討もできませんが、26年以降、例数のないのは特異的です。

　全般的な症状も、食欲－、咬む、狂躁、流涎などに比較的多くみられ、発病期間が延びても、躁狂期症状のものが、へい死例にみられます。それに、殺処分例も5日以降、非常に少なくなつています。

　以上の検討成績を要約してみますと、まず年度別では、異物咬、顔貌、奇声、麻痺などは、増加の傾向がみられ、咬む、狂躁などは、減少の傾向がみられ、食欲－は、例数が多い割合に変化がみられませんが、大体多い数字がみられるのが特異的です。

表41　7日目の症状群

症状		異常なし	ゆううつ期							躁			
			体温	食欲 −	〃 +	不安	異物嗜好	発情	暗所	元気 −	顔貌	異物咬	咬む	奇声
23年	殺			50.0 1						50.0 1				
	へい死														
	計			50.0 1						50.0 1				
24	〃			33.2 2						16.7 1	16.7 1			
	〃			50.0 1										
	計			37.5 3						12.5 1	12.5 1			
25	〃			40.0 2		20.0 1				20.0 1				
	〃			23.0 3							7.7 1	7.7 1	15.4 2	
	計			27.7 5		5.6 1				5.6 1	5.6 1	5.6 1	11.1 2	
26	〃													
	〃													
	計													
27	〃					50.0 1							50.0 1	
	〃													
	計					50.0 1							50.0 1	
28	〃			18.2 2							9.1 1			
	〃													
	計			18.2 2							9.1 1			
29	〃													
	〃													
	計													
計	〃			36.3 4		9.1 1				18.2 2	9.1 1			
	〃			20.0 6	3.3 1	3.3 1				3.3 1	6.8 2	3.3 1	10.0 3	
	計			25.0 10	2.3 1	4.9 2				7.3 3	7.3 3	2.3 1	7.3 3	

狂		期			麻	痺	期				計
脱走	狂躁	嚥下困難	流涎	嘔吐	けいれん	呼吸困難	尾下垂	麻痺	〃上	〃下	衰弱	
												100% 0
												100% 2 (100%)
												100% 2
		16.7 1				16.7 1						〃 6 (75)
	50.0 1											〃 2 (25)
	12.5 1	12.5 1				12.5 1						〃 8
	20.0 1											〃 5 (28)
	15.4 2					15.4 2		15.4 2				〃 13 (72)
	16.6 3					11.1 2		11.1 2				〃 18
												〃 0
												〃 0
												〃 0
												〃 0
												〃 2 (100)
												〃 2
												〃 0
		9.1 1	9.1 1			18.2 2	9.1 1	18.2 2			9.1 1	〃 11 (100)
		9.1 1	9.1 1			18.2 2	9.1 1	18.2 2			9.1 1	〃 11
	9.1 1	9.1 1				9.1 1						〃 11 (27)
	10.0 3	3.3 1	3.3 1			13.4 4	3.3 1	13.4 4			3.3 1	〃 30 (73)
	9.8 4	4.9 2	2.3 1			12.2 5	2.3 1	9.8 4			2.3 1	〃 41

表42　8日目の症状群

症状		異常なし	ゆううつ期								躁			
			体温	食欲−	〃＋	不安	異物嗜好	発情	暗所	元気−	顔貌	異物咬	咬む	奇声
23年	殺へい死													100.0 1
	計													100.0 1
24	〃										33.3 1			33.3 1
	〃												100.0 1	
	計										25.0 1		25.0 1	25.0 1
25	〃													
	〃			16.7 1					16.7 1					16.7 1
	計			16.7 1					16.7 1					16.7 1
26	〃													
	〃													
	計													
27	〃													
	〃			20.0 1										20.0 1
	計			20.0 1										20.0 1
28	〃													
	〃													
	計													
29	〃													
	〃													
	計													
計	〃										25.0 1			50.0 2
	〃			15.0 2					8.0 1			8.0 1	15.0 2	
	計			11.8 2					5.9 1		5.9 1	5.9 1		23.5 4

狂		期			麻	痺	期					計
脱走	狂躁	嚥下困難	流涎	嘔吐	けいれん	呼吸困難	尾下垂	麻痺	〃上	〃下	衰弱	
												100% 1(100%)
												100% 0
												100% 1
							33.3 1					〃 3(75)
												〃 1(25)
							25.0 1					〃 4
												〃 0
			16.7 1	16.7 1			16.7 1					〃 6(100)
			16.7 1	16.7 1			16.7 1					〃 6
												〃 0
	100.0 1											〃 1(100)
	100.0 1											〃 1
												〃 0
	20.0 1						20.0 1		20.0 1			〃 5(100)
	20.0 1						20.0 1		20.0 1			〃 5
							25.0 1					〃 4(24)
	15.0 2		8.0 1	8.0 1			15.0 2		8.0 1			〃 13(76)
	11.8 2		5.9 1	5.9 1			17.5 3		5.9 1			〃 17

表43 9日目以上の症状群

症状		異常なし	ゆううつ期							躁			
			体温	食欲 −	〃 +	不安	異物嗜好	発情	暗所	元気 −	顔貌	異物咬	咬む	奇声
23年	殺											△100.0 1		
	へい死													
	計											△ 100.0 1		
24	〃			△25.0 1								100.0 1		
	〃													
	計			△25.0 1								100.0 1		
25	〃						25.0 1					◎100.0(1)	25.0(1) 1	25.0 1
	〃													
	計						25.0 1					◎100.0(1)	25.0(1) 1	25.0 1
26	〃													
	〃													
	計													
27	〃													
	〃													
	計													
28	〃													
	〃													
	計													
29	〃													
	〃													
	計													
計	〃			△20.0 1			20.0 1					◎100.0(1) △20.0(1) 40.0(2)	20.0 1	20.0 1
	計			△20.0 1			20.0 1					◎100.0(1) △20.0(1) 40.0(2)	20.0 1	20.0 1

―146―

狂	期				麻	痺	期				計
脱走	狂躁	嚥下困難	流涎	嘔吐	けいれん	呼吸困難	尾下垂	麻痺	〃上	〃下	衰弱	
												100% 0 100% △1
												100% △1
												〃 0
		△25.0 1						△25.0 1	△25.0 1		△4 1
		△25.0 1						△25.0 1	△25.0 1		4 1
25.0 1												4 ◎1
25.0 1												4 ◎1
												0
20.0 1		△20.0 1						△20.0 1	△20.0 1		△5 ◎1 5
								△20.0 1	△20.0 1		5
20.0 1		△20.0 1										△5 ◎1

無印＝9日目、▲＝10日目、◎＝15日目

なお、これまでの日別の症状群の消長を、殺処分例（＋）とへい死例（－）別にまとめてみると、こんな見方もできます。表44をみて下さい。

まず、異物咬は、初期と末期に殺処分例に多く、中期はへい死例に多くみられます。

咬む、狂躁は、初期には殺処分例に、末期頃にはへい死例に多く、食欲－は、大体殺処分例に多いようです。元気－もどちらかといえば殺処分例でしょう。

不安、異物嗜好、奇声、顔貌、流涎などは両者に平均して（±）みられます。

衰弱は末期にへい死例に多く、麻痺、麻痺（下）は、大体へい死例が主体となっています。嚥下困難、呼吸困難は殺処分例の末期に見られました。

この事は、両者の症状群の発現時期を、更に裏づけたものと考えられ、両者の本質的な差がはっきりしてきています。

表44　殺処分、へい死例の症状比較

	1日	2	3	4	5	6	7	8
異物咬	＋	＋	－	－	－	＋	＋	＋
咬　む	＋	±	±	±	＋	－	－	－
狂　躁	＋	±	±	＋	＋	－	－	－
食欲 －	±	＋	＋	＋	＋	±		
不　安	±	＋	±	＋	＋	±	±	
元気 －	－	＋	±	＋	±	±		
異物嗜好	±	－	±	±	±	±		
奇　声	±	－	±	±	－	＋	－	＋
流　涎	－	＋	±	±		±	±	
衰　弱	±	±	－		＋	－		
顔　貌	－	±		±	±	±		
麻　痺	－	－		－	－	－	－	＋
〃（下）				－		－	－	－
嚥下困難						＋	＋	
呼吸困難						＋		

＋殺処分例、－へい死例、±中間

次に、日別、年度別の症状群の表を、少し角度を変えて検討してみましょう。

表45は、殺処分例、へい死例の年度別、日別の比率を示したものです。

まず、日別の計（下段）をみると、殺処分例とへい死例の比率では、1日～2日目までは殺処分例が多く、3日、4日目は半々、5日目以降は逆にへい死例が多くなっています。又、年度別では、23年、24年頃は、殺処分例が全般的に多く、又、25年は4日目まで、それ以降の年では2日目まで、29年は1日目だけが、殺処分例が多くみられます。へい死例は、殺処分例から1～2日位おくれて多くなっており、大体前述の計の傾向と似ています。

更に、年度別の計（右側）をみると、26年までは、殺処分例が多く、その後は半々か、又はへい死例にやや多い数字がみられます。

こうしてみると、日別にしても、年度別にみても、殺処分、へい死例の比率に、興味ある

表45 殺処分、へい死日の年度別比較

年度		1日目	2 〃	3 〃	4 〃	5 〃	6 〃	7 〃	8 〃	9 〃	10 〃	13 〃	15 〃	計
23年	殺	14 / 88%	9 / 45	15 / 71	16 / 64	14 / 100	0	0	1 / 100	0	0			69 / 63
	へい死	2 / 12%	11 / 55	6 / 29	9 / 36	0	4 / 100	2 / 100	0	0	1 / 100			35 / 37
	計	16 / 100%	20 / 〃	21 / 〃	25 / 〃	14 / 〃	4 / 〃	2 / 〃	1 / 〃	0	1 / 〃			104 / 〃
24	殺	49 / 89	41 / 80	34 / 55	28 / 60	8 / 57	0	6 / 75	3 / 75	0	0	1 / 100		170 / 66
	へい死	6 / 11	10 / 20	28 / 45	19 / 40	6 / 43	10 / 100	2 / 25	1 / 25	1 / 100	4 / 100	0		87 / 34
	計	55 / 〃	51 / 〃	62 / 〃	47 / 〃	14 / 〃	10 / 〃	8 / 〃	4 / 〃	1 / 〃	4 / 〃	1 / 〃		256 / 〃
25	殺	84 / 80	92 / 76	75 / 66	41 / 70	15 / 42	11 / 52	5 / 28	0	0		0		324 / 67
	へい死	21 / 20	29 / 24	39 / 34	17 / 30	21 / 58	10 / 48	13 / 72	6 / 100	4 / 100		1 / 100		161 / 33
	計	105 / 〃	121 / 〃	114 / 〃	58 / 〃	36 / 〃	21 / 〃	18 / 〃	6 / 〃	4 / 〃		1 / 〃		484 / 〃
26	殺	39 / 80	39 / 63	35 / 53	51 / 59	1 / 12	4 / 36	0	0					169 / 60
	へい死	10 / 20	23 / 37	31 / 47	35 / 41	7 / 88	7 / 64	0	1 / 100					114 / 40
	計	49 / 〃	62 / 〃	66 / 〃	86 / 〃	8 / 〃	11 / 〃	0	1 / 〃					283 / 〃
27	殺	30 / 67	34 / 87	21 / 37	16 / 43	7 / 39	4 / 36	0	0					112 / 52
	へい死	15 / 33	5 / 13	36 / 63	21 / 57	11 / 61	7 / 64	2 / 100	5 / 100					102 / 48
	計	45 / 〃	39 / 〃	57 / 〃	37 / 〃	18 / 〃	11 / 〃	2 / 〃	5 / 〃					214 / 〃
28	殺	55 / 87	53 / 62	32 / 47	16 / 33	3 / 9	0	0						159 / 49
	へい死	8 / 13	33 / 38	36 / 53	33 / 67	29 / 91	17 / 100	11 / 100						167 / 51
	計	63 / 〃	86 / 〃	68 / 〃	49 / 〃	32 / 〃	17 / 〃	11 / 〃						326 / 〃
29	殺	14 / 67	16 / 41	17 / 52	16 / 55	0	7 / 58							70 / 49
	へい死	7 / 33	23 / 59	16 / 48	13 / 45	9 / 100	5 / 42							73 / 51
	計	21 / 〃	39 / 〃	33 / 〃	29 / 〃	9 / 〃	12 / 〃							143 / 〃
30	殺			2 / 33	4 / 67									2 / 33
	へい死													4 / 67
	計			6 / 〃										6 / 〃
計	殺	285 / 80	284 / 68	231 / 55	184 / 56	48 / 37	26 / 33	11 / 27	4 / 24	0	0	1 / 100	0	1074 / 59
	へい死	69 / 20	134 / 32	196 / 45	147 / 44	83 / 63	53 / 67	30 / 73	13 / 76	5 / 100	5 / 100	0	1 / 100	736 / 41
	計	354 / 〃	418 / 〃	427 / 〃	331 / 〃	131 / 〃	79 / 〃	41 / 〃	17 / 〃	5 / 〃	5 / 〃	1 / 〃	1 / 〃	1810 / 〃

表46 日別にみた症状群の消長

症状(日)	異常なし		ゆううつ期								躁期			
			体温	食欲 -	〃 +	不安	異物嗜好	発情	暗所	元気 -	顔貌	異物咬	咬む	奇声
1日	殺			4.2		8.1	2.1			1.0	4.9	10.5	20.0	10.2
				12		23	6			3	14	30	57	29
	へい死	1.5		4.3		5.8				2.9	8.7	4.3	13.0	11.6
		1		3		4				2	6	3	9	8
	計	0.3		4.2		7.6	1.7			1.4	5.7	9.3	18.6	10.5
		1		15		27	6			5	20	33	66	37
2			0.3	13.4		5.3	1.8			3.2	4.9	9.9	13.7	8.4
			1	38		15	5			9	14	28	39	24
		1.2		9.7	0.7	3.0	3.7	0.7	0.7	1.5	4.5	3.7	14.3	10.5
		2		13	1	4	5	1	1	2	6	5	19	14
		0.5	0.2	12.3	0.2	4.5	2.4	0.2	0.2	2.6	4.8	7.9	14.0	9.1
		2	1	51	1	19	10	1	1	11	20	33	58	38
3				17.3		7.8	3.5			1.7	3.0	6.5	12.6	9.1
				40		18	8			4	7	15	29	21
				9.3		7.8	3.2			2.1	5.5	9.4	11.7	9.4
				18		15	6			4	10	18	20	18
				13.6		7.7	3.3			1.9	4.0	7.7	11.5	9.1
				58		33	14			8	17	33	49	39
4				19.6	0.5	4.9	3.3			2.2	3.8	6.0	10.3	9.8
				36	1	9	6			4	7	11	19	18
			0.7	15.2	0.7	4.1	2.0		0.7	2.7	3.6	7.5	10.2	8.8
			1	23	1	6	3		1	4	5	11	15	13
			0.3	17.8	0.6	4.5	2.7		0.3	2.4	3.6	6.5	10.3	9.4
			1	59	2	15	9		1	8	12	22	34	31
5				20.8		10.4	2.1			4.0		10.4		6.3
				10		5	1			2		5		3
				16.9		7.2	1.2			2.4	1.2	8.4	2.4	12.1
				14		6	1			2	1	7	2	10
				18.3		8.4	1.5			3.0	0.8	5.3	5.3	10.0
				24		11	2			4	1	7	7	13
6				23.2		3.8				3.8	3.8	7.7	7.7	15.5
				6		1				1	1	2	2	4
				16.8		3.8	1.9			3.8	3.8	5.7	11.3	5.7
				9		2	1			2	2	3	6	3
				19.0		3.7	1.2			3.7	3.7	6.3	10.2	8.9
				15		3	1			3	3	5	8	7
7				36.2		9.1				18.2		9.1		
				4		1				2		1		
				20.0	3.3	3.3				3.3		6.8	3.3	10.0
				6	1	1				1		2	1	3
				25.0	2.3	4.9				7.3		7.3	2.3	7.3
				10	1	2				3		3	1	3

狂期					麻痺期							計	
脱走	狂躁	嚥下困難	流涎	嘔吐	けいれん	呼吸困難	尾下垂	麻痺	〃上	〃下	衰弱		
1.0 / 3	12.6 / 36	1.0 / 3	5.6 / 16		0.4 / 1		0.4 / 1	10.2 / 29	2.8 / 8	4.2 / 12	0.8 / 2	100%	285
2.9 / 2	7.2 / 5		7.2 / 5		1.5 / 1		1.5 / 1	16.0 / 11	2.9 / 2	7.2 / 5	1.5 / 1	〃	69
1.4 / 5	11.6 / 41	0.9 / 3	5.9 / 21		0.6 / 2		0.6 / 2	11.2 / 40	2.8 / 10	4.8 / 17	0.9 / 3	〃	354
0.7 / 2	16.9 / 48	0.7 / 2	6.0 / 17					8.1 / 23	0.7 / 2	5.3 / 15	0.7 / 2	〃	284
0.7 / 1	15.8 / 21	0.7 / 1	3.7 / 5	0.7 / 1	3.7 / 5	0.7 / 1		12.0 / 16	1.5 / 2	5.3 / 7	0.7 / 1	〃	134
0.7 / 3	16.5 / 69	0.7 / 3	5.3 / 22	0.2 / 1	1.2 / 5	0.2 / 1		9.3 / 39	1.0 / 4	5.3 / 22	0.7 / 3	〃	418
1.7 / 4	14.3 / 33	0.9 / 2	3.5 / 8		0.4 / 1			8.2 / 19	2.6 / 6	6.9 / 16		〃	231
	13.8 / 27	2.7 / 5	4.7 / 9			0.6 / 1		13.4 / 26		8.8 / 17	1.1 / 2	〃	196
1.0 / 4	14.1 / 60	1.6 / 7	4.0 / 17		0.2 / 1	0.2 / 1		10.5 / 45	1.4 / 6	7.7 / 33	0.5 / 2	〃	427
	15.2 / 28	1.1 / 2	4.9 / 9	0.5 / 1	1.1 / 2			8.2 / 15	2.2 / 4	5.4 / 10	1.1 / 2	〃	184
	10.2 / 15	2.7 / 4	3.6 / 5	0.7 / 1	0.7 / 1			13.6 / 20	1.4 / 2	10.2 / 15	0.7 / 1	〃	147
	13.1 / 43	1.8 / 6	4.3 / 14	0.6 / 2	0.9 / 3			10.6 / 35	1.8 / 6	7.6 / 25	0.9 / 3	〃	331
6.3 / 3	20.8 / 10		6.3 / 3					6.3 / 3	2.1 / 1	2.1 / 1	2.1 / 1	〃	48
	13.3 / 11	2.4 / 2	8.4 / 7		2.4 / 2			13.3 / 11	1.2 / 1	7.2 / 6		〃	83
2.3 / 3	16.1 / 21	1.5 / 2	7.7 / 10		1.5 / 2			10.8 / 14	1.5 / 2	5.3 / 7	0.7 / 1	〃	131
	7.7 / 2	7.7 / 2	3.8 / 1			3.8 / 1		7.7 / 2		3.8 / 1		〃	26
	15.0 / 8		3.8 / 2	1.9 / 1				13.2 / 7	1.9 / 1	5.7 / 3	5.7 / 3	〃	53
	13.1 / 10	2.4 / 2	3.7 / 3	1.2 / 1		1.2 / 1		11.7 / 9	1.2 / 1	5.1 / 4	3.7 / 3	〃	79
	9.1 / 1	9.1 / 1						9.1 / 1				〃	11
	10.0 / 3	3.3 / 1	3.3 / 1					13.4 / 4	3.3 / 1	13.4 / 4	3.3 / 1	〃	30
	9.8 / 4	4.9 / 2	2.3 / 1					12.2 / 5	2.3 / 1	9.8 / 4	2.3 / 1	〃	41

症状	異常なし	ゆううつ期								躁			
		体温	食欲−	〃+	不安	異物嗜好	発情	暗所	元気−	顔貌	異物咬	咬む	奇声
8日	殺										25.1 1		50.0 2
	へい死		15.0 2					8.0 1			8.0 1		15.0 2
	計		11.8 2					5.9 1			5.9 1	5.9 1	23.5 4
9						20.0 1					40.0 2		20.0 1
						20.0 1					40.0 2		20.0 1
10			20.0 1								20.0 1		
			20.0 1								20.0 1		
13											100.0 1		
											100.0 1		
15											100.0 1		
											100.0 1		
計	殺		0.1 1	13.59 146	0.1 1	6.7 72	2.42 26			2.33 25	4.0 43	8.2 88	14.15 152	9.4 101
	へい死	0.41 3	0.14 1	12.09 89	0.41 3	5.16 38	2.17 17	0.14 1	0.27 2	2.45 18	4.08 30	6.8 49	10.46 77	9.78 72
	計	0.16 3	0.11 2	13.0 235	0.22 4	6.11 110	2.32 43	0.06 1	0.11 2	2.37 43	4.03 73	7.62 137	12.65 229	9.55 173

狂期					麻痺期							計
脱走	狂躁	嚥下困難	流涎	嘔吐	けいれん	呼吸困難	尾下垂	麻痺	〃上	〃下	衰弱	
								25.0 1				100% 4
	15.0 2		8.0 1	8.0 1				15.0 2		8.0 1		100% 13
	11.8 2		5.9 1	5.9 1				17.5 3		5.9 1		100% 17
	20.0 1											〃 5
	20.0 1											〃 5
			20.0 1					20.0 1		20.0 1		〃 5
			20.0 1					20.0 1		20.0 1		〃 5
												〃 1
												〃 0
												〃 1
												〃 1
												〃 1
1.11 12	14.71 158	1.11 12	5.03 54	0.1 1	0.37 4	0.1 1	0.1 1	8.66 93	1.95 21	5.12 55	0.65 7	〃 1074
0.41 3	12.63 93	1.77 13	4.89 36	0.54 4	1.22 9	0.27 2	0.14 1	13.31 98	1.22 9	7.88 58	1.36 10	〃 736
0.83 15	13.86 251	1.38 25	4.97 90	0.28 5	0.72 13	0.16 3	0.11 2	10.5 190	1.71 31	6.24 113	0.93 17	〃 1810

数が現われています。これは、前述のように、病勢とか、人心の変化が推察されます。

次に、各症状につき、日別に集計したものが、表46です。

まず主なものを拾ってみましょう。

食欲ー、これは計で13％、殺処分例13％、へい死例12％で、両者共に他の症状より多い数がみられますが、やや殺処分例が多いようです。日別にみると、2〜8日に多く、一番多いのは7日目ですが、あまり差はないようです。殺処分例は、計の数に似ていますが、ただ初期から末期にかけ、増加の傾向がみられます。又、へい死例では、日別で10日ですが、多いのはやはり7日頃で、4〜8日の末期に幾分多いようです。こうしてみると、食欲ーは、かなり多い例数が、初期でも末期でもみられるという事になります。

不安、これは計及び殺処分例が6％、へい死例では5％代とやや少なくなっており、全体的に少ない方です。日別では、7日以内にみられ、多いのは5日目です。へい死例だけは4〜8日に拡がっていますが、増減の傾向は特にみられません。大体、初期から末期にみられるものです。

異物嗜好、これはへい死、殺処分、計の三者共に2％代がみられ少ない方です。日別では9日以内ですが、一番多いのは3日目頃で、大体2〜4日頃が三者共に多く、発病中期の症状のようです。

元気ーは、共に2％代で少ない方です。日別にみると8日以内です。多いのは7日目、8日目頃で、末期に多く、へい死例は殺処分例より全般的に多い数字がみられます。大体末期症状ですが、初期にもみられる例があります。

顔貌は、三者共に4％で、日別では6日以内にみられ、多いのは1日目です。殺処分例は、1〜2日にわたっています。大体僅かながら末期に減少の傾向があり、初期症状です。

異物咬は、7％代で少し多い方です。殺処分例8％、へい死例6％と僅かながら差がみられます。日別では8日以内にみられ、一番多いのは1日目、殺処分例では1〜2日、へい死例は3〜5日頃で、時期的に差がみられます。即ち、殺処分例では初期に、へい死例では末期に多くみられます。これは発病後の異物咬の症状出現時期を示したものと考えられます。

咬む、これは12％代で多い数がみられますが、殺処分例では14％、へい死例では10％と、やや差がみられます。日別では全般にわたってみられますが、計では9日と1日目が多く、殺処分では末期と1日目、へい死例では末期と1〜2日目になっています。共に末期と初期にみられ、主な症状と考えられます。

奇声は、共に9％代を示し多い方です。日別では9日以内にみられ、多いのは共に末期で、

全般に多い数字がみられます。

狂躁は、13％代で最高の数字を示していますが、殺処分例14％、へい死例12％で少し差がみられます。日別では9日以内ですが、殺処分例は7日以内です。多い時期は特にみられず、平均して全域にみられます。ただ日別で、7日と9日の差が両者間にある位です。

嚥下困難は、共に1％代で僅かです。日別では7日以内ですが、多いのは7日、6日で末期症状を示します。

流涎は、共に約5％代を示します。日別では10日以内ですが、殺処分例は6日以内です。又、共に数字の増減がかなりみられ、一つの傾向といったものはみられません。

けいれんは、約1％で僅かですが、殺処分例は0.3％、へい死例は1.2％を示し、ややへい死例に多い数がみえます。日別では5日以内で、多いのは末期ですが、へい死例で2日目にも多い数がみえ、全体には中期以降の症状のようです。

麻痺は、10％代で多い方です。殺処分例8％、へい死例13％でかなりの差がみられます。日別では10日以内で、多いのは末期ですが、初期にもかなり多い数のみられるのが特長です。これは殺処分例、へい死例の別はなく、大体増加の傾向がみられます。

麻痺（上）は、共に1％代で僅かです。日別では7日以内で、殺処分例は5日以内です。多いのは1日、7日で、殺処分例はこれと似た数字がみられ、へい死例では1日、7日に多いのですが、初期頃に多くみられます。

麻痺（下）は、6％ですが、殺処分例5％、へい死例7％代で一寸差がみられます。日別では、8日以内ですが、殺処分例は6日以内、へい死例は8日で、共に3～5日頃に多くみられます。

衰弱は、約1％ですが、へい死例の方がやや多い数を示します。日別では14日以内ですが、殺処分例は5日以内です。多いのは共に末期です。

こうしてみますと、大体初期、中期、末期症状にどんなものがみられるかが解りますが、初期症状でも、末期にみられるのは、発病時期のずれから生ずる時間的差によるものも多いのですが、又反面、狂犬病自身の症状がそんなに一定したものではない事を裏付けています。例えば、初期から減少の傾向にある顔貌、異物咬、咬む、狂躁などは初期的症状、又、元気ー、嚥下困難、麻痺は末期的症状ですが、この逆を示すような数も、表中にみられるということです。しかし、食欲ーは全域にみられるのが特長です。

又、殺処分例では、大体へい死例より短かい日数が示されるのは当然でしょう。それに躁狂期症状が主体となっていますが、麻痺症状もかなりみられます。

　なお又、へい死例では、殺処分例とは逆に、日数は延び、症状も全般的なものが認められますが、躁狂期症状もかなりみられる事が注目されます。

　いずれにしても、狂犬病の症状が本当に一定したものでない事、いろいろの型のある事、それに、検体の発病後の時間的差で、表にみられるようにいろいろな様相が示されたものと思われます。

　報告書の記録を主体として、不必要なくらいに、いろいろと各方面から検討してみました。これにより、野外で発病した狂犬病に対し、世人がどのようにみたかが、大体お解りと思います。

　又、読者の方々にも、この表から新しい見方をして頂き、より利用して頂ければ光栄です。

9　咬傷と狂犬病毒

イ　咬傷動機、咬傷犬と被害者

　これまでの狂犬病のいろいろな症状をみると、狂躁症状が主体となつています。これは当然なことではありましようが、この中でも特に、咬んだために恐しい惨事をおこし、人々を恐怖のどん底に陥し入れたという例は多く、私共は、繋いである犬をみても逃げた程です。その頃の新聞紙上には、その残忍さがいろいろと取り上げられ、読む人を唖然とさせたものです。当時の記事のいくつかを拾い、今一度思い出してみましよう。

○神保町に狂犬

　千代田区内に狂犬病が発生した。14日朝同区神保町3の1付近で5才の子供の右膝に咬みつき、九段方面に逃げる途中、さらに通行人、2,3人を咬んだ、茶色の仔犬を付近の人が捕えて保健所に届け出た。

○狂犬　日に7頭　爆発的流行　野犬にご注意

　都内各所で狂犬病発生の兆しが見えるので都衛生局で捕獲犬を衛生研究所に送り検査を行なつた結果、7頭の真性狂犬病が発見された。野犬に咬まれたものは急いで保健所に届け出るよう望んでいる。

○狂犬病で幼児死

　世田谷区上馬3の887、幼女（6才）は8月末、飼犬に咬まれたが8日発病、狂犬病と決定11日死亡した。

○狂犬18名を咬む　葛飾

　葛飾区本田中原町、大工某（52才）は、青砥付近で拾つた仔犬が5日付近の人に咬みついたと届け出た。保健所では、中央犬抑留所に収容したが8日死んだので調べると、真性と判明した。同保健所では直ちに付近を調べると、小学校運動会で小学生18人に咬みついた事が判明した。

○狂犬　11名を咬む

　8日から9日にかけ、杉並区堀の内1の186付近に狂犬が暴れ廻り、同町某（24）ほか10名を咬んだ。

○狂犬29名咬む　町田、相模原で

　8日朝、狂犬が現われ、町田町原町田の某（4才）に咬みつき、夕5時までに町田付近で22名、相模原で7名、計29名、耳や肩、腹などに咬みついた。このため、ピストルや木刀

をもつた消防団員２００名、警察官１００名、役場吏員数名などの応援隊約1,000名が狂犬狩りに出動、同夜7時半ごろ相模原上鶴間の農家の縁側にうずくまつているのを発見、猟銃でようやく射殺した。

などで、これらは新聞記事のほんの一部に過ぎませんが、紙面を悲惨事で騒がしています。

そこで、どのような人が、どんな時に、どんな犬に咬まれるのか、即ち、咬傷動機について、報告書の記録から検討してみます。

畜種別の狂犬病犬が、どんな人を咬んだか、これは表４７Ａに示すように、飼主、飼主と他人、それと、他人の３つに分けてみました。それに狂犬病でも咬傷を与えなかつたものもありますから、これを非咬傷犬としてその例数を併記しました。

まず、計８６２例を畜種別にみると、無届犬４０９例（４７％）が第一位です。次いで、野犬２７６例（３２％）、畜犬１７７例（２１％）となつています。

この三者の関係を年度別にみると、２３年のみ畜犬数が多いのですが、その後は畜犬数の減少が目立つています。そして、無届犬、野犬の増加がみられ、なんといつても無届犬が第一位です。このことは、無届犬が狂犬病流行時に流行の偉大なる協力者であつた、とこれまでに幾度も繰り返し説明してきた通りです。

こゝで一寸、表から目をはなして、咬傷動機について考えてみましよう。狂犬病予防員からの報告書では、通行中、遊戯中、愛撫中、訪問中などと記されていますが、これは大体が通行中突然、遊戯中突然と云つた言葉があてはまるようです。犬の側を横切ろうとして通行中突然咬まれたとか、球投げなどの遊戯中、球を拾おうとしたら突然飛びついてきて咬まれた、可愛い犬なので頭を撫でようとしたら、又はお菓子をやろうとしたら突然手を咬まれた、或いは、友人の宅を訪ね、気楽に戸を開けたら中にいた犬に突然咬みつかれたなど、いろいろとこれに似た突発的な動機が多く報告されています。これらは、犬の性質にもよりますが、大体あまり吠えないで咬みつく場合が多いようです。勿論吠えれば人間の方も注意することでしよう。これと逆に発病すると、今迄あまり吠えない犬でも、よく吠えるようになるものもありますが、こんな犬は一応警戒されますから被害は比較的少ないことになります。又、遊戯中などの子供達の動きやはしやぎなどは、ちよろちよろした動きや、甲高い声や、衣服などの比較的原色に近い色彩などのため、犬の気持をいらだたせ、じつとしていられない状態となり攻撃的動作を誘発します。ですから、静止している物や、音の出ない、刺戟性の無い色彩などは、あまり気にならないようです。そのため、こうした発病時には、一寸さわつても音の出るもの、動くもの、或いは風などで自分の被毛が動くのでさえ、異常に気分をいらだたせるのでしよう。この

事実は、われわれの行なつた狂犬病毒感染試験でも観察されました。

　又、咬傷の場合普通でしたら飼主や知つている人が近寄つて行くと、殆どの犬がなめたりして愛情を示しますが、その行動が病的であるため、運動神経の異常から咬んでしまうのでしよう。

　この動作は、鶏が餌を拾う直線的な行動によく似ています。しかし、子供や大勢の人に追い廻された場合は、愛情の表現どころではなく、興奮し、敵意を示し、狂乱状態になります。

　以上のようなことから、咬まれる人は、犬と一しよに生活しているような身近かな人が多いことになり、飼主でも、その家族でも、平生慣れている人たちに、又犬好きの人たちに多いようです。

　なお、教書に記された猪突猛進という症状は、猪のように向うみずに突進する動作を説明した言葉でしようが、田舎とか、広野ならいざ知らず、都会地のような人や障害物の多い狭雑な所では猛進まで行かないのか、報告書にもあまりみられず、前述のような突然咬んだと云つた端的な観察が多くみられます。従つて教書にあるような、数十里を走破すると云つた例の調査は、殆んど不可能に近い事ですが、偶々、畜犬の場合、逃走先で捕獲され、鑑札などから走行距離が推定された例が2,3ある位です。距離も新宿から荏原まで走つたのが長い方です。このほか、数日飼主の処に帰つてこないで、帰つて来たら異状が認められ、それが狂犬病であつた例がかなりあります。犬自身発病しても、ある時期まではかなり意識が明瞭で、飼主も、自分の家も覚えている事が考えられますので、一般に云われている、畜主も忘れてしまう、というような事はないようです。これも、われわれの実験から観察されたことですが、発病時に近寄ると、不自由な身体でも尾をふつて、ふらふらしながら寄つてきます。これをみても意識はかなり明瞭である事がわかりました。

　次に被害者の年令についてみると、大体10才以下の子供が一番多く、ついで20才以下と、それに飼主の年令が加わることになります。

　どうして、こんなに子供の被害が多いのか、気の毒になる位です。

　街角や、広場で、縄飛びや球投げなどで遊んでいる子供たちと一しよになつて、仲よく遊んでいる犬をよくみかけますが、これは子供も犬もお互いによい遊び相手のようです。しかし、このようなときに、発病している時には、じやれたり、大声を出したり、子供の服などが前述のようにいらだたしさを感じさせたりして、咬傷に結びついてしまいます。こんなことから、犬との接触が大人よりも子供に被害が多くなるのです。

　又、咬傷部位も、手、足が多く、子供の場合は特に上半身の顔、頭、手などが多く咬まれて

います。

　こゝで再び表にもどり、咬傷犬を中心に集計して検討してみます。（表47A、B参照）

　咬傷犬計604例から、野犬の178例を除いた426例中、飼主（その家族も含む）例は165例（39％）みられ、他人だけは183例（43％）みられます。この飼主と他人例の比較では、例数でも比率でも、やゝ他人例に多い数がみられます。

　又、これを畜種別にみると、まず畜犬では121例中、飼主は51例（42％）、他人例でもこれと同数のものがみられ、畜犬例では両者同じということになります。次に無届犬の場合は、305例中、飼主は114例（37％）、他人例は132例（42％）がみられ、両者の比較では他人例に多い数がみられます。

　畜犬と無届犬例の比較では、数的に無届犬が多いのですが、内容的にみても、無届犬の他人例が多い数を示しています。

　なお、野犬例では、被害者は他人だけですが、畜種別に比較してみると、計361例の他人被害者中、野犬は178例（49％）を占め一番多く、無届犬132例（36％）がつぎ、畜犬51例（15％）が最少です。この数字からも、殆どが野犬、無届犬であることがわかり、これらの犬は無繋留が多いため、如何に多くの被害者を出しているかを示しています。

　今度は、年度別に表47Aから被害の状況をみると、まず飼主を主体とした被害は徐々に減少の傾向がみられますが、他人を主体としたものには、特に減少の傾向はなく、狂犬病の多い年には多いと云つた傾向が、飼主例よりはっきりしているようです。

　しかし、最初に検討した計でみられる、それぞれの比率は、各年においても同じように現われております。

　つまり、被害は畜犬、無届犬の飼主達に多いことが示されています。これは前にも説明しましたが、狂犬病発病初期の症状は、飼主などにとつては、本当に気付かない場合が多いと思います。一寸元気（興奮症状初期）があつても、今日は元気がよいと思う位です。咬まれても、自分の犬であればあまり気にしないことも多いでしょう。しかし年度別ではやゝ減少がみられます。

　無届犬の被害の場合は、無責任型の飼主に飼われた犬ですから、放し飼いも多く、そのため全般的に被害例数も増加し、特に他人の被害は畜犬例よりも増加しています。それに、年度別の被害には変化は殆んどみられず、毎年かなり多い数が現われています。

　又、野犬の咬傷例は、畜犬と無届犬とを併せた位の数が示されていますが、年度別では、24,25年頃だけ少なく、その他の年では多い数がみられます。

表47 A　畜種別咬傷犬と被害者の年度別推移

年度	23年			24			25			26			27			28			29			30			計			
畜種	畜犬	無届犬	野犬	畜犬	無届犬	野犬	畜犬	無届犬	野犬	畜犬	無届犬	野犬	畜犬	無届犬	野犬	畜犬	無届犬	野犬	畜犬	無届犬	野犬	畜犬	無届犬	野犬	畜犬	無届犬	野犬	
飼主	14	1		13	27		11	34		7	16		2	13		3	16		1	7		0	0	0	51	114		604
飼主と他人	5	1		29	32		24	25		33	31		40	32		20	24		25	29		0	0	0	29	28		
	12	25		2	10		6	14		3	11		0	9		3	9		0	5		0	0	0	19	59		
	27	50		4	12		13	11		14	22		0	22		20	14		0	21		0	0	0	11	14		
他人	11	2	12	17	34	35	13	45	48	4	9	27	1	12	13	4	21	34	1	8	9	0	1	0	51	132	178	258
	27	50		38	40	70	28	32	64	20	18	70	20	29	52	27	32	67	25	33	50	0	100	0	29	32	65	
非咬傷犬	10	0	4	13	14	15	16	45	27	7	15	12	2	7	12	5	19	17	2	4	9	0	0	2	56	104	98	
	27		26	29	16	30	35	32	36	33	29	30	40	17	48	33	30	33	50	17	50	0	0	100	31	26	35	
計	41	4	16	45	85	50	46	138	75	21	51	39	5	41	25	15	65	51	4	24	18	0	1	2	177	409	276	862
	100%	〃	〃	100%	〃	〃	100%	〃	〃	100%	〃	〃	100%	〃	〃	100%	〃	〃	100%	〃	〃	100%	〃	〃	100%	〃	〃	
	61			180			259			111			71			131			46			3			862			

次に非咬傷狂犬病例（狂犬病であつても咬傷を与えなかつたもの）についてみると、表47Aの計でみられるように、258例中、畜犬56例（22％）、無届犬104例（40％）、野犬98例（38％）がみられます。これを畜種別に、その咬傷例と非咬傷例との比較をみると、畜犬31％、無届犬26％、野犬35％がみられます。この事は、やはり、犬に関する観察の差があらわれたものと、世人の狂犬病に対する関心からの協力による、発病初期の処分、野犬の捕獲などのおかげと思われます。それにしても、無届犬の少ないのは、無責任型の飼主の責任と考えられます。

表　47　B

	畜　犬	無届犬	計	
飼主	51 42％	114 37％	165 39％	
飼主と他人	19 16	59 21	78 18	426
他人	51 42	132 42	183 43	
計	121 100％	305 〃	426 〃	

又、野犬例の比較的多いのは、日をついで行なわれた捕獲による成果で、畜犬と同じ位の数を示すことが出来たわけです。

又、この年度別傾向をみると、全般的には年々増加の傾向が現われ、狂犬病に対するいろいろな関心の現われが出ていますが、三者の比率には変りないようです。

以上の咬傷という問題、本当に恐しい事です。御気づきのように、無届犬の存在に強く注目させられます。

ロ　試験犬で発病初期に見られる症状

こゝで、これまでの野外例の臨床成績を、われわれの、犬を使用した実験例の成績と比較検討してみましょう。

実験犬の管理方法は既述の通りですが、実験前約1カ月、又実験中でも1～2カ月は犬に接しているので、少々神経質の犬でも、人をつこくなり、よく慣れてきます。従つて、検温の際は温和しく、正確な体温をしる事が出来ました。しかし、何時も見慣れた者ばかりで敵意も示さず、そのため飼主たちが経験したような、特異の症状を見逃すおそれもありました。

表48は、実験犬の発病経過の概略を示したものです。

まず、臨床観察で、最初どんな症状が現われたか、その症状をまとめたのが表48Aです。この中、比較的例数の多い食欲不振についてみると、62例中、食欲不振だけは23例（37％）、食欲不振と興奮症状が同時に現われたもの14例（23％）、食欲不振と嘔吐は4例（6％）、食欲不振と麻痺2例（3％）です。従つて、食欲不振を示した例は全部で43例

表 4.8 実験犬の臨床所見の概略

	病毒株 実験犬	発 病 経 過	最初の症状	興奮の有無	発熱の有無	最高体温	平熱	発熱差
1	141 1	9日目 食欲不振 まひ 19 D	食欲不振	—	無	—	38.5°C	—
2	141 2	6 ・8 食欲不振 10 D	食欲不振	—	有	40.0°C	39.3	0.7
3	120 3	・30 31 33 34 興奮 食欲不振 まひ D	興奮	+	有	39.7	38.7	1.0
4	120 4	・6 11 2 食欲不振 まひ D	食欲不振	—	有	40.0	39.0	1.0
5	78 5	・10 14 15 食欲不振 興奮 D	食欲不振	+	有	40.3	39.2	1.1
6	78 6	33 45 食欲不振 まひ D	食欲不振	—	無	—	39.0	—
7	78 7	53 54 興奮 D	興奮	+	不明	不明	38.5	—

―163―

	病毒株 実験犬	発病経過	最初の症状	興奮の有無	発熱の有無	最高体温	平熱	発熱差
8	78 8	→・15 食欲不振 興奮 22日 K	食欲不振 興奮	+	有	40.5	38.5°C	2.0
9	101 山羊9	→ 23 ・25 27 30 D 食欲不振, 興奮 まひ	食欲不振 興奮	+	有	41.0	39.0	2.0
10	101 11	→・13 16 19 D 興奮, 食欲不振 まひ	興奮 食欲不振	+	有	40.6	39.0	1.6
11	101 5A	→・25 28 29 31 D 食欲不振 興奮 まひ	食欲不振	+	有	39.5	38.3	1.2
12	70 2A	→・13 16 19 21 D 食欲不振 まひ	食欲不振	−	有	40.2	38.5	1.7
13	70 6A	→・16 17 19 21 D 食欲不振 興奮 まひ	食欲不振	+	有	40.5	39.0	1.5
14	76 4A	→・18 19 22 24 D 食欲不振, 興奮 まひ	食欲不振 興奮	+	有	40.5	38.7	1.8
15	761 1A	→・13 15 18 19 D 食欲不振 興奮 まひ	食欲不振	+	有	40.2	38.7	1.5

No.	ID	経過	症状	FV	体温1	体温2	差
16	41/15	→FV→ 5 食欲不振, まひ 防		FV 有	39.3	38.1	1.2
17	41/13	→FV→ 3 食欲不振, まひ 防		FV 有	39.9	38.3	1.6
18	13/14	→FV→ 9 食欲不振 防		FV 無	—	38.8	—
19	13/3A	→FV→ 6 食欲不振 防		FV 無	—	38.8	—
20	406/12	→FV 防		FV 有	39.3	38.9	0.4
21	406/20	→FV→ 5 食欲不振, 興奮 D		FV 有	40.4	38.9	1.5
22	35/16	→•15 16 食欲不振, 興奮 19 D	＋ 食欲不振	有	40.3	38.8	1.5
23	35/18	→FV 防		FV 無	—	38.7	—
24	51/7A	→FV 防		FV 無	—	38.8	—

	病毒株 実験犬	発病経過	最初の症状	興奮の有無	発熱の有無	最高体温	平熱	発熱差
25	51 9A	└FV 6 8 9 D 食欲不振 まひ	FV		有	39.9	38.6°c	1.3
26	208 1B	└13 16 19 20 D 食欲不振, 嘔吐 まひ	食欲不振 嘔吐	-	有	39.8	39.0	0.8
27	97 2B	└・26 28 31 D 食欲不振 まひ	食欲不振	-	有	40.6	39.0	1.6
28	120 3B	└・15 17 18 19 20 D 食欲不振, 嘔吐 興奮 まひ	食欲不振 嘔吐	+	有	41.2	39.0	2.2
29	75 4B	└・7 8 D 食欲不振, 興奮 まひ	食欲不振	+	無	-	39.0	-
30	213 5B	└10 14 16 17 D 興奮 食欲不振 まひ	食欲不振 興奮	+	有	39.4	38.6	0.8
31	173 6B	└・7 10 12 13 13 D 興奮 食欲不振, けいれん まひ	興奮	+	有	39.4	38.9	0.5
32	51 7B	└興奮, 嘔吐	興奮	+	有	40.0	38.5	0.5

-166-

No.	症例		経過（日）	主症状		有無	体温1	体温2	差
33	170	8A	←——— 13 食欲不振　15 興奮　15 D	食欲不振	＋	無	—	38.8	—
34	42	9B	←——— 16 食欲不振　17 興奮　17 D	食欲不振	＋	無	—	39.0	—
35	12	10A	←——— ・9　11 食欲不振,嘔吐　13 D	食欲不振 興奮	＋	有	40.0	39.0	1.0
36	58	12A	←——— ・21 興奮　22 23 食欲不振,嘔吐　24 25 まひ D	興奮	＋	有	40.1	38.9	1.2
37	VCA	20A	←——— ・12 13 14 興奮 食欲不振　16 18 まひ D	興奮	＋	有	39.2	38.0	1.2
38	13	13A	←——— 6　9　10 まひ D	嘔吐 食欲不振	—	無	—	38.8	—
39	69	14A	←——— ・6　7 嘔吐,食欲不振　7 8 D	食欲不振	—	有	39.3	38.7	0.6
40	125	15A	←——— 11 嘔吐　14 まひ　15 D	嘔吐	—	無	—	38.9	—
41	179	16A	←——— ・6　7 食欲不振,嘔吐　8 9 まひ D	食欲不振 嘔吐	—	有	39.9	38.6	1.3

	病毒株/実験犬	発病経過	最初の症状	興奮の有無	発熱の有無	最高体温	平熱	発熱差
42	173 / 17	・12 13 14 15 食欲不振 まひ D	食欲不振	－	有	39.0	38.7°c	0.3
43	197 / 18A	4 5 7 8 9 食欲不振 興奮 まひ D	食欲不振	＋	有	38.9	38.6	0.3
44	101 / 19	・9 10 11 12 興奮 食欲不振 まひ D	興奮	＋	有	39.3	38.7	0.6
45	41 / 21	・12 13 15 興奮 食欲不振 まひ D	興奮	＋	有	39.2	38.5	0.7
46	406 / 22	24 25 27 28 嘔吐 食欲不振 まひ D	嘔吐	－	無	－	38.8	－
47	45 / 23	・9 10 食欲不振、興奮 まひ D	興奮 食欲不振	＋	有	39.0	38.0	1.0
48	A3 / 24	7 8 9 9 興奮 食欲不振 まひ D	興奮	＋	無	－	38.2	－
49	57 / 25	FV 3 7 食欲不振、まひ D	食欲不振	FV	有	39.3	38.7	0.6

50	70 / 26	↓FV 5 6 8 / 食欲不振 D			FV有	39.8	38.7	1.1
51	115 / 27	↓ •12 13 14 15 / 興奮 食欲不振 D	興奮	+	有	40.1	38.3	1.8
52	121 / 28	↓FV 4 5 7 / 食欲不振 D			FV有	39.4	38.3	1.1
53	76 / 29	↓ 8 9 10 11 / 興奮 食欲不振 D	興奮	+	無	—	38.5	—
54	40 / 30	↓ •21 22 23 24 / 食欲不振 D	食欲不振	+	有	40.5	39.0	1.5
55	173 / 31	↓ •46 47 48 / 食欲不振,興奮 D	食欲不振 興奮	+	有	40.8	38.6	2.2
56	120 / 32	↓ ↓FV 6 8 / D			FV有	40.0	38.6	1.4
57	208 / 33	↓ •26 28 32 / 食欲不振 D	食欲不振	+	有	39.7	38.5	1.2
58	173 / 34	↓ •29 30 32 / 興奮 食欲不振 D	興奮	+	有	40.4	39.0	1.4

	実験犬	病毒株	発病経過	最初の症状	興奮の有無	発熱の有無	最高体温	平均	発熱差
59	35	41	•17 18 19日 食欲不振 まひ D	食欲不振	−	有	40.6	39.1°c	1.5
60	36	145	•7 9 10 まひ 食欲不振 D	麻痺	−	有	39.8	38.9	0.9
61	37	120	•7 11 14 16 食欲不振、興奮 まひ D	食欲不振 興奮	＋	有	40.4	38.6	1.8
62	38	173	l FV 防			無	−	38.5	−
63	39	42	l FV 6 8 まひ D		−	FV 有	40.1	38.3	1.8
64	40	170	•35 36 37 食欲不振 興奮 D	食欲不振	＋	有	39.3	38.9	0.4
65	41	97	•5 6 7 8 食欲不振、興奮 まひ D	食欲不振 興奮	＋	有	40.1	38.5	1.6
66	42	72	•12 13 13 食欲不振、興奮 まひ D	食欲不振 興奮	＋	有	39.9	38.8	1.1

67	125	←	・28	29	31	食欲不振	−	有	39.8	38.6	0.8
	43		食欲不振	まひ	D						
68	197	←	・4	5	7	食欲不振	−	有	40.1	39.0	1.1
	44		食欲不振	まひ	D						
69	97	←	・9		14	食欲不振	−	無	−	39.0	−
	サル45				D	まひ					
70	13	←	・8	9	11	興奮	+	有	40.5	38.9	1.6
	46		興奮、食欲不振	まひ	D	食欲不振					
71	42	←	・10	11	14	食欲不振	−	有	40.0	39.0	1.0
	47		食欲不振	まひ	D						
72	75	←	・10	14	17	食欲不振	+	有	40.0	39.0	1.0
	48		食欲不振、興奮	まひ	D	興奮					
73	75	←	・7	9	10	けいれん	+	有	40.1	38.7	1.4
	サル49		けいれん	食欲不振	D						
74	70	←	・7	10	10	食欲不振	−	有	39.7	39.0	0.7
	50		食欲不振、まひ	興奮、まひ	D	まひ					
75	58	←	・6	7	8	嘔吐	+	有	40.4	38.7	1.7
	51		嘔吐、興奮〃	まひ	D	興奮					

病毒株 実験犬	発 病 経 過	最初の症状	興奮の有無	発熱の有無	最高体温	平熱	発熱差
76 FV 121 52	•4　5　8日 食欲不振、興奮　まひ　D	食欲不振 興奮	＋	有	39.8	38.9	0.9
77 FV 57 53	•5　6　8 興奮　食欲不振、嘔吐　D	興奮	＋	有	40.2	38.8	1.4

•印 発熱日、　FV···狂犬病固定毒攻撃、　防···防禦、　D···発病死、　K···殺処分

（６９％）にみられます。

又、同様に興奮症状についてみると、興奮症状のみは１５例（２４％）、食欲不振を伴なつたもの１４例（２３％）、嘔吐は１例（２％）で、興奮症状を示した例は全部で３０例（４９％）です。

次に、麻痺では、麻痺のみ１例（１％）、食欲不振を伴なつたもの２例（３％）、従つて、麻痺を示したものは全部で３例（４％）です。

最後に、嘔吐についてみると、嘔吐のみは２例（３％）、食欲不振を伴なつたもの４例（６％）、興奮は１例（２％）で、麻痺を示したものは全部で７例（１１％）です。

これをみると、最初に現われる症状は、食欲不振６９％、興奮４９％、嘔吐１１％、麻痺４％となり、大体、食欲不振、興奮が主体となつています。勿論これ以後にいろいろな症状が現われて来るのですが、一般には、この様な初期症状は軽度のた

表　４８Ａ

症　　状	例数	％
食欲不振	２３	３７
食欲不振 興　奮	１４	２３
食欲不振 嘔　吐	４	６
食欲不振 麻　痺	２	３
興　奮	１５	２４
興　奮 嘔　吐	１	２
嘔　吐	２	３
麻　痺	１	２
計	６２	

め、分りにくい事などもあつて、狂犬病症状がかなり進行し、狂躁、咬傷、奇声などがあつてから疑問をいだいたり、気付いているようです。

次に、表４８から、発病経過中に興奮症状が現われたもの陽性（＋）と現われなかつたもの陰性（－）をみると、６２例中、陽性は４２例（６８％）、陰性は２０例（３２％）です。

この数字を上述の初期症状と比較してみると、まず初期に興奮症状が認められたものは３０％（４９％）でした。又発病経過中に興奮症状を示した陽性は４２例（６８％）でしたから、両者の差１２例（１９％）は、最初に興奮症状がみられなかつた３２例（５１％）の中で、その後の発病経過中に興奮症状を現わしたものです。ですから、その他の２０例（３２％）は全く興奮症状を現わさなかつた例です。

又、興奮症状も最初から現われるものや、少し経過してから現われるものなどあるわけです。この様な実験例の成績は、野外例で、興奮症状を示すものや、示さないものなど、いろいろありましたが、これに似たものでしょう。

次に体温についてみると、野外例では殆んど検温不能の状態ですから報告のないのは当然な事です。しかし、１例開業獣医師が狂犬病とも知らず診察中に計つた例があり、３９.２°ｃが記されています。この時は、本当に狂犬病初期だつたのでしょう。その後異状を認めて処分し

ています。この他、教書でも体温についてはあまり記されていません。たゞ相当の高熱があるように一般には考えられています。

　６２例の実験成績から、その犬の平熱に比較し発熱したものは５１例（８０％）、発熱のみられなかつたもの１１例（２０％）です。

　発熱は、狂犬病固定毒では発病と同時に発熱し、３～４日後の最高に達した頃から衰弱症状が現われ、降温してへい死しています。しかし、野外例も大体これと似ていますが、発熱が急昇温、緩慢昇温、不規則なじくざぐ昇温のような乱れたもの、又は平熱と殆んど差別がつけにくい軽度の乱れを示したものなどと、いろいろな熱型がみられます。中には吸収熱（中間発熱）と云つた病毒接種後７日目頃に突如として発熱（大体３９°ｃ～４０°ｃ）、２日位で平熱にもどるものがあります。この発熱が高い時は食欲不振が同時にみられます。この様な不規則な熱型が何に原因するか、よく解りませんが、犬の個体差、病毒株、接種法などが原因になるのかも知れません。

　他の疾患のようにきまつた熱型を求めるのはなかなか困難です。実際、体温表をみて、幼犬、神経質な犬、何か余病をもつている様な場合は体温が不規則になりがちで、発病発熱の判断に苦しむ場合があります。この様にして、発熱が最高に達すると、衰弱症状（麻痺）が現われ、体温は急に降り、１日～３日位でへい死しています。

　体温の内容は、最高４１．２°ｃ、最低３９．０°ｃ、平均３９．３°ｃです。平熱は最高３９．３°ｃ、最低３８．０°ｃ、平均３８．７°ｃです。これは実験犬に比較的幼犬が多いので、平熱も一寸高くなつているわけです。

　発病体温と平熱の比較では、体温差最高２．２°ｃ、最低０．３°ｃ、平均１．２°ｃです。

　１．０°ｃ位の体温差では、他の疾患例と比較してもあまり高熱とは考えられません。従つて、狂犬病の体温はそれ程高いものではない様です。

　前述の吸収熱の有無は、特に発病経過に差はみられません。例えば臨床症状、体温、発病期間などに特に差はみられませんでした。

　最初にみられた体温異状と臨床異状と、いずれが先に現われたかを比較してみると、（表４８Ｂ）５７例中、体温異状が先に現われたもの１５例（２６％）、臨床異状が先に現われたもの５例（１８％）、両者同時のものは３２例（５６％）です。同時に現われた例が半数を占めている事から、両者は大体同時に現われるものと考えられます。

　以上、実験例と野外例とでは、実験例は馴化された環境のため、野外例とは症状にかなり差がみられました。実験例では、猛烈な狂躁症状は比較的少なく、末期の麻痺症状がよくみられ

ました。野外例でしたら殺処分される場合でも、実験なればこ
そ、へい死するまで観察したわけですから、何れの例も麻痺症状
がよく現われ、中には横臥、横転の状態で苦もん、奇声を発し衰
弱死するのがみられました。

表 48B

症　　状	例数	％
体　　温	15	26
臨床症状	5	18
体　温 臨床症状	32	56
計	57	

しかし、この様に馴れた犬でも、一度檻から脱出した時は、顕
著な狂躁症状を現わし、脱路を探しながら、捕えようとするわれ
われに攻撃して来ます。この事実から、檻の中にいる時は、如何
に諦観的であるかと云う事がよく分りました。

なお、野外例の報告された症状以前のものがある事、症状も、何れもが興奮症状を示すもの
でない事、体温は想像していた様に高熱ではない事、発病末期には麻痺症状を現わし、衰弱死
するものが多い事など、実験例からえた主な点ですが、これまでの野外例の検討成績を種々裏
付けるものがあると思います。

八　狂犬病毒は何処に――試験犬からの病毒分離試験成績

前述のように、狂犬病は咬傷を与えることでいろいろと惨事をおこし、世人を騒がしました。

狂犬病は、発病犬の唾液中の病毒が、咬傷の際に傷口から体内に入り、神経系を通り脳に至
つて発病するので、咬傷を一番おそれているわけです。

しかし、狂犬病犬などに咬まれたために、みんなが、即ち、咬まれた人や、猫、牛、馬など
がみんな狂犬病にかゝるものでしようか。実際に野外でも、狂犬病犬に咬まれたものが、何の
処置もしないでいて発病しなかつた例があります。これは主に牛、馬、時に猫、犬のこともあ
り、ごくまれに人の場合もありますが、被害者側の飼主などの不注意から、犬に咬まれても気
付かなかつたか、あまり気にしなかつた場合で、後になつて、咬んだ犬が狂犬病と診断されて
も、被害者が人である時は早速予防注射を受けるところでしようが動物の場合は気にもせず、
しばらくたつてから、近所に狂犬病が発生していても、自分の家のものは何ともなかつた、と
いつた例があります。

以上のような例は、実際にはあると思われるのですが、なかなか表面には出てきません。

又、このような例の原因探究はなかなかむずかしい問題です。

そこで、われわれの実験成績から、少し検討してみることにします。

表49は、狂犬病毒を接種した実験犬からの病毒分離成績です。

実験犬に病毒接種後5日おきに採取した唾液を、マウスの脳内に接種します。病毒があれば
10日目頃から、マウスの発病死がみられますから、その犬の唾液中の病毒の有無がわかりま

す。又、実験犬が発病死した時、顎下腺、舌神経、眼窩腺などの病毒の有無について、同様にマウスに接種してみました。表中、4/5とあるのは、5匹のマウスに接種して4匹発病死したことです。なお、顎下腺は唾液を分泌しますが、眼窩腺は眼球の側面にあつて涙液を鼻側にそつて口腔内の上顎部に開孔する腺ですが、顎下腺のように多量ではありません。又、舌は切傷などで、舌神経の病毒が放出されないかという考えで採取しました。

これら実験犬35例の顎下腺、舌、眼窩腺など、三者の成績を表49から集計したものが表50です。

顎下腺＋（陽性）は35例中14例（40％）、舌は6例（17％）、眼窩腺16例（46％）で、顎下腺と眼窩腺はほゞ同数で、それぞれ約半数を占めています。舌は17％でわずかです。なお、三者共に－（陰性）は35例中14例（40％）です。従つて、その他の21例（60％）は、三者が、又はそのいずれかが＋（陽性）を示した例になります。

更に、表中、顎下腺＋、他の二者が一例は－(陰性)4例（12％）といつた三者の相互関係を次々にみていくと、＋は顎下腺と眼窩腺が主体となつていることがわかります。比率からみても、顎下腺のみ単独＋は12％、眼窩腺は18％で、やゝ眼窩腺の比率が高い数字を示します。しかし、今迄の考え方で、顎下腺のみが感染源と考えた場合には、陽性率、即ち危険率は40％ということになります。舌については、顎下腺と眼窩腺に関連性があり、単独陽性例はありません。

要するに、この成績からは、狂犬病発病例中でも感染源となる口腔内には60％しか病毒がないことになります。従つて、口腔内に病毒のない狂犬病犬に咬まれても、狂犬病にはかゝらないことになります。

次に、発病経過中に採取した唾液の病毒分離成績を、表49についてみることにします。表の説明をしますと、10日前、5日前というのは、発病死した日からさかのぼつて、5日前、10日前頃に採取した唾液中の病毒の成績です。

表中、10日前の材料からは病毒を分離した例はなく、5日前頃の材料で4例はあります。

しかし、この5日前の材料で、4/5といつた病毒の多いものは、あるいは6日前に、7日前に病毒はすでに出ていたのかもしれません。

たまたま5日前に採取したゝめに、病毒が認められたということです。しかし、2/5、1/5といつた例は、病毒量も少ないので、採取時頃に出たものと考えられます。従つて、幾日位前から病毒が唾液が唾液中に出るかということになると、実験では5日前ですが、この時に病毒の多かつた例から推定すると、これ以前、即ち10日目は陰性なのですから、その1日

表 4 9　　実験犬からの病毒分離成績

No.	実験犬 No.	病毒株	病毒分離部位			唾液からの病毒分離成績			脳の病毒価 (LD50)	
			顎下腺	舌	眼窩腺	10日前	5日前	へい死時	接種毒	分離毒
1	1	208	+4/5	−	−	−	+3/5	+5/5	3,808	3,746
2	33	〃	+5/5	−	+1/5	−	−	+4/5	3,500	2,500
3	2	97	+5/5	−	−	−	−	+3/5	3,614	2,342
4	3	120	+1/5	−	+1/5	−	−	−	4,574	3,824
5	37	〃	+4/5	−	+5/5	−	+4/5	+5/5	4,500	4,000
6	4	75	−	−	+2/5	−	−	−	3,875	3,500
7	5	213	−	−	−	−	−	−	4,375	3,219
8	6	173	+5/5	+2/5	+5/5	−	−	+3/5	4,308	3,824
9	17	〃	+4/5	+1/5	−	−	−	+5/5	4,308	5,000
10	31	〃	+5/5	−	−	−	−	+5/5	3,667	1,500
11	34	〃	+5/5	−	+5/5	−	−	+3/5	3,667	4,635
12	7	51	−	−	−	−	−	−	4,500	3,862
13	8	170	−	−	−	−	−	−	2,834	1,169
14	9	42	−	−	+2/5	−	−	−	4,432	3,325
15	10	12	−	−	−	−	−	−	2,500	3,834
16	12	58	+5/5	−	+3/5	−	+2/5	+5/5	4,379	2,500
17	13	13	−	−	−	−	−	−	4,626	3,500
18	14A	69	−	−	−	−	−	−	3,625	5,000
19	14B	〃	−	−	+4/5	−	−	−	3,625	3,500
20	16	35	−	−	−	−	−	−	2,200	3,400

No.	実験犬 No.	病毒株	病毒分離部位			唾液からの病毒分離成績			脳の病毒価(ID50)	
			顎下腺	舌	眼窩腺	10日前	5日前	へい死時	接種毒	分離毒
21	19	101	−	−	+2/5	−	−	−	3,667	4,308
22	21	41	−	−	−	−	−	−	3,883	3,338
23	35	〃	−	−	−	−	−	−	3,883	3,541
24	22	406	−	−	−	−	−	−	3,480	4,500
25	23	45	−	−	−	−	−	−	3,834	3,421
26	36	〃	−	−	+4/5	−	−	−	3,834	4,500
27	16A	179	+5/5	+1/5	+5/5	−	−	+3/5	4,167	3,812
28	16B	〃	+1/5	+2/5	+5/5	−	−	−	4,167	5,000
29	27	115	−	−	−	−	−	−	3,663	3,667
30	29	76	−	−	−	−	−	−	4,747	4,782
31	30	40	−	−	−	−	−	−	3,834	3,500
32	18	197	−	+2/5	+5/5	−	−	−	4,500	3,278
33	20	vcA	+5/5	−	−	−	+1/5	+3/5	2,673	3,500
34	24	A3	−	−	+1/5	−	−	−	4,167	3,422
35	15	125	+5/5	+2/5	+5/5	−	−	+5/5	4,219	3,674

後の9日目頃から出ていたかもしれないわけです。

又、へい死時からは、12例（34％）病毒を分離しています。これを前述の顎下腺陽性の14例（40％）と比較すると、へい死時の材料より2例少ないのですが、この2例はいずれも、1/5と毒量が少なく、唾液中から病毒を分離出来なかつた例です。このような例は採唾液の際の技術上の問題かもしれません。

表 50 顎下腺、舌、眼窩腺からの病毒分離成績

顎下腺	舌	眼窩腺	計		比較
＋	－	－	4	12	顎下腺 14 40％
＋	＋	－	1	3	舌 6 14％
＋	＋	＋	3	9	眼窩腺 16 46％
＋	－	＋	5	15	
－	－	＋	6	18	
－	＋	＋	1	3	
－	＋	－	0	0	
－	－	－	14	40	
14	6	16	35	100％	

又、同様に例数の多かつた眼窩腺の陽性分離成績16例（46％）と比較してみると、眼窩腺＋、へい死時唾液一例は7例あり、この内容も毒量の多いもの、少ないものなどがあり、一定した傾向はみられません。しかし、この7例は顎下腺が一か、又はごく毒量の少ない例です。このようにしてみると、眼窩腺は顎下腺より分離例数は多いのですが、へい死時の唾液の分離成績と比較すると、かえつて顎下腺＋、唾液＋例が多く、眼窩腺の陽性例はあまり唾液には影響がないようです。一応、口腔内に腺孔を開いているため、注意してみたのですが、実際には顎下腺が主体となつているように考えられます。しかし、病毒量が多い点から注意は必要となります。

以上、検討の結果、最初に述べたように、狂犬病犬などに咬まれても、咬まれた動物などがいずれも狂犬病にかゝるものではなく、これは、舌や顎下腺などからの分離成績では60％、唾液からは34％、顎下腺のみからは40％などの危険率を示すと考えられます。しかし実際に問題になる唾液、顎下腺の成績を考えあわせると、34％、40％ですから、危険率はこの程度しかないということになります。

ニ 咬傷を受けた時の処置法－予防注射

咬傷をうけた時に、これは陰性、これは陽性と判定することは困難であるために、たとえ結果的には陰性例であつても、早急に、一応予防注射は受けなくてはならないことになり、この

ことからは狂犬病は全く"困つた病気だ"ということです。

　この狂犬病予防注射はその時の状況で、即ち、咬傷を受けた時の状況で、いろいろと方法が変つてきます。こゝに当時の伝染病研究所と、WHO（World Health Organization、国連世界保健機構）から出された指針がありますから紹介します。（表51）

　まず伝研法をみると、咬傷犬を中心に考え、狂犬病の疑いがあるかないかで処置が変つています。

　咬傷犬が不明なとき、例えば逃走したとか、夜間でわからなかつたとか、この犬であると判断出来ないような場合、および、咬傷犬が狂犬病と診断された場合には、問題なく早急に予防注射を開始します。しかし、咬傷犬が不明な場合で、その地区に狂犬病が発生していない場合は予防注射は行ないません。従つて、咬傷犬の状態如何と、その地区の流行状況から予防注射が考えられています。咬傷してから7日間、犬に異状が無かつた場合は健康とされています。狂犬病が発病すると致命的であることから、このような観察期間が出来たわけです。

　又、WHO法では、咬傷の状態により咬傷犬の診断で、予防注射の必要性を考えています。従つて、犬に襲われても、傷を受けなかつた場合（Ⅰ、Ⅱ-1）は予防注射は不要としています。しかし、傷口があつても、10日間の観察後に犬が健康の場合は不要です。このような事は常時あることで、犬の性質から咬むことは普通でしたら問題にしないでしょう。都内でも、このような咬傷事故は毎日数多く起り、保健所に疑似狂犬で届出されています。

　又、咬傷犬が疑わしい場合には、一応注射を開始し、10日後に犬が健康ならば中止し、狂犬病の時は続行します。又、咬傷犬が狂犬病で逃走したとか、危険なために撲殺された場合には直ちに開始します。

　以上が概要ですが、いずれの方法も前述のように、狂犬病であつた場合は問題ないのですが、WHO法のように、損傷部位の有無を重要視しているのも、狂犬病が創傷感染以外にないからです。又伝研法のように、犬を中心に汚染地区などの間接的状況を考えて判断するのも、健康地での咬傷事故は心配が無いからです。いずれにしても、どんな犬が咬傷したか、咬傷犬と傷口、それに狂犬病汚染状態如何ということになります。

表51A　人体狂犬病予防接種適応例（伝研）

咬傷時診断	被害地区	接　種　法	再診剖検結果	接　種　法
健康	健康地区	接種は行わない	健　康	
	汚染地区	予防接種法 0.2cc皮内を開始する	狂犬病	本格的接種法に切りかえる
不明	健康地区	予防接種を直ちに開始する	その地区に狂犬病の出ない場合	接種中止
			その地区に狂犬病の出た場合	本格的接種に切りかえる
	汚染地区	本格的予防接種を直ちに開始する。	咬んだ犬が発見され健康な時	接種中止
			不明又は狂犬病と判明	接種継続
狂犬		本格的予防接種 皮下1.0cc皮内0.2ccを直ちに開始する	ネグリー(-)検索	接種継続
			ネグリー(+)　〃	

・第一回検索と第2回検索の間は7日間

表51B　人におけるワクチン接種指針（WHO）

接種した様式	咬傷動物の状態		ワクチン適応の有無
	接触時	10日目の観察期間中	
I　無病変間接接触	健康又は狂犬病	健康又は狂犬病	不要
II　舐める			
1. 皮膚擦傷なし	健康又は狂犬病	健康又は狂犬病	不要
2. 皮膚又は結膜の損傷あり　a　健康		健康	不要
b　健康		臨床上疑わしい又は狂犬病と診断	疑わしい症状の発見と同時に開始
c　疑わしい		健康	直ちに開始、3日間動物健康ならば中止
d　狂犬病、逃亡殺、不明			直ちに開始
III　咬まれる　a　健康		健康	不要、但し、傷が多数個所にわたるか、頭、顔、頸の場合はIIIcに準ず
b　健康		臨床上に疑わしい、又は狂犬病と診断	疑わしい症状の発見と同時に開始
c　疑わしい		健康	直ちに開始3日間動物健康なら中止
d　狂犬病、逃亡殺、不明、又は狼、狐、その他野獣に咬まれる			直ちに開始

10. 狂犬病予防注射
予防注射の効果と予防注射済犬の発病とその原因

　このような場合に行なわれる予防注射も、大体7～14回ですが、緊急な時、頭に近い処に傷があつた場合とか、咬傷を受けてかなり日が経過したような場合には、狂犬病免疫血清と共に、連続的にワクチン注射する場合もあり、この判断は専門医が適当な方法をとつて行なつています。これもワクチンによる被害、即ち副作用で、神経系の異状刺戟から、いろいろな神経障害をおこし、それが後遺症となつて残るために、専門医も必要以上にワクチンを注射する時には気をつかつています。

　狂犬病犬に咬まれ発病すると致命的です。従つて何が何でも一応ワクチンは注射しなくてはなりません。そんな時には後遺症の事など考えてはいられないでしよう。しかし、注射で命は助かつた場合でも、たまたま後遺症が残るとその患者は医者をうらみます。医者も苦しい立場です。しかし、最近はワクチンも改良され、こんな悲劇的な後遺症も往時よりはずつと少なくなりました。

　狂犬病ワクチンは、治療的に予防注射の方法が行なわれています。咬傷によつて、傷口から病毒が侵入し、神経系を通つて脳に到達し発病するまでに早くて7～10日以上かゝります。これは、前述の狂犬病の潜伏期で説明した事です。人の場合もそんなに差はありません。それ故、咬まれて直ちに予防注射をすると、7日位で抗体が出来るので、病毒が増えるより先に抗体が出来て、病毒の増殖をおさえて発病を防ぐことになります。従つて、早い時期程、より効果的であるわけです。ですから疑いのある場合は、1回だけでも早く注射しておき、診断なり検査の結果を待つようにするのが最も安全な方法です。

　この狂犬病ワクチンは良く効きます。が、残念なことに犬の場合、というより動物の場合は、人のように治療的にあまり多く使用されていません。それも動物の被害が人程に明らかでなく、又十分に実態がつかみにくいということにもよります。ですが、大動物の場合、例えば牛や馬が牧場などで狂犬に咬まれ、ワクチンを注射したことがあります。なお、小動物、例えば鶏や兎などが襲われた時は、殆んどが即死か致命的な傷を受けている場合が多いので、注射の余地はありません。犬同志の場合は勿論一番多いのですが、これも実態はなかなかつかめません。飼い犬である場合は、毎年春秋に2回は注射を受けているのですから、たとえ咬まれて放置していても発病例は無い筈です。たゞ、無届犬とか、放浪犬（野犬）の場合は殆んどが受けていないので発病の危険性が大いにあります。これが狂犬病の流行原になつた

ことは前述の通りです。

　予防注射も犬の場合、年2回法的に実施され、時には臨時注射も折りこまれて、狂犬病発生予防に万全を期しているのですが、この2回の予防注射は、ワクチンが1年間効力を維持出来ないから行なわれるものではありません。われわれの実験でも、1回の注射で1年後の抗体量がかなり多く認められ、野外狂犬病毒を防禦する力のあつた例をみています。又海外でも、これに似た報告があります。又戦前は実際に予防注射は年1回実施されていました。しかし、戦後狂犬病の流行が今までになく猛烈を極めたため、1回の予防注射では注射もれの犬も出て、感染の危険性が多くなることから2回に改められました。

　これは、三カ月未満の幼犬は、法的には予防注射を受けなくてもよいことになつていますが、年に1回ですと1年もたつ中に成犬になつてしまいます。又姙娠犬も同様に免除されていますが、1年も経過すると仔犬も産まれ、その仔犬も生後10カ月位にまで成長しています。犬は繁殖力が盛んですから、これをそのまゝにしておくと、狂犬病に感染する危険性のある犬がうろうろすることになります。これが年2回の注射ですと、仔犬も、又産まれた仔犬も比較的早い時期に予防注射を受けることが出来て、このような多くの犬が狂犬病から救われることになります。

表52. 狂犬病予防注射済犬の発病例

No.	年度（発生数）	台帳No.	畜種	年令	発病月日	予防注射日	間隔日数	判定
1	23年	1	畜	2才	7月6日	3月　日	約3〜4ケ月	○
2	(94)	8	〃	〃	8. 10	7. 8	〃 1ケ月	○
3		12	〃	1	9. 13	3.	〃6〜7ケ月	○
4		28	〃	3	10. 7	3. 27	〃 6ケ月	○
5		29	〃	〃	10. 16	10. 13	3日	×○
6		32	〃	2	10. 22	9. 23	29日	○
7		35	〃	3	10. 23	7. 2	3ケ月	○
8		36	〃	1	10. 27	10. 23	4日	×○
9		37	〃	4	10. 30	3.	〃 7ケ月	○

No.	年度(発生数)	台帳No.	畜種	年令	発病月日	予防注射日	間隔日数	判定
10		38	畜	3才	11. 1	3. 27	約 7ケ月	○
11		48	〃	2	11. 19	3. 22	〃 7ケ月	○
12		58	〃	〃	12. 28	22 4.	〃 19ケ月	○×
13		59	〃	1	12. 29	3.	〃 9ケ月	⊖
14		60	〃	〃	12. 30	12. 13	17日	①
15	24年	5	〃	3	1. 17	23 4.	〃 9ケ月	⊖
16	(184)	7	〃	〃	1. 22	〃 3. 29	〃 10ケ月	⊖
17		13	〃	2	2. 8	1. 21	17日	①
18		49	〃	3	5. 21	23 12. 12	〃 6ケ月	○
19		64	〃	2	6. 1	23 9	〃 9ケ月	⊖
20		70	〃	1	6. 15	5. 21	24日	○
21		102	〃	3	8. 2	23 12. 4	〃 8ケ月	○
22		104	〃	〃	8. 8	6.	〃 2ケ月	○
23		108	〃	1	8. 11	7. 10	31日	○
24		114	〃	4ケ月	8. 24	7. 20	34日	○
25		123	〃	5ケ月	9. 19	8. 末	19日	①
26		146	無	2才	10. 13	8. 15	〃 2ケ月	○
27		180	畜	1	12. 31	12. 18	12日	×○
28	25年	1	〃	〃	1. 28	11. 1	〃 3ケ月	○
29	(259)	14	〃	3	2. 2	24 7. 4	〃 7ケ月	○
30		20	〃	1	2. 13	1. 23	20日	①
31		21	〃	〃	2. 13	2. 8	5日	①
32		24	〃	〃	2. 16	24 8. 14	〃 6ケ月	○
33		27	〃	〃	2. 23	2. 6	17日	①
34		31	〃	2	3. 2	2. 末	〃 5日	×○

No.	年度 （発生数）	台帳 No.	畜種	年令	発病月日	予防注射日	間隔日数	判定
35		37	畜	2才	3. 13	24 10.	約 4ケ月	○
36		41	〃	6ケ月	3. 20	2. 末	〃 20日	①
37		46	〃	1才	3. 23	24 8. 8	〃 7ケ月	○
38		58	〃	7ケ月	4. 17	1. 8	〃 4ケ月	○
39		90	無	3ケ月	5. 19	4. 30	19日	①
40		95	〃	2才	5. 25	5. 13	12日	×○
41		112	畜	〃	6. 7	3. 10	〃 3ケ月	○
42		119	無	1才	6. 13	6. 8	5日	×○
43		128	畜	8ケ月	6. 28	6. 18	10日	×○
44		129	無	2才	6. 28	6. 17	11日	×○
45		130	〃	〃	6. 29	6. 25	4日	×○
46		137		〃	7. 3	6. 24	9日	×○
47		138	〃	〃	7. 4	3. 15	〃 3ケ月	○
48		176	〃	7	8. 23	3. 末	〃 4ケ月	○
49		187	〃	1	9. 6	6. 23	〃 2ケ月	○
50		192	畜	〃	9. 12	4. 10	〃 5ケ月	○
51		208	無	〃	10. 2	9. 17	15日	×○
52		211	〃	3ケ月	10. 5.	9. 19	14日	×○
53		247	〃	7ケ月	12. 1	11. 21	10日	×○
54	26年	11	〃	4ケ月	2. 22	2. 11	10日	×○
55	(112)	20	畜	10ケ月	3. 12	3. 5	7日	×○
56		33	無	6ケ月	4. 18	25 12. 11	〃 4ケ月	○
57		48	〃	1才	5. 20	5. 14	6日	×○
58		56	〃	3ケ月	6. 16	3. 31	〃 2ケ月	○
59		73	畜	1才	7. 16	3. 6	〃 4ケ月	○

No.	年度 （発生数）	台帳 No.	畜種	年令	発病月日	予防注射日	間隔日数	判定
60		79	無	8ケ月	7. 30	26. 4. 7	約　3ケ月	○
61		86	〃	3ケ月	8. 10	8. 6	4日	×○
62		98	畜	6ケ月	9. 28	9. 12	16日	①
63		101	〃	3才	10. 29	10. 25	4日	×○
64	27年	28	〃	1	6. 6	26. 9.	〃 9ケ月	⊖
65	(70)	30	〃	5ケ月	6. 12	6. 3	9日	×○
66		58	〃	2才	10. 23	9. 28	25日	○
67	28年	79	〃	4ケ月	8. 8	8. 2	6日	×○
68	(122)	129	無	3ケ月	12. 21	12. 19	2日	×○
69	29年	36	〃	〃	8. 9	8. 2	7日	×○
	(43)							

　以上のような考えから、一つの行政処置がとられ、今日まで年2回の注射が行なわれています。しかし、狂犬病が無くなつている現在、今度は、果してその必要性があるかどうか、かなり批判される段階にきています。

　このようにして、予防注射は効果的に実施されているのです。にもかゝわらず、この狂犬病流行期中に、このワクチンを注射していながら狂犬病にかゝつたという例があります。そのため、被害者などから厳しい非難を受けたこともありました。
　そこで、予防注射を受けていながら発病した例を、報告書の中から拾つて検討してみることにします。
　表52は、23年以降予防注射を受けた日が記されているもの69例について、その予防注射月日、発病月日（へい死、殺処分日）および注射からへい死までの日数を示したものです。
　この内容を要約したのが表53です。まず畜種別にみると、畜犬49例、無届犬19例、野犬1例となつていますが、この野犬1例は、飼主が自分の犬をすでに捨てゝいたのですが、

表5.3　　狂犬病予防注射済犬発病例の内容的検討

年度	発生野外例	発病注射済例	比率%	有効例 ○	有効例 ⊖	有効例 ⊕	無効例 ×○	無効例 ○×
23	94	14	14.8	9	1	1	2	1
24	184	13	7.2	7	3	2	1	0
25	259	26	14.4	10	0	5	10	0
26	112	10	9.0	4	0	1	5	0
27	70	3	4.2	1	1	0	1	0
28	122	2	1.5	0	0	0	2	0
29	43	1	2.3	0	0	0	1	0
30	3	0	0	0	0	0	0	0
計	887	69	8.0	32	5	8	22	1

犬は近所にうろうろしていたわけです。こんな時に咬傷事故があり、近所の人達はどこの犬であるかを知っていたため、旧飼主が責任をとられた例で、これは無届犬に入る例です。従って無届犬20例とした方がよいようです。しかし、このように何か事故があると、いゝわけにもならないいゝわけを、くどくどと並べるような飼主が沢山ありました。大体予防注射を受けていながら発病した例は畜犬に多くみられます。

又、これを年度別にみると、23〜25年までは14例、12例と多いのが、26年5例、27年3例、28年1例、以降0で、流行当初に多いことがわかります。無届犬は畜犬の半数位ですが、年度別では、25年が一番多く、次で26年は半減し、他の年は1例ずつで極く僅かです。

両者の比較では、共に多いのは25年、次いで26年です。その他は畜犬例が示すように、26年まではかなり多い数がみられ、その後は減少しています。しかし、畜犬例の多いのは問題です。

この数字の傾向を、狂犬病流行時の発生数と比較してみると、狂犬病流行は23年から25年を最高に、その後減少の傾向がありますが、それでも28年にはかなり多い数字がみ

畜種別			年令別						計
畜	無届	野	一才未満	1才	2″	3″	4″	7″	
14	0	0	0	4	5	4	1	0	14
12	1	0	2	3	3	5	0	0	13
14	12(11)	0(1)	6	10	8	1	0	1	26
5	5	0	7	2	0	1	0	0	10
3	0	0	1	1	1	0	0	0	3
1	1	0	2	0	0	0	0	0	2
0	1	0	1	0	0	0	0	0	1
0	0	0	0	0	0	0	0	0	0
49	20(19)	0(0)	19	20	17	11	1	1	69

られ、当時は再流行の傾向さえみられたのですが、幸いそれ以後減少しています。従つて両者共に、25年頃までは多い数がみられますが、その後ワクチン注射を受けて発病した例が急減していることを考えると、これは直接狂犬病流行とは関係なく、何か他に理由がありそうです。

そこで、これらワクチンを受けていて発病した犬の予防注射日と、発病へい死（殺処分）した日までの日数を調べ、本当にワクチン注射の有効圏内にあつたかどうか調べてみましょう。（表52参照）

ワクチン注射後7日～12日位すると抗体が出来はじめ、病毒を防禦することが出来るようになる、と前にも説明しました。しかし、報告書からは本当の発病日をつかむことが出来ません。これも潜伏期のところで述べたことです。たゞ、われわれの所に送付された報告書には、大体、へい死した日、殺処分した日だけが記録されています。

なお、こんな仮定は適当でないかも知れませんが、狂犬病は大体26日～30日位の潜伏期と、2日～6日位の発病期間が平均された日数であることは前にも検討した通りですが、これを併せると、大体28日～36日間で発病死することになります。ワクチンの効力は7

日～12日目頃から抗体が出はじめるのですから、咬まれてすぐにワクチン注射を受けた場合、抗体の出来はじめる7日～12日目頃からの抗体価は、潜伏期26日～30日からこれを差し引いた日数、即ち咬まれてから13日～23日目頃の病毒を、咬まれた場所にもよりますが、一応防禦しています。

これは、病毒の増殖が脳内接種の場合、われわれの実験では、病毒接種後4日目頃から、僅かながらマウスを殺す程の毒量が現われはじめています。その後、臨床症状に異状が現われる頃から急激に増加し、麻痺症状が現われる頃にとまります。それに、咬まれた部位から脳に病毒が到達するまでの時間も考えなくてはなりません。ですから、咬まれてから13日～23日目頃の病毒は、大体病毒量としてはまだ少ない状態のものであると想像されます。実際、臨床的には、この状態の病毒にたいしては、即ち、咬まれたらすぐワクチンを注射すると、大体発病をおさえているのですから、頭を咬まれたような、脳に近い場合を除いては効果的であると考えてもよいと思います。なお、咬傷部位が脳に近い場合とか、一寸手遅れの場合は、この際狂犬病免疫血清を併せて注射して緊急処置をとっています。

又産生された抗体も、さきに1ヵ年間位はあるとのべましたが、これも個体差があり、抗体の出来にくいもの、又は産生されても早い時期に消失するものなどありますから、これもわれわれの実験から推察して、10ヵ月間位のものは咬まれても野外毒をおさえる事が出来ると考えられます。ですから、ワクチン注射後13日～23日の中をとり、大体20日前後から10ヵ月頃までのものは有効圏内にあるとみて、表中の該当するものに〇印をつけました。

しかし、この〇印の中でも、前述のように一寸危険性のあるもの、即ち防禦するのには注射後20日位しかたっていない例は、時によっては抗体産生が十分でなく、又は病毒の増殖の方が早かったためにおさえきれず、発病してしまう例があるかもしれません。実際に、これに似た例は咬傷事故のあったあと、あわてゝ咬傷犬にワクチンを注射する人がありますが、これは絶対無効です。又流行期中に、幼犬に多くみられた例ですが、幼犬がはじめての注射の際、一応正規に注射を受けても、注射を受ける前に、たまたま狂犬に咬傷を受けていた場合、即ち、前述のような潜伏期中のものは、ワクチンの効力が現われない中に発病してしまう例があります。幼犬でなくとも、初めての注射の場合には、このような例が数多くみられました。これが、注射が2回、3回と重なると前回の予防注射の抗体が残っていますから、咬傷を受けても発病の心配は無いことになります。従って、このような有効圏内のものでも、期間が少し短かすぎて、いさゝか危険性のある例に①印をつけました。

又逆に、注射後１０カ月以上１カ年位までのものは、経験から判断すると、一応安心なのですが、前述のように個体差から抗体産生が少なかつた例もありうることで、このような例も一寸危険性があるという考えから、同様にこれに㊀印をつけました。

それから、以上の有効圏以外のものに×印をつけました。その中でも、前にも説明しましたが、咬傷と同時に注射をしたような例は、もう短かすぎて全く効果がないので、無効として×○印を、又注射後１カ年以上も経過しているのも無効で、○×印をつけました。

以上の分類によつて６９例を分けてみると（表５３）、○印３２例、㊀５例、㊉８例で、これら○印のついたものは４５例（６４％）です。又×○印２２例、○×印１例で、これら無効の×印は２３例（３６％）です。

要するに、予防注射を受けたと称しても、このように内容的にいろいろと問題が残されています。しかも一応正当に受けても発病する例があるということは、大いに問題となります。

先にワクチンは良く効くといつた手前、一寸気になります。

そこで、この数字を年度別に検討してみると、○印の有効例数は２３年～２５年が多く、しかも２５年が最高です。２６年以降は急減して、４例、２８年以降は０です。又×印の無効例は２５年が最高、次いで２６年は半減し、その他の年は更に半減、あるいはそれ以下で僅かです。全般的には有効例の○印と無効例で短かすぎた×○印が大部分を占めています。

又、年令別にみると、大体２才以下、特に１才以下に多くみられます。更にこれを年度別にみても、流行期中に多い数がみられることから、流行地での仔犬などの注射には特に問題があり、初回注射の犬に多いようです。

そこで、１才以下の３９例につき、内容を更に検討してみることにします。表５４は、１才以下の例を有効、無効例に分けたものです。これをみると、短かすぎた無効例と、有効例の○印が一番多く、次いで有効例の中でやゝ短かい㊉印です。この㊉印は無効例に入るか、又は狂犬病犬に咬まれ潜伏期中であつたものかもしれません。年度別にみると、有効例は２７年以降は殆んど無く、無効例は２９年迄僅かながらみられます。こゝでも有効例の○印と、無効例の短かすぎた×○印が殆んどです。

以上の検討から、予防注射を受けたものゝ中から発病したものゝ内容が推察出来た訳です。つまり、予防注射を受けたといつても、かなりの無効例がみられましたが、これはワクチンの抗体産生がまだ十分でなかつたり、潜伏期中でワクチンが発病を防禦する迄に至らなかつたものでしよう。しかし、畜種別では畜犬に多いこと、年例別にみて１才以下のものが多いこと、又年度別にみてこれら発病例のいずれもが２３年～２５年頃迄に多かつたという点か

ら、以上のように表面に現われた理由以外に、何か理由がありそうです。

それは、予防注射は毎年春秋に繰り返されています。しかし狂犬病発生は年こそ変われ、毎年かなりの発生が見られていました。特に23年〜25年には有効例の発病が多く、その為、26年以降でも狂犬病の発生は減少の傾向があつたにせよ、かなりの発生が見られていますが、有効例の発病が急に無くなつたのはどうしてでしょう。そこに何か問題があるようです。もしワクチンが余り効果的でないものでしたら、このように急に有効例の中から発病例の減少することはなく、従前通り、25年頃までのように、それ以後でも28年の狂犬病が多発した時などにはもつともつと有効例中からの発病があつてもよいと考えられるのです。何故でしょう。

表54. 1才以下発病犬の内容

年度	有効例 ◯	⊖	①	無効例 ×◡	計
23	1	1	1	1	4
24	3	0	1	1	5
25	6	0	5	5	16
26	4	0	1	4	9
27	0	1	0	1	2
28	0	0	0	2	2
29	0	0	0	1	1
30	0	0	0	0	0
計	14	2	8	15	39

こゝで、戦後のあの混乱状態、毎日毎日やるせない思いで生活して来た23年頃のことを、もう一度思い出してみましょう。

食料難は勿論のこと、衣服も不足し、あつても皆闇取引でした。薬品などその例にもれず、一寸病気でもしようものなら大変な費用がかゝりました。狂犬病ワクチンも同様でした。ワクチンも原料の兎や山羊が生産不足もあつて、殆んどが食料に廻り、ワクチン製造用にまで廻つてこずで、ワクチン不足ということになりました。狂犬病はますます流行する、ワクチンは欠乏する、ということになると結局は闇取引になり、入手したワクチンも高価な為か、一部には有効量が注射されないことにもなり、更には薄められたワクチンが使用されるまでに追い込まれてしまつたようです。友人との戦後の思い出話に、こんな話をよく聞いたものでした。

従つて、最も効果的であるワクチンがこのように使用されたものもあつて、有効例の中から発病例が出たのではないかとも考えられます。とすると、その後26年からは狂犬病予防法やら、ワクチンの検定法も新しく規正され、配給制度も確立されて、混乱状態からもよう

やく脱出でき、有効例の発病が急減したわけも肯ずけることです。

　なお、狂犬病などの法的規正は大正１１年（法第２９号）に家畜伝染病予防法が公布され他の伝染病と共に取締まられて来ました。その後、農林省も、今迄の動物用医薬品の取締法に不備を感じ、昭和２３年７月２９日に薬事法（法第１９７号）が、続いて同年１０月８日には動物用医薬品取締規則（省令第９２号）が公布されました。その後、昭和２６年９月に改正され、今日のような検定制度が実施されるようになつた次第です。厚生省も狂犬病の大流行に対処し、一段と防疫を強化する為、特に狂犬病予防法を昭和２５年８月、臨時国会に提出、可決され、同年８月２６日から公布され、併せて東京都も本法の施行細則（第１６５号）を同年１０月１０日に公布し、今日のような予防対策が確立されたわけです。

　これも、敗者のみじめさとでもいゝますか、ＧＨＱからのいろいろな発言が強く、それがこの狂犬病にも及び、今迄国内で使用されていた生毒ワクチンは危険であるといつたことから、死毒ワクチンに切替えを命ぜられました。これが法の改正をせざるをえなかつた一因でもあります。ところで、狂犬病の常在するアメリカでは、みんな死毒ワクチンを使用しているかというと、決してそうではなく、各州まちまちになつているようです。

11. 狂犬病ワクチン（狂犬病予防液）

イ　狂犬病ワクチンとは

　ここまでお話してくると、どうしても今度はワクチンの話をしなくてはなりません。

　まず、狂犬病ワクチンには生毒ワクチンと死毒（不活化）ワクチンがあります。生毒ワクチンは字の通り、病毒が生きた状態で免疫抗体産生作用をうながすもので、死毒はそれが死んだ状態で作用をするものです。

　ワクチンに使用する病毒は、野外で発病している一般の狂犬病毒とは異つて、別に狂犬病固定毒といつた特殊な病毒株を使用しています。これは、最初は野外の病毒株でしたが、これを家兎の脳内に接種して発病させ、発病死した家兎の脳を材料として、又家兎の脳内に接種し発病させるといつた方法を何代も何代も継続して行くうちに、最初は20日位もかゝつて発病したものが段々と日数が短縮し、6日位で発病死するようになると、今度はこれ以上短縮もしなくなり、常に一定した期日で発病し、症状も麻痺を主体としたものとなります。このように一定したもの、即ち固定化した病毒をわれわれは固定毒株といつて、ワクチン製造用に使用しています。当所でも千代の継代歴をもつた株を保存しています。日本では、農林省獣疫調査所（現農林省家畜衛生試験所）が北区西ケ原にあつた時、近藤正一先生などによつて作られた病毒株を、通称"西ケ原株"と称し標準株として配布使用されています。又、戦後MDH株（Missigan Department of Health）がアメリカから輸入され同様に使用されています。この両者には毒性とか抗体産生などに幾分の差が見られる様ですが、いずれもワクチン製造に使用されています。

ロ　ワクチンの歴史

　狂犬病ワクチンの創始者は、1880年パストールが、最初狂犬病で死んだ少年の唾液を兎に注射し、狂犬病毒を分離しようと試みたのですが、残念ながら死んだ兎の血液中からは、その頃最も恐れられていた肺炎双球菌しか分離出来ず、狂犬病毒は見逃してしまつたのです。しかしこの時、彼は狂犬病毒は顕微鏡では見えないような小さい超微生物であると推定していました。更に彼は、どこに、どのような状態でいるかを、どのような方法で研究したらよいかという事までひそかに考えていました。この超微生物がロ力性病原体であるという事は、その後1903年、コンスタンチノーブルのパストール研究所で、レムリンガーによつて証明されています。

その後、又狂犬病で死んだ動物の材料を兎、犬、猿、モルモツトなどに注射しましたが、発病死するまでにかなりの日数がかゝりました。こゝで必要としたのは、一匹の動物から他の動物へ毎回確実に移植でき、しかも潜伏期を短かくする方法でした。パストールとその研究員ルーは、神経に親和性のある事を知り、直接脳内に接種することを考えついたのです。しかし、パストールは脳内接種の残酷さに目をおほつたといつています。それにもしこの方法に成功すると、これから数多くの犬などの実験動物が、このような苦しみを受けなければならない事を推測して、この脳内接種の方法には極力反対したということです。

　しかし、この実験の成功から、兎を使用して１００回位継代接種をつゞけている中に、潜伏期が最初１４日位だつたものが段々に短縮して６日位になつたので、パストールは固定化したと考えました。

　こゝで、ワクチンの製造を思いつき、フラスコの中に兎の脊髄をつるして乾燥しているルーをみて、彼は今度はフラスコの底に苛性カリを入れて乾燥し、狂犬病毒を弱毒化する実験にとりかゝりました。順次日を追つてとり出された兎の脊髄を乳剤にして兎に注射していくと、２週間後にはついにその毒力は失われるようになりました。パストールはこの経過を逆にして、弱いものから段々に強いものを接種して、犬に免疫を与えようと考えました。

　まず、１４日目の最後の一番弱いものから順次強いものを犬に接種し、最後には一番強い病毒を打つことに成功しました。この犬は他の狂犬病の犬と一諸においても狂犬病にかゝらず、又この免疫した犬に直接病毒を打つても狂犬病にかゝらない事がわかり、こゝで、彼は動物を免疫する事に成功したのです。

　それから、パストールは、これを人に利用しようと、直ちに保健大臣に対し、この結果を立証するための委員会の召集を要請しましたが、世間からはあまり興味をひかれなかつたようです。しかし、彼は咬まれた時の発病予防処置としてこのワクチンの利用には確信をもつていました。

　１８８５年７月４日、アルザスのマイゼンゴツトの小学校に登校中の、９才の少年ヨーゼフ・マイスターは、一匹の狂犬に襲われました。犬は少年をおさえつけ、何度も咬みつきましたが、少年は頭や顔を手でおゝい地に伏しておりました。これをみたレンガ職人が、鉄棒で犬を追い払い、やつとのことで少年を助けました。傷だらけの少年は、近くのヴイルの医師ウエーバーの所に連れていかれましたが、医師は少年の１４カ所におよぶ傷を石炭酸で焼き、母親に少年をすぐ、パリーのパストール先生の所に連れて行くように教えました。早速少年は母親と共にパストール先生を訪ねました。仔細を聞いた先生は、少年の運命につき思

案し、多くの咬傷で歩けなくなっている少年を気の毒に思い、ワクチンの研究員であったエドメ・ヴュルピアン、細菌学者のジャック・グランシーの二人に助言を求めたところ、二人はこの少年にワクチンを試みることが目下の義務であると断言しました。そこで、夕方、マイスター少年に14日間乾燥処理した弱毒化病毒を第1回目の注射として行ないました。治療は毎日行なわれ、5日たつと少年はやっと眠れるようになり、食欲も出てきました。7月16日には最後の1日間乾燥毒が行なわれましたが、注射の後、少年は先生にお休みの挨拶をして静かに眠むったのです。それでも先生は、その夜も眠むれない一夜を過したのでした。その後10日間、少年を引続いて観察した後、元気になった少年をマイゼンゴットの、彼の両親のもとに帰しました。その後少年は元気に育ち、やがて大きくなった彼は、パストール研究所の門番となって働いていました。

1904年、ナチス軍がパリーに侵入してきた時、彼マイスターは既に60才、依然として門番をしていたのですが、ナチス軍は彼にパストールの納骨堂を開くよう命令しました。彼はそんな命令に従う程ならと、自殺してしまいました。（ウイルスの狩人）

パストールが病毒を知り、ワクチンを作り、初めて人間に応用した時の、その恩義をうけた一少年の心あたゝまるエピソードが、この狂犬病ワクチンの創始者パストールにはあったのです。

八　日本のワクチンの種類、製造法と取扱上の注意 － 検定制度

その後、多くの人々が、いろいろと研究してきましたが、今日の狂犬病の予防治療の原則は、このパストールの考えを少しも変えていないという事です。日本でも又数多くのワクチンが製造されていますが、いずれもこの域を出ていません。

例えば、我が国では次のようなものがありました。

1）新鮮固定毒濃厚ワクチン、1915年は押田徳郎先生（押田研究所々長＝狂犬病専門医）の、6回犬の皮下注射をする方法です。

2）固定毒石炭酸グリセリン減毒ワクチン、1917年、押田、梅野、近藤先生などによって作られたもので、日本法として広く使用されました。しかし、3氏の方法には各々少しずつ差がみられました。

押田ワクチン＝固定毒家兎脳脊髄を0.5％石炭酸加60％グリセリンで6倍稀釈乳剤を作り、37℃で2日間減毒したもので、犬に10cc、馬、牛に100ccを皮下注射します。

梅野ワクチン＝同様脳脊髄を0.5％石炭酸加60％グリセリンで6倍稀釈乳剤として、室

温に１４日間、氷室に４週間感作減毒したもので、犬に6.0ccを皮下注射します。

　近藤ワクチン＝犬、家兎の脳脊髄を0.5％石炭酸加５０％、グリセリンで５倍の稀釈乳剤とし、３７℃で３日間、又は室温で１０日間感作減毒したものを5cc、１回又は２回皮下注射します。

　以上のようなワクチンがありましたが、これらワクチンは、原則的には同じなのですが、脳脊髄量、グリセリン量、減毒処理法、使用法に少しずつ差がみられます。終戦頃まで多く使用されたのは近藤ワクチンでしたが、いずれもグリセリンが入つていたため、注射の際、かなりの疼痛を与えたようで、神経質なテリヤ種のような犬からは大変嫌われました。注射の方法にもよりましたが、この頃は、誰のワクチンは痛いとか、痛くないといつた勝手な批判が出て、いろいろと騒いだものです。

　なお、これらワクチンは、いずれもが生毒ワクチンであるため、保存の仕方によつては死菌ワクチンとなつて、本来の効力が失われやすい傾向がありました。というのも、この頃は冷蔵庫といつても氷を利用したものが多く、今日のように何処の家庭にもある電気冷蔵庫といつたものは少なく、又医薬品などの冷暗所保存といつた観念もうすかつた頃ですから、せつかくワクチン製造業者の所では適当に保存されていても、一度消費者の手に渡つてしまうと、いろいろと考えさせられるような点が多かつたようです。ですから、この頃は、こんな不適当な取扱いから効力が減退してか、予防注射を受けていても発病した例が相当記録に残つています。

　正確性には欠けますが、大正１０年頃からの例をみると、狂犬病発生数の１％～８％位が毎年示されています。戦後の２５年頃は最高１４％を示しています。ですから、この頃は予防注射をしても発病例は当然あるもの位に考えられていたようです。又消費者でも、ワクチンを室温に放置しておいても、別に気にもならなかつたようです。

　なお、この頃のワクチン製造販売は、農林省に最初試作品を提出し、許可をとつておけば、その後何時でも自由に製造販売ができました。しかし、昭和２６年検定制度が出来てからは、製造許可をとつてからも、製造毎に自家検定の成績書と、薬事監視員が無差別に抜取つた製品に封印したもの、又全部の製品にも封印しておき、この成績書と抜取り製品を農林省に提出します。農林省動物医薬品検査所はこの検定制度が公布されると同時に発足したものですが、こゝで、このような種々の薬品の検査を専門に検査しています。こゝで合格したものには販売許可の証紙が、薬事監視員を通して、又立合いの下に証紙が貼られ、それから市販されるわけです。以上のように、取締りは非常に厳重になつていますが、当然の事と思います。

しかし、製造業者側としては、毎回毎回の事ですから、いさゝかノイローゼ気味になります。中には不合格の出る可能性もあるのですからなお大変です。

ついでに、改正されたワクチンの検定法を御参考までに述べてみます。これもアメリカから指示されたハーベル（Habel）法が使用されています。使用する狂犬病固定毒株は、国家検定機関から分与されたもので、病毒価は10^{-5}以上に稀釈した家兎脳乳剤を0.03cc脳内接種して、マウスを発病死させる毒力をもつもの、毎月一回家兎を通過させるか、感染脳として－40℃以下で保存し、使用に臨んで2回以上家兎を通過したものを使用すること。

ワクチン製造用に使用する動物は、家兎又は山羊です。犬も一時使用したことがありましたが、狂犬病流行地では危険性があるので中止されました。この危険性とは、狂犬病に罹患している犬を使用した場合には、固定毒以外に野外毒も含まれるため、非常に危険性が感じられるためです。

検定方法（自家検定も同じ）

安全試験＝これは病毒が完全に不活化しているかどうかをみる試験です。

2匹以上の家兎に、脳内接種（0.2cc）を行ない、10日以上観察して異状のないもの、又モルモット（300±30g）5.0cc腹腔内注射で21日間観察して異状のないもの、マウス（18～20g）では0.03cc脳内接種を行ない10日間観察して異常のないものと規定されています。

無菌試験＝ワクチンの中に雑菌が絶対混入していてはならないことです。（培養試験で判定します）

純粋試験＝ワクチンの中に異物が絶対混入していてはならないことで、雑菌の死んだものが入っていてもいけないことです。又ワクチン製造に使用した以外の異物（毛、ゴム）が入っていても勿論だめです。（ロカ試験などで判定します）

組織量＝使用した動物の脳組織が10％であることです。最初は20％位まで認められていましたが、組織量の多いことが、注射後いろいろな副作用を起す原因にもなりやすいことゝ、組織量が10％でも高単位のワクチンが製造出来ることから減量されました。

力価検定＝Habel法が使用されています。この方法は、マウス（11～13g、牡か牝かいずれかに限定）1群10匹として、数群を用意し、ワクチン組織量0.5％になるよう稀釈したもの0.25ccを、腹腔内に1日おきに6回免疫注射します。初回から14日目に攻撃毒の10^{-2}～10^{-8}の間の7段階の毒量と別に対照群の計8群に、0.3ccずつ脳内接種を行ない、14日間の観察後に各群のマウスの生存及びへい死数から、Reed & Muench

の方法で５０％終末点を決定します（ＬＤ$_{50}$）。それから免疫群のＬＤ$_{50}$値を、対照群のＬＤ$_{50}$の値で割つたものがこのワクチンの効力価ということになります。この値が規定では、１,０００倍以上とされていますが、ワクチンの中には１０,０００倍を示すものがあり、一般にかなり高い数値が示されています。それだけに優秀なワクチンが多いというわけです。

防腐剤＝石炭酸は０.５％以下。

Phenol ‒ mercuriborate　　　　　１：１２,０００

又はEthyl ‒ mercuricthiosalicylate　　　１；１０,０００で使用されます。

保存法＝ワクチンの保存は、２.０°～５.０°Ｃ

有効期間は６カ月、この他ワクチンにより１カ年有効のものもあります。

このように大変緻密な製造行程と、厳重な検査を受けて販売されるワクチンも、２°～５°Ｃで６カ月位しか有効期間がないのですから、如何に環境に支配されやすいかゞわかります。もし保存温度が守られない場合は、例えば夏季に室温に放置するような事にでもなると、たとえ有効期間中でも効力は失われてしまいます。東京では、５℃位の気温を示すのは冬のほんの僅かな間だけですから、どんなことがあつても冷蔵庫が必要です。又、温度が２℃以下に降るような場合は、凍結してしまい、これまた効力が失われてしまいます。このような細菌製剤の保存は、本当にむつかしいのです。ですから氷冷蔵庫を使用していても、なかなか１０℃以下に保持することは大変なのですから、こんなに取扱いのむずかしいワクチンが、本当に規定通りに守られていたでしようか。最近こそ、肉、魚なども店舗で冷蔵設備のあるケースに入れて販売されるようになりました。当時は、魚もハエがつくのをウチワで払いながら、店頭に並らべられていたり、バターなども、日なたに並らべられ、異臭を放つものが当然で、バターは臭いものとしか考えられていなかつたようですから、ワクチンなどの細菌製剤の保存については、消費者の手もとに渡つた時はあまりよい待遇は受けていなかつたでしよう。これも、集団予防注射などの時は、ワクチンを開封してもすぐ使用してしまいますから、比較的安全であつたかもしれませんが、個人の場合は、１瓶１００cc入りのものは、１頭当り５cc注射したとしても２０頭近いものに使用するわけですから、１瓶使用するのに大分日数がかゝります。それに一度開封すると、雑菌で汚染することも考えられます。いず

れにしても、このような個人消費者には、もつと小瓶のワクチンを用意すべきと思います。

　最近では、電気冷蔵庫の無いところはないでしようが、当時としては、これ迄にいろいろとお話したような悪い面の要素が沢山あつたわけです。それが、表に示すような数字となつて現われてきたものと考えられます。これと同じような考え方から、生毒ワクチンの場合も即ち予防注射をして発病した例がかなり示されていましたが、これも同様に考える事が出来ましよう。

　それが、最近のように電気冷蔵庫の普及から、台所食品の保存が十分に行なわれるようになつてきましたし、同時に医薬品などの保存も冷蔵保存の必要性が了解され、注意されるようになり、しかも常識的になつてきました。そんな事から、表でもみられるように、ワクチン注射後の発病は、特別に無効状態でない限り、一応その効力が現われ発病例もなくなつてきた訳です。

　以上、いろいろ検討して来ますと、前にも述べた、狂犬病ワクチンが良く効くといつた意味が了解されたと思います。

１２．狂犬病検査

イ、往時の狂犬病検査

　今度は狂犬病検査が、どのように行なわれていたか説明します。

　まず、狂犬病予防法は昭和２５年８月に公布されましたが、それ以前狂犬病は家畜法定伝染病予防法にもとづいて、ほかの家畜法定伝染病と共に取締られて来たのです。そして、衛生行政は警察にありました。東京では警視庁の衛生部に獣医課があり、家畜防疫委員が牛の結核、炭疽、豚コレラなどと一しよに、狂犬病も検査をしていました。

　この法定伝染病というのは、人間の方にも日本脳炎、腸チフス、赤痢など１１種程あると同様に、家畜の方にも２８種程あつて、動物も、牛、馬、めん羊、豚、鶏、あひる、みつばちなどについて、非常に伝染性の強い悪質な病気に対し、防疫処置が法的にいろいろと規制されています。狂犬病もその一つですが、人の方でも届出伝染病になつているように、人畜共通の疾患なのです。

　狂犬病の検査といつても、勿論、狂犬病は咬傷感染ですから、疑似狂犬病としての咬傷犬の検診が主体となります。

　昭和初期、当時は、現在のように保健所は無く、各地区の警察署の衛生係が担当していました。咬傷犬の届出があると、その衛生係から警視庁の獣医課に連絡があります。それを、毎日１０人程の家畜防疫委員が分担し、検査に出かけましたが、１日に大体２０～３０件を方面別に、又は近い所、遠い所、不便な所もありますから適当に分け、抽選で受持を決めて検診に出かけたものです。

　検査の方法も、この頃は、狂犬病らしい狂犬病のなかつた頃ですし、又狂犬病をみたことのない連中が多かつたのですが、数字だけは、毎年２～３頭発生した事になつています。

　これも行政的な狂犬病で、ヂステンパーの脳症などが犠牲になつたようです。こうしないと予算が廻つてこないというのですが、現在では出来ない面白い話です。しかし、大正１１年の関東大震災の頃にはかなり発生しています。ですから、狂犬病についていえば、先輩が時折、当時のことを話してくれた程度です。

　この狂犬病の検診も至つてのんきなものでした。中には咬傷犬の飼主の処に検診に行つても、遠くの方から一寸見ただけで帰つてきたり、時には、咬傷犬を愛撫しながら飼主と世間話などをして帰つてくる事もありました。飼主は、今も昔も変らず、咬まれた方が悪いといつた態度を示す人が多いので、時には被害者が黙つておらず、いろいろと悶着を起した事もありました。

又、被害者からは、警視庁から検査に来ても、恐しくて犬の側にも寄れず逃げて帰つてしまつた、あんな検査は信用出来ないなどと悪口を言われました。でも実際に狂犬病が無かつた頃ですから、被害者も言うだけ言つて帰つてしまいます。

　しかし、狂犬病の臨床検査は前述の臨床症状のところでも説明しましたが、むずかしいといえばむずかしいし、簡単だといえば簡単です。たとえ、脈膊や体温、又は血液を採る事が出来たとしても、それだけでは十分な診断の資料にはなりませんし、又早急に診断をつけられるものでもありません。致命的な病気ですが、発病経過はそんなに長くなく、咬傷時に発病初期であつたにせよ数日で発病死しますから、咬傷犬の健康状態を観察する事が一番なのです。係員はそんな考えで観察しているのですが、他の人にはこのような態度が、情無い罵声をあびる原因になつたようです。これは現在でも同じです。

　当時、この検診は1回だけでしたが、遠い所に行き、ようやく飼主の家を探しあてても留守だつたり、犬がいない時は本当にがつかりしてしまいます。現在のように繋留命令は無かつたのですから、又出直して来なくてはなりません。やはり一番いやなのは、真夏とか、雨の日に歩き廻つて飼主の家を探す時でした。

　当時はこのように検診だけで報告していましたが、検査室の方は、警視庁細菌検査所三河島分室の一室を借用していました。しかし、設備も十分で無かつたので大変苦労しました。検査の成績がはつきり出ないような場合は、東大農学部病理学教室とか、農林省の獣疫調査所（現在家畜衛生試験所）に相談に行つた事もありました。

　こんな状態で満洲事変、それから第二次世界大戦を迎えるようになつたのですが、ともかく、昭和16年頃からは生活物資も戦争のために配給制度になり、段々と日常生活も苦しくなつてきました。そして、もう自分の生活で一杯ですから、飼い主の中には犬の世話も出来なくなり、手放す人も段々と増え、従つて野犬が街中をうろうろするようになりました。又、可愛さ一杯で犬を飼つている人たちは、人間の食糧が不足しているのに犬を飼つているのはぜいたくだと非難されるようになり、ついに戦争末期には犬も軍需品として供出が行なわれるようになりました。所によつては屠場で犬を処理した所もあります。肉は軍需工場の工員に、皮は軍需品に向けられました。しかし、東京ではそこまでは行きませんでしたが、犬にとつては本当に気の毒な事でした。それに戦争も深刻になるにつれ、ますます野犬は増え、咬傷犬も増えます。しかし人手不足で捕獲も出来ず、ついに始末が出来なくなつてしまつたのです。加えて、検査室でも電気や、ガス、水道が出なくなり、薬品も不足し、連日の空襲でおちおち検査も出来ず、とうとう咬傷犬は疑似狂犬病として殺処分してしまうことになつたのです。ですから、三河島の武田化製所には、犬の

屍体が毎日山をなしていました。そんなわけで、この頃の狂犬病数が急に増えて、何百頭という数字を示してしまつたわけです。このような状勢は戦後の２２年頃までつづき、狂犬病は増加する一方で、彼方此方に被害者が続出しました。そして２３年頃から、疑似狂犬病に対する検査対策もおくればせながら出来たのです。

それというのも、東京都制は昭和１８年にしかれ、警視庁の衛生部獣医課は東京都庁の管轄となり、獣医課も経済局農務課と変りました。昭和２０年１０月には民生局防疫課に、そして、昭和２１年９月には衛生局の設立と共に公衆衛生課に、などと所属のみ転々とし、最後に公衆衛生部乳肉衛生課に所属し、今日に至つています。

しかし、検査室の方は、昭和２３年１月に獣疫検査所の設立許可がおり、今迄の間借り生活からやつと独立し、その第一歩は原宿の救世軍事務所を使用しました。しかし、いろいろの事情で長居が出来ず、一年位で現在の大久保の旧陸軍の科学技術研究所の構内の一棟を譲り受けて一応落着き、検査の方もやつと軌道に乗るようになつたのです。

その後、又ＧＨＱの命令で、在来の都立の衛生関係の各研究機関を統一することになり、警視庁細菌検査所、東京都衛生試験所、血漿研究所、製薬研究所、獣疫検査所などが一しよになり、東京都立衛生研究所として、昭和２４年３月に発足し今日に至つた次第です。

しかし、農務課で行なつていた狂犬病検査は、昭和２２年９月保健所法の改正公布で、保健所も増設され、保健所の食品課に移され、家畜防疫委員が駐在、検診を行なう事になりました。又、昭和２５年８月狂犬病予防法公布と共に、名称も狂犬病予防員と変り、本格的に咬傷犬の検診に専念することになつたのです。最初は保健所の数も少なく、受持地区が広く大変でしたが、段々に数も増え、最近では広い地区には２カ所、３カ所と増設されるようになり、予防員の受持地域も軽減されるようになりました。

保健所の狂犬病予防員は、咬傷事故が、飼主なり、被害者から届出されると、早速飼主宅に検診に行き、犬を繋留しておくよう飼主に依頼します。この繋留ということは、狂犬病というものがどんなに恐しい病気であるかをよく説明し、十分に納得させる必要があります。この場合、人通りの多い処に繋いでも又咬傷を与えることになるので意味がありません。ですから、人通りの無い、危険性の無い処に繋がねばなりません。無責任な飼主が、人通りの多い玄関先に犬を繋ぎ、又々咬傷事故を起した例を、度々聞きました。ですから飼主には、十分納得出来るまで説明しなくてはなりません。そして、毎日又は隔日位に犬を観察に行かなくてはなりません。

１日に何件もの咬傷事故があり、しかも、その中には狂犬病犬もあつたのですから、油断は出来ません。これを１日に何件かみて廻るのですから、これこそ身を粉にして働いたといえま

す。警視庁時代に咬傷犬をみて廻つた時も大変でしたが、その頃は狂犬病らしいものが無かつたので気軽さはありました。しかし、狂犬病流行時では、犬をみると狂犬病犬にみえたのですから、簡単に診断も出来ず、又うつかり犬に近寄ると咬まれもします。従つて、慎重な注意と冷静さが必要です。又、咬傷事故を起す犬は、大体飼い主が無責任で、繋留してないものが多く、検診に行つても簡単に見つからず、床下にもぐつたり、物置の奥などにひそんでいたりするような、狂犬病を疑うようなものが多いのです。

こんな犬に、しかも素手で立ち向わねばならなかつた予防員は本当に命懸けでした。その勇気には感服します。自分が、この危険な犬を捕えねば、他に誰が捕えるのか、といつた責任感からですが、本当に頭が下がります。たまたま、こうした時に、誤つて咬傷を受けた予防員、捕獲員から犠牲者が出たことは、気の毒なことです。これも、たゞ無責任な飼い主のためなのです。

このように、狂犬病の流行中、予防員は咬傷犬の検診には大変苦労しましたが、何といつても犬が繋留してない事が、いろいろな問題を起す原因になりました。夜間通行中、急に犬におそわれた、子供が遊戯中犬に咬まれたとか、前にも説明しましたが、咬傷動機がすべて突然であることから、どうしても犬は繋留しておかなくては危険を防ぐ事が出来ません。

そこで、昭和32年8月、東京都条例で、畜犬等取締条例が公布され、犬は繋留して飼われねばならない事になりました。この時はもう狂犬病は無くなつていたのですが、相変らず咬傷犬は多かつたのです。そこで、狂犬病再発をおそれ、咬傷犬の検診も狂犬病を対照として、14日間観察する事に法で決められました。この14日間というのは、犬が狂犬病死した時から14日前の唾液中に、狂犬病毒があるかもしれないという推定なのですが、前に口腔内病毒の処でも説明しましたように、病毒の認められるのは大体10日前と推定され、実際には、この14日間というのは例外的な日数ですが、十分に大事をとつてきめられた日数のようです。

このようにして、予防員が検診し、犬に異状が認められた時、即ち狂犬病らしい症状がみられた時は、犬を殺処分してから、又は生きたまゝ安全な方法で、われわれの処に送付してきます。

又、最初の観察では、異状がみられなくても、1両日経つてから異状がみられたり、急にへい死したりする例もありますから、予防員は、飼主に、何か犬に異状がみえた時には、直ちに連絡するよう十分注意しておく必要があります。

従つて、送付してくる疑似狂犬病の検体は、上述のように、狂犬病予防員の指示によるものです。咬傷犬で更に危害を与えるような危険性のあるものは、直ちに薬殺されてきます。です

から、生きたまゝで送付されてくるのは実際には珍しい位です。

　検体は処分後、又はへい死後、われわれの手許につくまでにかなりの時間が経過してしまいます。飼主―保健所―衛研といつたこのコースは、一見簡単なようですが、運よく保健所の車が廻つてくれる時はよいのですが、タクシーとなると、検体が屍体だけに、十分に梱包しないと乗せてくれません。こんな事でよく手間取つています。又、暑い時とか、遠方から輸送してくる場合、夜中に処分したとか、へい死したような時には、どうしても時間がかゝり腐敗しやすくなります。従つて、余程注意しない限り、検体の新しいものは望めない状態です。

ロ　検査内容

　いずれにしても、このようにして送付されてきた検体は、一刻を争うようにして検査に取りかゝります。検査はいくら早くしても早すぎる事はありません。結果が出て、たとえ、ワクチンを受けるようになつても、早ければ早い程効果的なのです。しかし、検体が着くのは大体午後が多いのです。それで、解剖その他の検査をしていると、どうしても夜にかかる事が多くなります。しかし、被害者の事を考えるととてものんきな事を言つてはおられません。冬空に星を仰ぎながら、寒風に衿をたてゝ帰路につくことも度々でした。そして、翌日、成績を保健所に報告し終つた時、本当に心からほつとした気持でした。

　こゝで、われわれの行なつていた狂犬病検査について、説明しましよう。教書にも指示されているように、解剖、ネグリー小体検索、動物試験で狂犬病の判定を行ないました。しかし、昭和２８年から、補体結合反応試験（Complement Fixing Reaction Test, ＣＦと略記）を併せて行なつています。このＣＦは、非常に確率が高いのと、短時間で成績が出るので大変便利です、又、ネグリー小体検索も、スタンプ法を考案し併用していますが、簡単で便利な割に技術的には経験が必要です。なお最近では、螢光抗体法も利用されるようになりました。これは、確率は高いのですが、高単位の免疫血清が要求されるので、一寸簡単には行かないようです。

　これらの検査につき、順をおつて説明します。

ハ　解剖所見

　まず、解剖所見では、最も重要なのは胃の内容物です。狂犬病には異物嗜好がみられるので、胃内の異物が問題になります。又、狂躁症状を示したものは、体表、例えば皮膚や耳、それに口腔内粘膜などの損傷とか、歯芽の欠損などがありますから、よく調べることが大切です。

そこで、今迄の数々の剖検所見（862例）を集計して、どんな肉眼的所見例が多くみられたか検討してみましょう。

なお、これらの症状群の中には、狂犬病以外の疾患の症状もみられるものと考えられますから、全面的に、これが狂犬病の症状であると考えることは出来ません。それかといつて、これを分別することも大変です。又、人により同じ内容でも言葉の表現に幾分相異する点がみられるなども、止むを得ない事でしよう。

まず、皮膚では、打撲などによる皮下出血斑、又口腔では、犬歯、門歯の欠損、口腔粘膜の損傷がみられ、耳部には、裂傷、出血など、狂躁症状のすごさを如実に示した例がかなり多くみられました。

脳で一番多くみられたのは、脳混濁、うつ血、出血、硬脳膜充血及び貧血、脳軟化、湿潤、水腫、脳側室液増量などです。脳ではやはり、特異的な病変としては、硬脳膜充血、脳側室液増量、灰白質、白質部の充出血などが記され、急性熱性疾患の症状が主にみられるようです。又中には、打撲による頭骨々折などもありました。なお、検体が、へい死後或いは殺処分後、かなり時間的に経過したものでは、脳は腐敗の傾向が、他の臓器より早く現われますから、ネグリー小体検索に支障を来すことがあります。

肺では、うつ血、水腫（慢性静脈性充血）、気腫（急性肺胞性）、異物（嚥下麻痺による誤飲）、点状出血、クループ性肺炎などが多く記されています。肺の所見では、犬には他にいろいろな疾患、例えばデイステンパーなどが多いので、狂犬病としての肺の変化をみることは困難なようです。

肝臓は、混濁、湿潤、うつ血、出血、腫大、硬変、貧血などが多く記されています。これもヒラリヤ症とか、デイステンパー、肝炎などによるものと思われる所見が多くみられています。又、打撲による肝破裂も小数例ですがみられました。

胃腸については、前述のように、狂犬病が異物嗜好を示すので大切な所見になります。異物のみられた例は約半数ありました。又異物としては、木片、ワラ、砂、毛、石、糞便など雑多で、その犬の居た所にあつたものなら何でも食べてしまいます。これらは、胃から腸の方に一杯につまつているものもあります。時には、気管内にまでもみられます。又、胃内空虚といつた食欲の無かつた症状のものも4分の1位みられましたが、これは、異物嗜好などはみられず、たゞ食欲減退しかみられなかつたものでしょう。

脾臓では、うつ血、腫大、混濁、出血などが多く記され、例数としても10分の1位でした。膵臓は、うつ血、点状出血、混濁などが多く記されています。これも例数は20分の1位で僅

かでした。

腎臓は、うつ血が約半数で一番多く、混濁、腫大などは僅かでした。

これらの他に、全身貧血が僅かながら記されています。

以上の所見から、各臓器から特長のある所見としては、胃内異物、脳出血、混濁、肺うつ血、肝混濁、腎うつ血などの症状がみられたわけで、全体的にうつ血症状が多くみられています。しかし、これが狂犬病の症状であるかということになると問題です。一番重要だと述べた異物嗜好も、寄生虫のいる犬にも現われる時がありますから注意が必要です。狂犬病の診断は、解剖所見だけでは困難です。しかし、結論的には、この異物嗜好だとか、口腔内粘膜の損傷、歯牙の欠損、皮膚の裂傷などが、狂犬病の発病症状、例えば、狂躁症状を現わしたかどうかに関連性が出て、推測的な面では重要な資料になると考えられます。又、麻痺症を主体とした狂犬病もあるので、十分注意しなくてはなりません。

ニ　ネグリー小体検索と非化膿性脳炎像

次に、ネグリー小体の検索ですが、これはパストウールが、狂犬病毒の研究をしている頃、フオールが1885年に、神経細胞中に顆粒があることを、又翌1886年にはドースデウエルも同じようなことを報告していますが、1903年にネグリーが、アンモン角の神経細胞中に一種の小体があると発表したので、名付親になっているわけです。

このネグリー小体の検索は、普通の病理組織標本の作成方法と同様です。しかし染色は特殊染色法でマン（mann）染色法、セラーズ（Sellers）染色法、ヴアンギーソン（Van Gieson）染色法、ゲールラツハ（Gerlach）染色法などいろいろあり、又これらの変法もあります。

神経細胞中の封入体であるネグリー小体は、酸性の顆粒状のもので、長さ1～27μ、巾0.5～5μ、の楕円型のもので大きさはいろいろです。このネグリー小体の正体については、病毒そのものであるとか、病毒の産生物であるとか、いろいろの説がありますが、大体後者の意見が強いようです。なお、このネグリー小体は、野外毒のみにみられますが、前述のように野外毒でもみられないものもあります。固定毒にはありません。しかし、検体（犬）ではネグリー小体陰性の場合でも、動物試験のマウスでは陽性を示す例もかなりありました。これは殺処分が早かったか、病毒の弱かった例と思います。

われわれの実験では、ネグリー小体は非常に細かいものが沢山ある例と、大きなものが数少なくみられる例などがありますが、これは発病経過に関係なく、最初から小さいものは小さい、

といつた傾向があります。即ち、発病初期には、小体は小さく又は少ないが、段々病勢が進行するに従つて、型も大きく又は数も多くなるといつたようなものではない、というように考えられます。従つて、病毒株毎に何かそこに差があるのではないかとも考えられますが、犬の個体差が、このような傾向を示すものかもしれません。目下検討中です。

そこで、このかなり時間のかゝる病理組織検査も、狂犬病のような一刻を争うものには不向きですので、何か簡単な方法はないかと考え出されたのが捺印法（スタンプ法）です。当所の伊木、加藤らによつて考察されたものですが、これはアンモン角の断面を、スライドグラスに軽く圧しつけ捺印したようにします。これをアルコールで固定し、グリセリン加メチレンブラウ染色液で数分間染色し、カバーグラスで覆つて、直ぐに鏡検するといつた方法で、非常に簡単、迅速なのが取えです。しかし、技術面で経験を要することゝ、材料が新しいことが条件です。これは、パラフィン包埋法でも同様ですが、腐敗の傾向のみられるものは染色性が落ちて、ネグリー小体もよく染らなくなります。従つて、あまり腐つたものは検査不能となります。この捺印法と病理切片法を比較してみると、表５５にみられるように陽性１２６例中、十例は両者似ていますが、士例は１９：８で切片法の方が高く、一例は１２：２２で捺印法が高くみられます。全体的には差はないようですが、やゝ切片法が有利にみえます。たゞし所要時間では、捺印法が早いので便利です。

表５５、切片法とスタンプ法の比較

切片法	スタンプ法	例数
＋	＋	85
＋	－	8
＋	±	2
±	＋	10
±	±	5
±	－	4
－	＋	1
－	±	1
－	－	10
計		121

病理組織標本作成は、このように新鮮な脳であることが要求されますが、それでもネグリー小体陰性の狂犬病毒もあるということになると、ネグリー小体の検索は絶対的なものではないという事になります。しかし、これまでの狂犬病検査には、ネグリー小体検索が重要視されていたのですから、ネグリー小体陰性例とか検査出来ない時は、動物試験の成績を待たねばならなくなり、その為段々と動物試験を重要視するようになつたのは当然といえます。

ネグリー小体の検索と一緒に、狂犬病の病変といつては大げさですが、このような中枢神経系固有の炎症性疾患には、非化膿性脳炎像が顕微鏡的にみられます。これは中枢神経系固有の炎症性変化で、グリヤ細胞の増殖、神経細胞変性及び血管周囲細胞集簇などが複合変化としてみられます。しかし肉眼的には見られないか、あつて

も軽微なので血管の充血、多数の小出血が存在します。この脳炎像は、大体ネグリー小体と平行してみられるので、ネグリー小体の検索が不明な時に、この脳炎像を見ることで判定も出来る事になり、判定の補助的存在です。脊髄、延髄に多くみられるので、組織標本を作成する際に、同時にこの部位の標本を作ることが必要です。

ホ　動物試験

次に動物試験について説明します。

検体の脳乳剤を作り、これを体重10g位のマウス、10匹に脳内接種を行ないます。陽性であれば、大体3週間位の間にマウスは発病死します。しかし、陰性の時はマウスは発病しないのですから、一応30日間マウスを観察して異状が無かった時に陰性と決定します。従って陰性、即ち狂犬病でないと云う判定には30日間かゝるわけです。又、発病死したマウスは、実際に狂犬病で死んだものかどうかを確かめねばなりません。それには、へい死したマウスの脳を取り出し、病理組織標本を作り、ネグリー小体を確認していたのですから大変な時間がかゝったのです。しかし、ＣＦが行なわれるようになってからは、早く診断がつき、随分楽になりました。

この動物試験も、初めは病毒分離ということにあまり重点がおかれず、ネグリー小体検索のみに依存していたのですが、最近は病毒分離の出来ない陽性例はないという考えから、病毒分離に重点がおかれ、更に病毒価とか病毒株などについて検討するようになりました。その為、マウスも純系種を使用したり、幼若令マウスを使用して、病毒の弱いものでもなんとかして分離しようという方向に向つて来ました。しかし検体も、前述のように腐敗の傾向を示すと、一番腐敗しやすいのは脳で、動物試験が出来ないような状態のものもありますから、いろいろな抗生物質を作用させて雑菌をおさえ、分離出来るような状態に持っていっていますが、中にはどうしても分離出来ないような検査不能の場合もあります。しかし最近では、予防員の緊急かつ適切な処置で、検体の取扱いが慎重になり、殆んど腐敗したようなものは無くなってきました。

ヘ　補体結合反応試験

最後に、補体結合反応試験ですが、これは国立予防衛生研究所の安藤清先生が、苦心の結果成功されたものです。抗原と抗体を反応させた時、両者が対応している時には抗原と抗体の結合がおこります。対応していない時には結合はおこりません。この抗原抗体反応の結果が、例えば擬集反応や沈降反応のように眼で見られる場合は問題ではないのですが、眼で見られな

い時には、何かの方法で証明しなくてはなりません。ＣＦはこのような場合の一つの証明法です。ですから、抗原、抗体の結合物が補体と結合するという特性を生かし、これに補体を加えて、補体が消失するかどうかをみればよいのです。しかしこれでもまだ眼では見られませんから、更に赤血球と溶血素を反応させる溶血系を加えて、補体の動向をみます。例えば溶血反応がおきなかつた時には、補体が遊離していなかつた事で、これは、抗原と抗体、それに補体が反応しあつていた事になります。従つて、判定は陽性になります。逆に溶血反応がみられた時には、溶血系に補体が作用した事で、抗原、抗体に作用しなかつた事になり、判定は陰性という事になります。即ち、ＣＦは抗原抗体反応と溶血反応の二つの反応で、中間の補体がどちらに反応するかをみるものです。視覚的には、溶血現象が見られるかどうかで陽性、陰性の判定をすることになります。

しかし、これらの反応行程は、二つの反応を一つの試験管内でさせるのですから、反応因子の量的な均衡が絶対に必要になり、各々の因子、例えば、補体量、血球浮遊液、溶血素量の作成に繁雑さがあり、又抗体の免疫血清についても、狂犬病の場合高単位が要求されます。この免疫血清を作るのには、約１００ｇ位のモルモツト５０匹程を１回に使用し、狂犬病毒で免疫するのですが、これも短かい期間に、皮内接種から腹腔内接種、時には脳内接種と、初めは微量から逐次増量して、最後にはかなり大量を接種するため、免疫が終る頃には、生き残つたものは１０匹から２０匹位に減つてしまいます。それに採血しても、全部が使用出来るものではなく、ＣＦに使用出来る程度の免疫をもつものは大体半分位です。又一匹のモルモツトから採れる血清も、少ないのは２cc、多いのでも１０cc採れゝばよい方です。

又抗原である脳乳剤を作るにも、最初は薄すぎて失敗していたのですが、それを濃度の高いものにして成功しています。しかしこれも高いと高いなりに抗補体作用といつて、補体の作用を邪魔する物質が含まれてきます。それを高速遠心機で一万回以上回転することで、このような作用を取り除く事が出来るようになりました。なお、脳の部位も、どこを乳剤にしてもよいものではなく、やはり病毒量の多い部位をとらないとよい成績が出ません。最初のうちは、こんなことで、ＣＦの判定に迷つた事があります。従つて判定に迷つた時には、視丘、四丘、延髄のような病毒量の多い処を探して、再検査が必要です。又再検査をする事により、即ち抗原を作り直す事で、今迄の経験から、はつきりした判定が出来るようになりました。

上述のようにＣＦは、いろいろの因子を調整する予備試験が複雑で、本試験の方が案外簡単だとも云えます。そして、はつきりした成績が出ない時は抗原を作り直してみればよいのですから楽です。このＣＦに要する時間も、早ければ３～４時間で成績が得られるというのですから便利です。又動物試験で死んだマウスの判定も、採脳してＣＦでみればすぐ成績が出来るので簡単です。又脳の材料が少々腐敗していて、ネグリー小体の検索が出来ない場合でも、ＣＦですと判定出来る場合がかなりあり、これ又助かります。

ト　狂犬病毒、ネグリー小体、補体結合反応抗体などの出現の関連性

　以上で、大体検査の項目について説明してきましたが、こゝで、病毒とネグリー小体、及びCFの出現時期の相互関係について、筆者の行なつた試験成績を、参考までに一寸説明します。

　まず試験方法は、約１００匹の１０ｇ程度のマウスに、狂犬病毒を脳内接種します。接種後翌日から毎日、無撰択に６匹のマウスを取り出し、処分して採脳します。それから、一匹ずつ別々に、ネグリー小体検索のために組織標本を作り、又残量の脳でCFのための抗原と、病毒の有無をみるために乳剤を作り、マウスに脳内接種して病毒量を調べます。これを毎日継続して行くと、その病毒の潜伏期の終る頃には、マウスは次々に発病し、へい死してしまいます。試験終了後、これらの試験成績から、上記三者の出現時期を調べてみますと、図２に示すように、まず第一に現われるのは病毒です。大体病毒接種後３日、４日目頃から、僅かながら、マウスを倒す位の病毒の出現が認められます。それ以後病毒は、徐々に増加して行きます。それから、病毒量が急に増加するようになると、マウスに臨床的に異状が見られます。例えば、少し元気があるな、とか、逆に元気が無く、うずくまるような状態が僅かながらでもみられる頃にCF抗原が認められはじめます。この頃が発病初期で、日を追つて発病症状がはつきりしてくると同時に、病毒は更に増加してきます。そして、症状のはつきりして来る頃に、ネグリー小体が認められるようになります。ですからCFとネグリー小体の出現する時間的差は、全般的には、CFが先なのですが、中には同時に、又は２日位おくれてネグリー小体が見られるものもあります。病毒の方は、ネグリー小体が現われ、臨床的に麻痺症状が現われると増加は止つてしまいます。

　又、山羊を用いて行なつた試験では、体温と臨床症状の比較を見たのですが、体温で発熱が

図２．狂犬発病経過の構想図

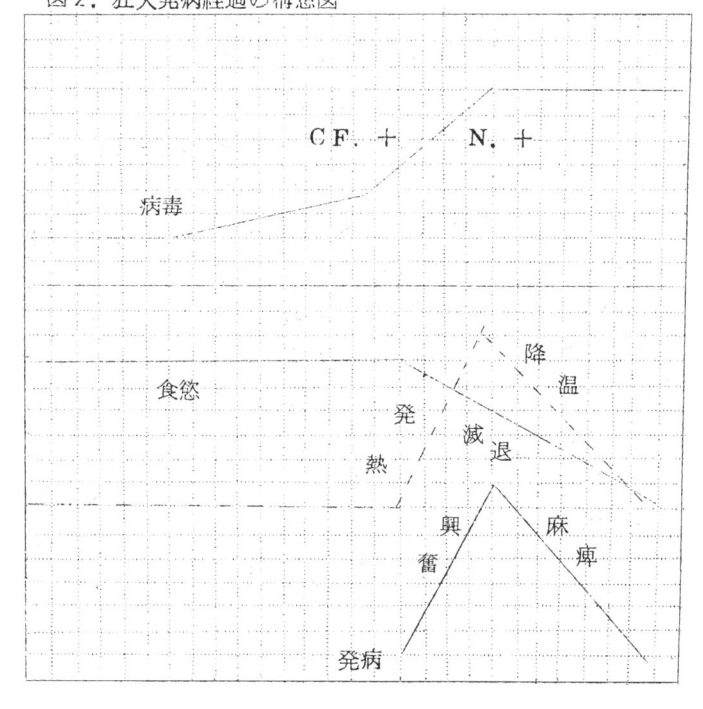

みられ、次に臨床症状に異状（興奮症状など）が認められるか、又は発熱と同時に見られます。それから体温が最高に至る頃には、臨床症状が主体となつて現われ、麻痺症状が進行すると同時に体温は急に降つて、衰弱死するようです。これは、前述の臨床の処でも説明しましたが、犬を用いた試験成績と同じような事が推察されます。

従つて、試験成績から三者の関係を要約しますと、まず病毒が出現し、徐々に増加して行き、病毒の増加が上昇の傾向を示すと、体温、臨床症状に異状がみられ（発病）、同時にＣＦ抗原が認められはじめ、更に病勢の進行と共に、病毒は更に増加し、ネグリー小体が認められるようになります。そして病毒が最高に達する頃は体温も最高に達し、同時に麻痺症状の出現で体温は急に降り、ついに衰弱死してしまいます。但し、病毒は最高時の病毒量が維持されています。

以上が、大体の狂犬病発病経過であり、又ＣＦの価値がネグリー小体検索より優位にあるという説明になつたわけです。このような事から、犬を早い時期に処分したものは、ＣＦ＋、Ｎ－という成績もあつてよいわけです。又ＣＦ－、Ｎ－、動＋といつた例は、本当に初期的なものです。この頃は臨床的にも十分な判別は困難な時期で、前述のように、病毒だけは増加の傾向を示している時ですから、脳内に病毒が認められても、果して唾液の中に病毒が出ていたかどうか問題です。実際には、このような例はめつたに無いようですが、１例だけ、２９年にありました。この例は、流涎と麻痺症状を示した為薬殺されたものですが、Ｎ－、ＣＦ－で、動物試験では、１０倍脳乳剤でたつた一匹のマウスがへい死したので、採脳してＣＦで判定したところ陽性でした。病毒としては本当に弱いものである事がわかりました。一応狂犬病麻痺症状と推測されましたが、或いは他の病気との合併症であつたかもしれません。いずれにしても病毒が弱いというのは珍しいのです。しかし、この犬を薬殺せず、もう少し生かしておいたなら、もつとはつきりした判定が出来た事と思います。ですから狂犬病の診断は、出来るだけ生かしておくことが、判定を楽に、そして早く出来るという事が云えます。

もし犬を生かしてもう２～３日経過していたら、Ｎ、ＣＦですぐに判定出来た事でしょう。こうした例は沢山あります。特に流行末期になつてくると、人々は狂犬病に対し神経質になり、一寸疑わしい犬は直ぐ薬殺する傾向になりましたが、幸にＣＦ－の例はその後ありませんでした。

こゝで、狂犬病野外毒の病毒価が、大体どの位あるか少し説明します。これは表４９にも示しましたが、LD_{50}＝２,０００～４,０００位の間を示し、固定毒よりは低い数値を示します。この価も犬の個体により差が現われ、常に一定した数値は得られません。原則的には、一つの野外狂犬病毒株はあるでしようが、試験に犬を使用した場合、最近のように、春秋と予防注射が次々と行なわれていますと、それを受けた犬から産まれて来る犬は、予防注射を受けなくても狂犬病毒に対する抗体を僅かでも持つようになつて来ますから、そんな犬を使つては、本当の意味の狂犬病毒の試験は出来ず、病毒価も常に変動しています。この事と同様に、野外でも狂犬病流行初期と末期では、狂犬病の症状が変化するという事が考えられます。従つて、又次のような解釈も出来ます。

狂犬病毒抗体を少しでも持つた犬が野外毒感染を受けた時、その病毒が弱いと、その犬は生毒免疫の型をとり、発病もせずに予防注射を受けたと同じ状態になる事もあるという事です。これは、犬を用いた感染試験の中で防禦した例がありましたが、これと同じ事と考えられます。ですから、流行末期には、こんな抗体を持つた犬が段々に増えて来て、咬傷を受けても発病する犬も少なくなる事が考えられます。これは狂犬病の症状、病毒価、潜伏期などの変化からも推測されます。生物界の原則である自然淘汰とも考えられます。

チ、狂犬病検査成績の検討

　以上の検査項目で行なつた狂犬病の検査成績を、一応試験室も整備され軌道に乗つた昭和23年以後のものにつき検討してみます。
なお、CFは昭和28年から行なつています。
　表56は、N＋、炎＋、動＋といつた三者のいろいろな例を集めたものです。更に、これをN、炎、動別に集計したものが、表57です。
　まず23年は、陽性61例中、N＋は55例（90％）、N±は0例、N－は6例（10％）を示し、殆んどN＋、ついでN－です。炎＋は7例（11％）、炎±は0例、炎－は1例（2％）、炎検査を行なわなかつたもの（炎×と略記）49例（87％）を示し、炎×が極端に多くみられ、あまり炎に重点をおかなかつたようです。次に動＋は12例（20％）、動±、動－例は無く、動物試験を行なわなかつたもの（動×と略記）49例（80％）を示し、動×がここでもかなり多くみられます。全般的にはネグリー小体検索にたよつている事です。なおN－、動＋が6例あることから、N－の時には動物試験で判定していたようです。ですから、N＋である時には直ちに決定していたわけです。又、N－が6例あつた事から、ネグリー小体検索が不能であつたのか、もともとネグリー小体陰性であつたのか、又は処分が早かつたのか、なお又、これらと関連性があるのかもしれませんが、検体の脳ではN－でも、マウスに接種し発病したマウス脳では、N＋例となるものがかなりみられました。いずれにしても、N－例のあつた事は注目すべきです。
　24年は、陽性180例中、N＋は150例（83％）、N±は6例（3％）、N－は22例（12％）、N×は4例（2％）がみられ、N＋がやや減少、N±、N×は僅かながら増加がみられます。又、炎＋は90例（50％）、炎±は25例（13％）、炎－は22例（12％）、炎×は43例（25％）を示し、前年度より炎×の減少と炎＋などの増加がみられます。なお動＋は81例（45％）、動×は99例（54％）を示し、炎と同様、動×の減少、動＋

-213-

表56A，N，炎，動の年度別比較

N	炎	動	23	24	25	26	27	28	29	30
＋	＋	＋	1	28	124	70	52	81	24	2
＋	±	＋		11	8			9	5	
＋	－	＋	1	9	22	4	4	5	1	
＋		＋	4	3						
＋	＋			45	29	7				
＋	＋	±			2	3				
＋	±			7		1				
＋	－			9	3	1				
＋			49	38	4	2				
±	＋	＋		2		2		12	2	
±	＋			4				7	2	
±		＋								
－	＋	＋	6	12	49	16	13	12	4	1
－	±	＋		3	2			2		
－	－	＋		4	12	3	1	6		
－		＋		1	1					
	＋	＋		3			1			
		＋		1	3	2	1	2		
	計		61	180	259	111	71	129	46	3

表56B
N, CF, 炎, 動の年度別比較

N	CF	炎	動	28	29	30
＋	＋	＋	＋	74	24	2
＋	±	＋	＋	6		
＋	－	＋	＋	1		
±	±	＋	＋	2		
－	±	＋	＋	1		
－	＋	±	＋		2	
－	＋	－	＋		5	
－	＋	＋	＋	10	3	1
＋	＋	±	＋	9	5	
＋	＋	－	＋	5	1	
±	＋	±	＋	7	2	
±	＋	＋	＋	10	2	
＋	＋	＋		1		
	＋		＋	2		
－	－	＋	＋	1	1	
－	－	－	＋		1	
	計			129	46	3

表57 年度別にみたN，炎，動の成績

		23	24	25	26	27	28	29	30
N	＋	55 90%	150 84	192 75	88 79	56 79	95 74	30 65	2 67
	±	0	6 3	0	2 2	0	19 15	4 9	0
	－	6 10%	20 11	64 24	19 17	14 20	11 9	12 26	1 33
	×	0	4 2	3 1	2 2	1 1	3 2	0	0
炎	＋	7 11%	90 50	203 78	98 88	65 91	105 82	30 65	3 100
	±	0	25 13	10 4	1 1	0 5	16 12	9 20	0
	－	1 2%	22 12	37 14	8 7	5 7	5 4	7 15	0
	×	53 87%	43 25	9 4	4 4	1 2	2 2	0	0
動	＋	12 20%	81 44	221 85	97 87	71 100	128 99	46 100	3 100
	±	0	0	2 1	3 3	0	0	0	〃
	－	0	0	0	0	0	0	0	〃
	×	49 80%	99 56	36 14	11 10	0	1 1	0	〃
CF	＋						118 92	44 96	3 100
	±						9 7	0	0
	－						2 1	2 4	0
	×						0	0	0
	計	61 100%	180 〃	259 〃	111 〃	71 〃	129 〃	46 〃	3 〃

—215—

の増加がみられます。

全般的には、N＋例は８４％で、２３年度よりやや減少していますが、大体似た数値を示しています。脳炎像は、前年度と比較すると、炎×が著しく減少している事などから、組織検査でも脳炎像に注目するようになつた事を示しています。又動＋が前年度より増加し、動×が激減した事などから、動物試験の必要例が増加してきた事を示しています。それはＮ－例が前年度と同様に認められながらも、動物試験で決定した例が増加している事からでも想像されます。

２５年は、陽性２５９例中、Ｎ＋１９２例（７５％）、Ｎ±は０例、Ｎ－は６４例（２４％）Ｎ×は３例（１％）を示し、Ｎ＋例は前年度より減少し、Ｎ－は倍増しています。

又炎＋は２０３例（７８％）、炎±は１０例（４％）、炎－は３７例（１４％）炎×は９例（４％）がみられ、炎＋は前年度より増加、炎×は激減していますが、大体ネグリー小体の成績と似ています。又、動＋は２２１例（８５％）、動±は２例（１％）、動×は３６例（１４％）がみられ、前年度と比較すると、動＋は増加、動×は更に激減しています。ここで動±が２例ありますが、これは一寸判断に苦しみます。きつと動物試験のマウスの組織標本が、何かの原因のためネグリー小体をつかめなかつた例と思いますが、これはＮ＋、炎＋ですから動－とは考えられません。

全般的には、×印が減少しています。特に動×の減少は、前年度同様に動物試験に重点をおくようになつた事で、Ｎ－例の増加からも、考えられます。又炎×の減少も検査が精密になつた事が想像されます。

２６年は、陽性１１例中、Ｎ＋は８８例（７９％）、Ｎ±は２例（２％）、Ｎ－は１９例（１７％）、Ｎ×は２例（２％）を示し、Ｎ－例の減少が一寸目立ちます。又炎＋は９８％（８８％）、炎±は１例（１％）、炎－は８例（７％）、炎×は４例（４％）を示し、ここでは炎＋の増加、炎－の減少が目立ちます。又動＋は９７例（８７％）、動±は３例（３％）、動×は１１例（１０％）です。ここでも動±例のあるのは前年度と同じように考えられます。

全般的には前年度と似たような傾向がみられ、大体減少の傾向を示し、特にＮ－、炎－の減少が目立ちます。

２７年は、陽性例も大分減少してきていますが、７１例中、Ｎ＋は５６例（７９％）、Ｎ±は０例、Ｎ－は１４例（２０％）、Ｎ×は１例（１％）を示し、炎＋は６５例（９１％）、炎±は０例、炎－は５例（７％）、炎×は１例（２％）です。これらは前年度と大体似ています。又動＋は７１例（１００％）を示しています。ここに至つて初めて、動物試験で全例から病毒が分離されています。

全般的には、各検査が精密化し、±とか×が減少、又は皆無となつているのが注目されます。しかし、N－例が相変らず多くみられます。このネグリー小体の検索成績の内容をみると、N－でも炎＋例がある事などから、N－株の実在が推定されます。

　次に28年からは、CFが採用されていますが、一応CFを除いた今迄の検査項目で検討し、次にCFを加えた状態で検討比較する事にします。

　まず陽性129例中、N＋は95例（74％）、N±は19例（15％）、N－は11例（9％）、N×は3例（2％）を示し、ここでは前年度よりN±例の増加とN－例の減少が目立ちます。又炎＋は105例（82％）、炎±は16例（12％）、炎－は5例（4％）、炎×は2例（2％）です。ここでもやはり、炎±例の増加が目立ちます。又動＋は128例（100％）で前年同様です。

　全般的には、N±、炎±の増加、N－の減少から、検査が何かに左右され、決定的判断が出ず、±の状態で報告しているようです。

　ここで、CFの成績を添えて検討してみると、CF＋は118例（91％）、CF±は9例（7％）、CF－は1例（1％）、CF×は1例（1％）となり、上記三者の検査成績と比較してみると、まず動物試験は100％で問題はありません。CF＋は91％ですから、ネグリー小体でこれに近い数値を求めると、±が－でないと仮定して、±例を加えてみると（N＋、74％）＋（N±、15％）＝89％となり、又炎でも同様に考えて（炎＋、82％）＋（±12％）＝94％という事になります。これを比較すると、CF＋の確率は非常に高い事が考えられます。

　28年4月から採用されたCFではありますが、CFに依存してか、急にネグリー小体や脳炎象の成績に±印のものが増加しているようです。なおCF±は、最初はやはり慣れず、いろいろと苦労したのですが、決定的判定がつけられず±にしたものでしょう。しかし、これ以後の成績をみると激減している事から、かなりの自信が得られたように推察されます。又CF－、N－、動＋は早期処分によるものと思えます。更に、CF＋のみで決定したものは、ネグリー小体検索や動物試験が出来ない程度の腐敗が認められた検体であつたのでしょう。今迄でしたら、検査不能として被害者に予防注射を勧告したものです。従つて、中には狂犬病でないものも含まれ、予防注射を受けた人もあつた事になります。ですから、CFのみで決定した例にはCF＋、と同様に、CF－例も沢山ありました。

　29年も同様に検討してみます。まず陽性46例中、N＋は30例（65％）、N±は4例（9％）、N－は12例（26％）、N×は0例です。これをみると、N＋、N±、N×の減

少、N－の増加がみられ、前年度よりN－の増加が目立ちます。又炎＋は３０例（６５％）、炎±は９例（２０％）、炎－は７例（１５％）、炎×は０例です。これをみると、炎±、炎－の増加がみられます。これは大体ネグリー小体の傾向と似ていますが、N＋、炎＋例の減少、即ちN－、炎－例の増加がみられることになります。又動＋は４６例で１００％を示し、全例から病毒を分離しています。

全般的には、N－、炎－といつた陽性例が増えてきている事を示します。又、N±例は前年より減少していますが、ＣＦの技術も安定してきている為、前年同様更に依存する傾向があつたにせよ、前年度から相変らず、N、炎の±例が認められるようになつています。

しかし、×印は全く無くなつています。

ここで、ＣＦの成績を併せて検討してみると、ＣＦ＋は４４例（９６％）、ＣＦ±はありません。ＣＦ－は２例（４％）となつています。これをみると、ＣＦ＋例は前年度より高くなつて、ＣＦ±例が無くなつています。それはＣＦ－が２例ありますが、これはN－、ＣＦ－で、動＋で判定していますが、早期処分などが考えられます。

全般的には、確率ＣＦ９６％、N６５％、炎６５％、動１００％で、ＣＦは、はるかにNより高いことがわかります。

ついで３０年は、例数も３例と急減しましたが、検査内容は、N＋は２例、N－は１例、炎＋は３例、動＋は３例、ＣＦ＋は３例とはつきりした成績を示し、ＣＦは動物試験同様に確率の高いことが証明され、ネグリー小体には、やはり陰性例のあることがみられます。

以上、年を追つて検討して来ました。全般的に、２３年頃の狂犬病検査実施初期には、ネグリー小体検索に重点が置かれていたようですが、N－例がみられるようになつてからは、動物試験で判定する例も多くなり、次第に動物試験の価値が、必要性が高まつてきました。これには、検体が腐敗していて、ネグリー小体検索が十分に出来なかつた場合とか、加えて、ネグリー小体が小さくて、或は少なくて分別しにくい場合など、いろいろ含まれています。そして動物試験を行なつても、へい死したマウスは採脳して、又ネグリー小体検索を行なうというように、判定に非常に多くの労力と時間を要し、苦労していた時に、ＣＦの出現により、判定が非常に楽に早くなりました。まず第一に、ネグリー小体陰性例とか、検体の腐敗例が解決され、それに動物試験のへい死マウスも、病理標本をいちいち作らなくてもよくなつたのですから、本当に楽です。この事は、狂犬病検査の内容がより精密な検査に、より正確な成績を求める方向に向かつていた事を示します。

なおＣＦの出現は狂犬病検査に革命が起つたといつてもよいでしよう。その為、狂犬病検査が

早く判定出来ることになり、咬まれた人でも予防注射を受けなくてすんだ人が、どんなに増えたことでしよう。また判定が早かつたために、予防注射が早く受けられ、不幸な目に会わなくてすんだ人も、どんなにか多かつたことでしよう。

13 狂犬病はなくなつたが……

これまで、犬などの狂犬病につき、いろいろと検討して来ましたから、狂犬病がどんなものかか、大体了解されたと思います。

しかし、日本では現在狂犬病はありませんから一応安心ですが、これからはどうでしよう。

今度は、こんな考えから都内の犬の防禦力について検討して見ましよう。まず、犬の頭数は畜犬（登録犬）と捕獲犬の所でも、又、犬1頭当りの地区面積などの所でも検討したように、犬の増加は十分に認められます。

次に、狂犬病の予防注射については、毎年春秋2回、狂犬病流行時と同じ方法で今日でも行われていますから、表面的には十分であるように思われますが、本当に効果的で安心出来るでしようか。

表58. 登録犬と注射済犬からみた注射状況

	年度	22年	23	24	25	26	27	28	29	30	31
A	登録犬数			37,481	39,419	110,255	127,653	146,669	152,361	150,723	145,983
B	A×2回			74,962	78,338	220,510	255,306	293,338	304,722	301,446	291,966
C	注射頭数	6,119	12,204	27,877	105,470	164,015	199,272	240,151	250,105	248,977	237,443
D	C／B ％			58.1%	133.7	74.4	78.1	81.8	82.1	82.5	81.3

32	33	34	35	36	37	38	39	40	41
161,028	161,353	161,550	166,792	174,210	177,426	184,814	184,440	184,440	191,174
322,056	322,706	323,100	333,584	348,420	354,852	269,628	368,880	368,880	382,348
259,750	260,994	263,656	271,401	282,056	291,340	301,586	307,755	304,972	313,058
80.6	83.6	81.6	81.3	80.9	82.1	111.8	83.4	82.6	81.9

表58は予防注射を受けた犬と登録犬との比較を示したものです。予防注射は年2回の定期注射と、この時に受けられなかつた犬のために整理注射（臨時注射）が行なわれていますから、予防注射を受けた犬の延頭数は登録犬数の約2倍に該当する訳です。

しかし、表からは注射済犬はB欄の登録犬数×2の数より少ない数字が殆んどに見られ、約80％位しか注射を受けていない事になります。たゞ、25年と38年が登録犬数を上廻つています。

－220－

もし、畜犬の全部が注射を受けていたとすれば、注射犬数と同数かそれ以上が示され、25年、38年の様に100％以上が現われる筈です。

　しかし、畜犬の中には一度は登録もし、予防注射も受けて、その後病気などで死んだものや、又は何か家庭的な事情のために見離なされてしまうものもあつて減少したのでしよう。例えば、41年を例にとると、注射済犬と登録犬(B)の差は69,290頭で、これは延頭数ですから実際の頭数はこの半分の34,645頭の犬は予防注射を受けていない事になり、畜犬の籍から離れて、一部は無届犬や放浪犬族に入るものもあると考えられます。

　結局、畜犬でも表からは年2回の注射を受けているものは、D欄に示す様に80％位しかない事になります。前にも、ワクチンは1回でも約1年近くは効力を保持するものもあると云いましたが、畜犬の場合、毎年1回しか受けなかつたとしても病毒の感染防禦は一応出来るでしようが、1回の注射を受けた丈けで飼主に見離されてしまい放浪犬の仲間入りをしたものについては疑問です。この様な例は無届犬の場合でも同様に考えられます。

　しかし、畜犬以外に、放浪犬とか、無届犬が畜犬と同数はいるとなれば、これらは注射を受けていない犬が大部分ですから、狂犬病が侵入した時には、又々大変な事になります。

　最近では狂犬病も無くなつたためか、狂犬病に対する考えも安易となり、予防注射の通知を受けても、受ける犬は毎回受けていますが、家庭的な事情で受けられない犬は何時も受けていない様です。家庭的な事情にもいろいろな事情がありますが、大体が飼主の狂犬病に対する感心の不足が殆んどです。これとは逆に無届犬でも咬傷事故でもあると困るからと云つて登録はしないで、予防注射だけは受けておくと云つたなかなか要領の良い飼主も可成りいます。しかし、高価な犬とか、お偉方の犬には無登録、無注射が多いのも皮肉です。

　そこで、これら無届犬とか放浪犬の中にどの位狂犬病毒の抗体をもつているものが、即ち、狂犬病の予防注射を受けたものがどの位いるか調べて見ました。

　それには、世田谷、荒川犬管理所では毎日捕獲された犬が処分されていますから、これらの犬の処分時に採血し、狂犬病毒に対する血液中の抗体価を中和試験でみればわかります。血液中に高単位の抗体価があれば狂犬病の予防注射を受けている事を示します。

　この試験の成績は表59です。表の説明をしますと、＋印は確実に狂犬病毒を防禦するだけの抗体価を持つもので狂犬病の予防注射を受けているものです。－印は抗体価が示されないもので、予防注射を受けていないとみなされるものです。又、±印は両者の中間的なもので、抗体が有るには有るが＋群程には無いもの、例えば予防注射を受け、その後可成りの日数が経過して抗体価が低下しているものです。ですから、この±群の中には、－群に近いものや、＋群に

表59 野犬の年令別にみた狂犬病毒血中抗体保有状況

	年令	+	(+)	±	(-)	-	計	
A	6ケ月以下	0	1	9		20	30 8.4%	
	1才	17	5	38		77	137 38.1	316
	2才	28	5	21		50	104 29.4	89.6
	3才	16	0	7		22	45 12.7	%
	3才以下	61 19.3	86 27.3 11　　75 3.6　23.8			169 53.4	316 100%	
	小計	72 22.8				244 77.2		
B	4才	3	0	4		6	13 3.7%	
	5才	9	0	2		5	16 4.7	36
	6才	2	0	1		0	3 0.8	10.4
	7才	1	0	0		1	2 0.6	%
	10才	1	1	0		0	2 0.6	
	4才〜10才	16 44.5	8 22.2 1　　7 3.0　19.2			12 33.3	36 100%	
	小計	17 47.5				19 52.5		
C	合計	77 21.9	94 26.7			181 51.4	352	
		89 25.3				263 74.7	100%	

—222—

近いものもありますから、土群を十群に近いものと、一群に近いものとの２つに分けて見ました。

又、犬の年令については、犬管理所で何時も犬を見なれている職員に判定してもらいました。

表５９.を見ると、まず、年令では３５２例中、一番多い年令層は１才で次いで２才、３才、６ケ月以下の順で減少し、その他は急減しています。これは、年令の増加と共に犬は減少している事を示します。矢張り、放浪犬などに属する犬は１才、２才が一番多く、６０％を占めています。なお、６ケ月以下の幼犬に十印が０と云う事は如何に捨犬が多いかと云う事を意味しています。

次に、狂犬病毒抗体保有状態では、Ａ欄の３才以下の犬について見ると、小計では十群は３１６例中６１例、１９.３％、一群は１６９例、５３.４％です。両者の中間の土群は８６例、２７.３％です。なお、土群の中で十群に近いもの１１例、３.６％、一群に近いもの７５例、２３.８％です。これをそれぞれ近い群に加え少し甘く見ても、十群では７２例、２２.８％で狂犬病毒を防禦出来るものと思われるものは、僅かにこの位しかないと云う事になります。又一群は２４４例、７７.２％と云う数字が出てしまいました。

次に、４才から１０才までの３６例について同様に検討して見ると、十群は１６例、４４.５％、一群は１２例、３３.３％、土群は８例、２２.２％です。土群を同様に分けて見ると、十群は１７例、４７.５％、一群は１９例、５２.５％となり、高年令層の犬は約半分、予防注射を受けており防禦出来る態勢にある事がわかります。従つて、高年令犬は、可成り長い間、飼主のもとで飼われ、予防注射も受けていたものが多く、これが何かの理由で、本当に悲劇的な理由で見離された可哀想な犬たちであると思われます。

更に、全般的にＣ欄を見ると、３５２例中、十群は７７例、２１.９％、この十群は前述の様な何かの事情で見捨てられた畜犬たちでしよう。それに土群から十群に近いものを加えると、８９例、２５.３％と云う事になります。又、一群は２６３例、７４.７％で同様に加えて見ると、１８１例、５１.４％を示します。

結局、１０頭の中で６〜７頭は狂犬病にかゝりうる状態にあると云う事になります。

狂犬病の無い今日の、東京の犬の謂所、無届犬とか放浪犬たちの狂犬病に対する防禦力と云う様なものは、こんな状態にある事になります。

犬は益々増加し、同時に放浪犬なども増加しています。それに狂犬病の予防注射も畜犬だけでも十分に受けていません。この他無届犬の中でも登録はしないが予防注射だけは受けると云つたものもありますが一部の犬にしか過ぎないでしよう。

街中をうろうろしているこの様な無届犬、放浪犬が畜犬と少くとも同じ位いで、その６０～７０％は狂犬病にかゝりうると云う事はどんな事を意味するのでしょう。

現在、狂犬病が無いからといつて、こんな状態を放任しておくと、もし、国外から狂犬病が侵入して来た時には、又々、無届犬たちは狂犬病流行の偉大なる協力者になることは確かです。

最近、グアム島に、ハワイに狂犬病発生が伝えられています。これは、東南アジヤの動乱地から移入されたものでしょう。例えば、病毒を持つた鼠などが船倉に入り込み運ばれたり、又はペットと称する犬猫などによつて持込まれたのかも知れません。

いずれにしても、日本もこんな危険な状態になるかも知れません。本当に厳重な検投が必要です。

しかし、たとえ、狂犬病毒が持ち込まれたとしても、狂犬病にかゝるかも知れない様な犬や猫がいなければ少しも心配は無いのです。それには、何度も説明した様に無届犬、放浪犬をなくす事です。ただ、それだけです。⋯⋯⋯犬を飼う人の責任において。

14. 最後に一言

　これで狂犬病検査についての説明は終りました。

　これは同時に、この東京狂犬病流行誌の話も終つたという事になります。筆をおくにあたり一言申上げたいと思います。

　それは、狂犬病も無くなり、一応心配の無い今日ではありますが、相変らず無届犬や放浪犬は少しも減らず、毎日毎日咬傷事故というものは絶えません。咬む癖のある犬もいましようが、大体は犬の不合理な、無理な生活環境からくるものが多いようです。運動不足のために神経質にもなり、咬みついてしまうことになります。これは人間も同じことかもしれません。

　犬のために、近所の人々とも気まずい思いをしなければならなくなります。こんな馬鹿げた事があるでしようか。犬なんかで、犬位でと馬鹿にしたために、いろいろとうるさい問題が起きています。

　これは犬には何の責任もないのです。責任は人に、人間にあるという事です。ですから可哀想なのは犬なのです。犬には何の罪もなく、ただ、ただ、非道徳的な、無情な飼主のために、又そんな人間の犯した罪を、犬が代つて受けているといつてよいでしよう。こんな可哀想な犬たちの姿を、"罪なきもの"と題して写真に集録し、挿入しておきましたので、ごらん頂きたいと思います。

　犬を飼う場合は、先ず、犬を飼う資格、余裕などが本当にあるかどうかを考えねばなりません。一寸むずかしいようですが、実際はなんでもないのです。

　人間が犬を飼うのですから、犬の生活を知らなけれがなりません。決して犬に人間が飼われてはならないのです。犬に夢中になつて、それがどんなに自分の名誉のためであつても、この犬は何万円だとか、これは何のチヤンピヨンであるといつたことにうつつをぬかしたり、自分の生活を忘れて犬本位になり、犬と入浴したり、犬と一しよに寝たりなど、限度が過ぎると他人の迷惑も気付かぬようになり、いざこざの起る原因です。犬も幸せではないでしよう。やはり屋外で自由に、元気に犬らしく走り廻つてもみたいでしよう。

　人々は、楽しい生活を、うるおいのある生活を求めて、小鳥や犬を飼つたり、花を植えたりしているのですから、その小鳥や犬の為に逆に不幸になるようでは、本来の目的を逸しているわけです。その為には、小鳥や犬の生活を、つまり生態を充分に知る事が一番大切です。もしそれを知らないで、犬だから、畜生だからといつて、不規則に、雨が降つても屋根の無いような所に、或は日照りの強い場所などに繋いでいたら、すぐ病気になつてしまいます。又一日中

短かい鎖で繋いでいると運動不足になり、病気にもなり咬みつくことにもなります。ですから犬を最も健康的に飼うには、まず時間をきめて運動させたり、犬小舎はいつもきれいに、糞も取り除き、夏などは涼しい所に小舎をおくようにします。犬も人間も生きものですから、犬の気持を知つて世話してやれば、犬はいつでも元気で健康です。それに従順で温和しくなり、咬むような事も無いでしよう。これが犬を愛する事であり、同時にお互いの幸せにもなる事と思います。もしこれ位の犬の世話が出来なければ資格は無いのですから、犬は飼わない方がその人にも、又社会のためにも幸せです。

　どうかこの点を了解され、1日も早く都内から、無届犬とか放浪犬が無くなるように協力して頂きたいと思います。

　昭和23年頃からの、東京を主体とした狂犬病の流行状態について、保健所の狂犬病予防員の報告書と、われわれの行なつた、犬を用いた狂犬病野外毒の試験成績などを参考にして、いろいろと検討してきました。最初に申しましたように、論文形式ではなく、あくまでも座談的な軽い気持でいろいろ話してみたかつたのです。そして、本当の、生の状態を知つていただきたかつたのですが、如何でしたでしようか。

　なお、本稿も最初から完成していたものではなく、その時、その折に書き綴つた為、12回の長編になつてしまいました。反読してみますと、中にはもつと適切な検討方法もあろうかと考えさせられるような点も出てきた始末です。

　読者諸氏には、表も豊富にごらんにいれたつもりですから、又御批判、御考察いただきたいと思います。

　いずれにしても、狂犬病の絶滅した今日では、このような数々の報告書も、いつかは不必要な書類と化してしまう事でしよう。

　最初に述べましたように、狂犬病流行期中、それこそ身を挺して活躍した狂犬病予防員や捕獲に当つた方々の御苦労を心からねぎらうと共に、不幸にして狂犬病の毒牙にかかつた数多くの犠牲者の霊を休める為にも、是が非でも何とかその記録をのこしておきたいと考え、筆を執つたのでした。

　又、この恐しい狂犬病の流行が、昭和23年頃から猖獗を極め、昭和30年に絶滅したという、一つの事実に対して、これが、日本では最後の狂犬病流行の物語になるであろう事を心から祈り、又かくあらん事を願つてやまない次第です。

御愛読心から感謝します。

なお、本稿執筆に当り、御指導、御声援を頂きました。当所長、辺野喜正夫 先生、昭和医大福留勇先生に深謝致します。又いろいろと資料を提供下さいました藤江昇先生、ならびに荒川、世田谷両管理所、及び乳肉衛生課の諸氏に厚く感謝申上げます。

参 考 文 献

1 上木英人、加藤多右エ門、大石純一：昭和23年東京都に多発せる狂犬病の疫学的考察、東京都立衛生研究所事業月報 第2号、第3号 （1949）

2 加藤多右エ門、上木英人：狂犬病予防接種について 仝上、第4号 （1949）

3 上木英人、加藤多右エ門：新考案による犬の保定法 仝上、第11号 （1950）

4 加藤多右エ門、上木英人、伊木尚幸、松尾信一郎：押捺標本による狂犬病診断の一実験 仝上、第18号 （1950）

5 加藤多右エ門、上木英人：狂犬病の母犬から感染したと認められる哺乳犬狂犬病の1例 仝上、第34号 （1952）

6 新井養老、島田幸治、加藤多右エ門、上木英人、大石純一、外2名：昭和27年東京都に発生せる狂犬病の検査成績、仝上、第48号 （1953）

7 加藤多右エ門、上木英人、大石純一、村上 一、：猫の狂犬病 仝上、第52号 （1953）

8 島田幸治、加藤多右エ門、上木英人、大石純一、村上 一、：補体結合反応による狂犬病の診断価値について 仝上、第56号 （1953）

9 上木英人、加藤多右エ門、大石純一、村上 一、：毒性値（LD50マウス）を中心として観察した狂犬病野外毒の毒性について 仝上、第57号 （1953）

10 上木英人、：試験動物としての幼犬の飼養管理 仝上 第62号 （1954）

11 加藤多右エ門、上木英人、大石純一、：馬の狂犬病、仝上、第64号 （1954）

12 上木英人、加藤多右エ門、大石純一、村上 一、：狂犬病毒接種マウスによる病毒、補

体結合反応及びネグリー小体の発現推移について　　全上、　第67号　（1954）

13　上木英人、村上　一、野田正健、：狂犬病毒抗体の母体より仔犬への伝達経緯に関する
　　一知見例　　全上　第68号　（1954）

14　三雲隆三郎、島田幸治、上木英人、加藤多右エ門、大石純一、村上　一、野田正健、：
　　接種マウス潜伏期より見た狂犬病野外毒の疫学的観察　　全上、　第73号（1955）

15　上木英人、加藤多右エ門、村上　一、大石純一、野田正健、：犬を用いた狂犬病野外毒
　　接種試験(1)　　全上、　第80号、第81号、第82号　（1955）

16　島田幸治、上木英人、村上　一、加藤多右エ門、鈴木ふみ、：山羊を用いた狂犬病野外
　　毒接種試験　　全上、　第86号　（1956）

17　上木英人、村上　一、加藤多右エ門、：東京都における犬の畜種別に見た狂犬疫毒血中
　　抗体の試験成績　　全上、　第100号　（1957）

18　上木英人、村上　一、加藤多右エ門、鈴木ふみ、：犬を用いた狂犬病野外毒接種試験(Ⅱ)
　　全上、　第104号、第105号、第106号　（1957）

19　上木英人、村上　一、：犬を用いた狂犬病野外毒接種試験(Ⅲ)　　全上、第124号、
　　第125号、第126号、第127号　（1959）

20　上木英人、村上　一、大石純一、：狂犬病街上毒の増殖と補体結合反応、ネグリー小体
　　との関係についての実験的研究　　全上、　第136号　（1960）

21　上木英人、中村　義、：犬を用いた狂犬病野外毒接種試験(Ⅵ)　　全上、　第150号、第
　　151号　（1961）

22　上木英人、中村　義、：狂犬病野外毒接種犬の口腔内病毒について　　全上、　第15
　　1号　（1961）

23　上木英人、中村　義、：犬を用いた狂犬病野外毒接種試験(V)　　全上、　第165号
　　第166号　（1963）

24　上木英人、中村　義、：犬を用いた狂犬病野外毒接種試験(Ⅳ)　　全上、　第172号
　　第173号、第174号　（1963）

25　上木英人、中村　義、：犬を用いた狂犬病野外毒接種試験(Ⅶ)　　全上、　第175号
　　第176号、第177号　（1963）

26　上木英人、中村　義、金井恒夫、村木慧三、桜井忠雄、足立卓治、松本孝平、島田茂、
　　田中錠太郎、：野犬からの狂犬病毒血中抗体の検索　　東京都立衛生研究所年報　第1
　　6号　（1964）

27　島田幸治、上木英人、加藤多右エ門、大石純一、村上　一、野田正健、：ラマに発生せる狂犬病の検査成績について　　東京都立衛生研究所研究報告　（１９５５）

28　G、ウイリアムズ著、永田育也、蜂須賀養悦訳：ウイルスの狩人　（１９６４）岩波書店

29　S,E,Luria著、松本　稔訳：一般ウイルス学、（１９５５）丸善株式会社

30　F,M,バーネット著、東　昇訳：動物ウイルス学、（１９５９）共立出版株式会社

31　川喜田愛郎：濾過性病原体、（１９５１）医学書院

32　小川鼎三：脳の解剖学、（１９５３）南山堂書店

33　志賀潔、田中丸治平、：狂犬病論、（１９１６）吐鳳堂書店

34　武藤喜一郎、城井尚義：獣医内科学講本（感染病篇）（１９４４）克誠堂書店

35　中村敬三、秋葉朝一郎：戸田新細菌学(Ⅱ)　（１９５５）南山堂書店

36　戸田忠雄：細菌学（１９５１）南山堂書店

37　越智勇一：家畜伝染病（１９５８）南江堂書店

38　中村哲哉：家畜伝染病学（１９３６）克誠堂書店

39　衛生局公衆衛生部獣医衛生課：獣医衛生課業務資料（１９５４～５６）

40　衛生局公衆衛生部乳肉衛生課：乳肉衛生課業務資料（１９６３，６７）

41　総務局統計部；東京都人口統計調査表（１９４５～５６）

なお、狂犬病犬の写真は乳肉衛生課より借用しました。

著者略歴

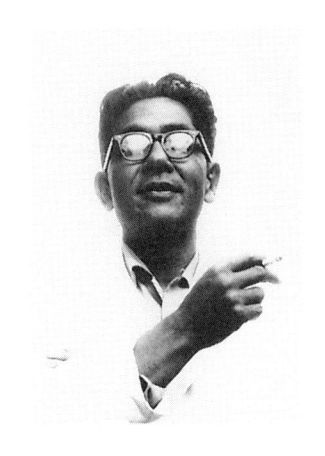

昭和１０年　東京高等獣医学校卒業（現日本大学農獣医学部）

昭和１２年　広島県衛生課を退職　警視庁衛生部獣医課勤務となり主に狂犬病検査に従事

昭和２４年　上記検査機関は東京都立衛生研究所に統合　狂犬病ワクチンの製造（２８年迄）
狂犬病毒の検査研究に従事

昭和３７年　狂犬病毒の研究で昭和医科大学から医学博士の称号を受ける

昭和３９年　衛生局副主幹

　趣　　味　テニス　写真―東京写真研究会役員

昭和42年9月10日完成	
掲載誌	東京都立衛生研究所事業月報
所在地	新宿区百人町4の539
改訂版	昭和43年5月25日印刷
	昭和43年5月30日発行
著 者	上 木 英 人
印刷所	遠 藤 印 刷 株 式 会 社
	（917）6126（代）

東京狂犬病流行誌　解説

『東京狂犬病流行誌』は，当時，東京都立衛生研究所（現東京都健康安全研究センター）に勤務し，狂犬病の検査・研究に従事されていた，獣医師上木英人氏が，現場の日常業務の集積と多忙な業務の合間に行った動物実験の結果を基に，狂犬病の撲滅に成功したのち，その過程を振り返って，流行の一部始終を記録として残す目的で著したものである。

著者の上木英人氏は，自身が書かれた略歴によれば，昭和10年に東京高等獣医学校（現日本大学生物資源科学部獣医学科）を卒業した。卒業後，広島県衛生課に勤務したのち，昭和12年に警視庁衛生部獣医課に転じ，主に狂犬病の検査に従事した。戦後の行政制度改革により，昭和24年に上記の獣医課が東京都立衛生研究所に統合されたのちも，引き続き狂犬病ワクチンの製造および狂犬病動物の検査・研究に従事していた。

本書を出版した動機は，著者自身が「まえがき」や本文（226頁）で述べているが，日本ではこのような狂犬病の流行は二度と再び発生することがないという予測の下に，第2次世界大戦後の狂犬病流行の状況ならびに狂犬病の撲滅の過程で中心的働きをした狂犬病予防員（獣医師）や予防技術員が払った命がけの努力を，彼らの苦労に報いるためにも，狂犬病流行のさなかに不幸にして狂犬病の犠牲となった人々の霊を慰めるためにも，記録として後世に残そうとしたことにある。

本書が出版されるまでの経緯は明らかではないが，当時謄写版刷りで発行されていた『東京都立衛生研究所事業月報』の第186号（昭和39年9月）から第216号（昭和42年3月）に「東京狂犬病流行誌」という表題で連載され（表），連載終了後に連載原稿に加筆して，昭和42年9月10日にタイプ印刷で自費出版されたものと思われる。さらに，本書の改訂版が昭和43年5月30日に，同じく自費出版で，発行されている。

表．「東京狂犬病流行誌」が掲載された『東京都立衛生研究所事業月報』の号数と本書との対応

連載回	月報号数	発行年月	連載回と本書の記述との対応
第1回	第186号	昭和39年9月	本書の19頁，第3章途中まで
第2回	第187号	昭和39年10月	〃　32頁，第3章末まで
第3回	第191号	昭和40年2月	〃　54頁，第4章途中まで
第4回	第192号	昭和40年3月	〃　66頁，第4章末まで
第5回	第196号	昭和40年7月	〃　81頁中程，第6章末まで
第6回	第198号	昭和40年9月	〃　102頁中程，第7章途中まで
第7回	第203号	昭和41年2月	〃　111頁，第7章末まで
第8回	第206号	昭和41年5月	〃　125頁，第8章途中まで
第9回	第207号	昭和41年6月	〃　156頁，第8章末まで
第10回	第211号	昭和41年10月	〃　175頁中程，第9章途中まで
第11回	第214号	昭和42年1月	〃　200頁，第11章末まで
第12回	第216号	昭和42年3月	〃　229頁，第14章，文献まで

本書の構成は，表紙，写真頁（14頁），まえがき，本文13章，あとがき（第14章），参考文献となっている。本書の表紙は狂犬病が流行していた当時の新聞記事を背景に利用しており，「飼い犬狂って五人かむ」「5匹の犬が飛びつき幼児三名をかむ」「野犬，幼児を咬殺す」「新宿に狂犬」などの見出しが読み取れる。これも狂犬病をめぐる当時の状況を読者が伺い知ることができるようにとの著者の配慮であろう。写真頁には当時の乳肉衛生課から借用したと書かれた狂犬病のイヌの写真8葉，当時飼い主不明のイヌを収容した荒川犬抑留所の様子を伝える写真2葉，上野動物園のラマが狂犬病のイヌに咬まれて狂犬病を発病したことを扱った1954年9月22日の新聞の写真がみられる。続いて「罪なきもの」という題を付されて，抑留所に収容されたイヌの写真が掲載されている。これらは写真を趣味とした著者が自ら撮影したものであり，イヌを狂犬病伝播の加害者としてではなく，身勝手な人間の被害者とみる著者の姿勢が表れている。この姿勢は本書の全篇をとおして感じられる。

　本文のうち，第1章から第6章は狂犬病の疫学に，第7章と第8章は狂犬病の臨床症状に，第9章は咬傷の動機や実験犬での臨床症状とウイルス学的検討に，第10章は狂犬病ワクチンの接種状況と予防効果に，第11章は狂犬病ワクチンの製造法と性状に，第12章は狂犬病の検査法の今昔や組織学的，血清学的検査法に，第13章は狂犬病再流行の予防法に，それぞれあてられている。第14章は「最後に一言」と題された「あとがき」ではあるが，この中でイヌやネコなどの飼育法や飼育態度など，今日的問題にも言及しているのは，狂犬病が流行した究極の原因はこの点にあると著者が考えていたためであろう。

　本書の特徴の一つは詳細な表が多数収められていることである。そしてこれらの表を中心に著者の語りが進められて行く。「表2．疑似狂犬病検体受理数」では昭和23-24年に検体の80%以上が狂犬病陽性であったという驚くべき数字が読める。「表3．狂犬病犬の年齢」及び狂犬病犬の数を登録犬，未登録犬，野良犬に区分して示した「表4．狂犬病犬の畜籍」は狂犬病対策を考えるうえでも，狂犬病ワクチン接種の方式を検討するうえでも貴重な資料であると言えよう。

　第3章にある表6から8では狂犬病犬の年度別，月別，地域別発生件数があげられ，第4章の表9では犬の頭数を年度別に推定し，表10では都内の飼育犬数が，地域別に地区の面積，世帯数，人口と関連づけて表示されている。また，イヌ1頭あたりの面積（表11），世帯数（表12），人口（表13）も示されている。これらは今では入手したくともできないデータであろう。第5章の表14には外国における狂犬病の発生状況がまとめられ，第6章の表15にはイヌ以外の動物の狂犬病件数がまとめられている。イヌ以外で狂犬病が確定できた動物はネコ15件，ラマ2件，ウマ2件であり，サル7件，ネズミ1件，ヤギ1件は検査陰性であった。

　第7章の表16-17では文献に記された狂犬病の症状が出典別にまとめられており，表18，表20-23では狂犬病の潜伏期が野外感染犬および実験感染犬別に一覧できる。狂犬病の流行期には狂犬病の症状が明らかなイヌは殺処分し，症状が明確でないイヌは自然死を待ったようであり，表25には狂犬病犬の殺処分，斃死別数が年度別にまとめられ，発病から殺処分までの日数

（表26），発病から斃死までの日数（表27），実験感染犬での発病期間（表28）も示されている。第8章には狂犬病犬の症状を細かに記した表が17葉みられる。表30では主な臨床症状の発現頻度を年度別に比較し，表31-32ではこれらを殺処分群と斃死群に分けて示し，表33では両群を比較している。表34では発現した臨床症状として一症状しか記載のなかった狂犬病犬例の症状を年度別に，殺処分群と斃死群に分けて集計している。表35-43には病日ごとの臨床症状が年度別に，殺処分群と斃死群に分けて記録されている。さらに表46では病日ごとに症状の消長をまとめ，また表44では殺処分群と斃死群の症状を比較し，殺処分日と斃死日を年度別に集計してある。これらは狂犬病犬の臨床経験がない獣医師にとってきわめて有用なものと思われる。

　第9章の表47には加害犬を飼育犬，無登録犬，野良犬に分け，被害者を飼い主，他人に分けて年度別に咬傷犬数を集計し，さらに狂犬病犬ではあったが，咬傷を起こさなかった犬の数も記している。表48では77例に及び狂犬病ウイルスを実験的に感染させた犬の発病経過，初発症状が一覧できる。これもまた，現場の獣医師にとって有用な情報であろう。表49には実験例からの部位別，時期別のウイルス分離成績と脳内のウイルス力価が示され，表50には部位別のウイルス分離結果が再集計されている。表51Aには当時の東京大学伝染病研究所の狂犬病曝露後発病予防のためのワクチン接種基準が，表51BにはWHOのワクチン接種指針が記されている。第10章の表52には狂犬病ワクチン接種を受けたが，狂犬病を発病したイヌ69例の年齢，発病日，ワクチン接種日などが年別に記され，表53で再集計されている。第13章で登録犬数とワクチン接種犬数を年度別に比較した表58と野良犬における年齢別狂犬病抗体保有状況を示した表59は，狂犬病ワクチン政策を考えるうえで参考になるであろう。

　本書は，論文調でなく，平易な語り口で述べられているが，上記のように，現在では入手しえない貴重な経験やデータが豊富に収載されている。これらのデータを著者に導かれつつ読み解くことによって，大戦後に発生した狂犬病の流行初期から終息までの詳細を知ることができるばかりでなく，明日の狂犬病対策に有用な示唆が得られることであろう。

（髙山直秀）

復刻版

東京狂犬病流行誌

2007 年 2 月 15 日　　第 1 刷発行
2015 年 1 月 26 日　　第 2 刷発行

編　　集　　狂犬病臨床研究会
発 行 者　　藤田美砂子
発 行 所　　時空出版株式会社
〒 112-0002　東京都文京区小石川 4 － 18 － 3
　　　　　　電話東京 03（3812）5313
印刷・製本所　　モリモト印刷株式会社

Ⓒ 2007 Printed in Japan ISBN978-4-88267-041-4
落丁、乱丁本はお取替えいたします